Die Sterilität

Die Sterilität

Fortschritte für das diagnostische und therapeutische Handeln

Herausgegeben von Josef Zander

Mit Beiträgen von

M. Breckwoldt; Ch. Frantzen; C. W. Freischem; F. Geisthövel;
M. Glezerman; R. Goeser; J. Hammerstein; J. P. Hanker; H. Hepp;
V. Insler; E. Lau; G. Leyendecker; L. Mettler; H. Mickan; O.-A. Müller;
E. Nieschlag; H.-K. Rjosk; B. Runnebaum; P. Scheidel; W.-B. Schill;
H. W. Schlösser; H. P. G. Schneider; W. Spann; G. Staehler; S. Trotnow;
K. von Werder; E. J. Wickings; L. Wildt; J. Zander; R. A. Zink

Mit 80 Abbildungen und 66 Tabellen

Urban & Schwarzenberg · München – Wien – Baltimore 1983

Anschrift des Herausgebers:

Herr Professor Dr. med. J. Zander, Direktor der I. Frauenklinik der Universität, Maistraße 11, 8000 München 2

CIP-Kurztitelaufnahme der Deutschen Bibliothek

Die Sterilität : Fortschritte für d. diagnost. u. therapeut. Handeln / hrsg. von Josef Zander. Mit Beitr. von M. Breckwoldt . . . – München ; Wien ; Baltimore : Urban und Schwarzenberg, 1983.
  ISBN 3-541-11491-6
NE: Zander, Josef [Hrsg.]; Breckwoldt, Meinert [Mitverf.]

Satz und Druck: Ludwig Auer, Donauwörth. Printed in Germany.
© Urban & Schwarzenberg, München – Wien – Baltimore 1983.

ISBN 3-541-11491-6

Dem Ehrenpräsidenten

der Max-Planck-Gesellschaft

Herrn Professor Dr. phil., Dr. h. c. mult. Adolf Butenandt

in Verehrung und Dankbarkeit

zur Vollendung des 80. Lebensjahres

gewidmet

Vorwort

Innerhalb der Gesamtthematik der Sterilität befinden sich wichtige Teilgebiete in außerordentlicher Bewegung. Ergebnisse aus solchen Gebieten haben für Patienten mit Sterilitätsproblemen eine unmittelbare praktische Bedeutung. Beschleunigte, möglichst konzentrierte und zuverlässige Informationen sind deshalb für die ärztliche Praxis notwendig. Diese Monographie nimmt Stellung zum derzeitigen Stand aktueller Fragestellungen aus der Sterilitätsproblematik für die ärztliche Praxis, ohne daß damit eine lehrbuchartige systematische Übersicht verbunden ist. Sie entstand aus einer Fortbildungsveranstaltung im Jahr 1982 in der I. Frauenklinik der Universität München, welche insbesondere auch die multidisziplinären Beiträge zur Diagnostik und Behandlung der Sterilität berücksichtigte. Die Veranstaltung wurde mit ihren Diskussionen zum Gerüst dieser Monographie. Die einzelnen Beiträge wurden erst im Anschluß an die Veranstaltung für die Veröffentlichung vorbereitet. Den Autoren, welche diese mühevolle Arbeit im Interesse einer zusammengefaßten und breiten Information der Ärzte auf sich genommen haben, und welche außerdem durch die prompte Überlassung der Manuskripte zum vorgesehenen Termin dazu beitrugen, daß die Informationen in zeitlicher Hinsicht aktuell und gleichwertig sind, möchte der Herausgeber herzlich danken.

München, Juli 1983   *Josef Zander*

Inhaltsverzeichnis

Vorwort VII

1. **Die Sterilität. Bewegtes Feld der Medizin im Rückblick.** *J. Zander* 1

2. **Differentialdiagnose der hormonalen Sterilitätsfaktoren in der Praxis.** *B. Runnebaum* 5

2.1 Anamnese 5
2.2 Gesamtstatus und gynäkologische Untersuchung 6
2.3 Verschiedene Formen der Ovarialinsuffizienz 7
2.4 Schlußbetrachtung 10
    Literatur 10

3. **Neuroendokrine Faktoren von Störungen in der Pathogenese der Ovarialfunktion und ihre Behandlung.** *G. Leyendecker* und *L. Wildt* 11

3.1 Die neuroendokrine Kontrolle des menstruellen Zyklus der Frau 11
3.2 Hypothalamische Aktivität und Pubertät 13
3.3 Ovarialinsuffizienz als Folge von Gn-RH-Mangel 14
3.4 Diagnose und Einteilung nach Schweregraden 16
3.5 Chronisch-intermittierende Gabe von Gn-RH 18
3.6 Schlußbemerkung 20
    Literatur 21

4. **Ovulationsinduktion mit menschlichen Gonadotropinen.** *M. Breckwoldt* und *F. Geisthövel* 23

4.1 Auswahl der Patienten 23
4.2 Ovarial-Insuffizienz WHO Gruppe I 24

4.3 Ovarial-Insuffizienz WHO Gruppe II 24
4.4 Behandlungsschema 25
4.5 Ovarielle Überreaktion 25
4.6 Schlußbetrachtung 27
    Literatur 28

5. **Die hyperprolaktinämische Ovarialinsuffizienz und ihre Behandlung.** *H.-K. Rjosk* und *K. v. Werder* 29

5.1 Klinische Bedeutung der hyperprolaktinämischen Ovarialinsuffizienz 29
5.2 Ursachen der Hyperprolaktinämie . . . 30
5.3 Diagnostik bei Hyperprolaktinämie . . 31
5.4 Pathophysiologie der hyperprolaktinämischen Ovarialinsuffizienz 31
5.5 Unbehandelte Hyperprolaktinämie . . 32
5.6 Therapie der hyperprolaktinämischen Ovarialinsuffizienz 33
5.7 Differenzierte Therapie der hyperprolaktinämischen Sterilität 35
5.8 Schwangerschaften nach behandelter hyperprolaktinämischer Ovarialinsuffizienz 35
5.9 Klinischer Verlauf der Schwangerschaft 37
5.10 Schlußbetrachtung 37
    Literatur 37

6. **Hyperandrogenismus und Ovarialinsuffizienz.** *J. Hammerstein* 39

6.1 Hyperandrogenämie und ovulatorische Zyklen 39
6.2 Hyperandrogenämie, Anovulation und polyzystische Ovarien (PCO) . . . 40
6.3 Hyperandrogenämie und Fertilität . . . 42
6.4 Operative Therapie 42
6.5 Medikamentöse Therapie 43

Literatur 45

7. Das gestörte Corpus luteum.
H.P.G. Schneider, J.P. Hanker und
R. Goeser 47

7.1 Ätiologie 48
7.2 Pathogenese und Diagnose 50
7.3 Klinisches Management 55
7.4 Schlußbetrachtung 59
Literatur 60

8. Internistisch-endokrine Ursachen der Sterilität.
K. v. Werder und *O.-A. Müller* 63

8.1 Hypothalamische und hypophysäre
Erkrankungen 63
8.2 Nebennierenrindenerkrankungen . . . 70
8.3 Schilddrüsenerkrankungen 71
Literatur 72

9. Der zervikale Faktor in der Sterilität.
V. Insler und *M. Glezermann* 74

9.1 Experimentelle Untersuchungen zur
Physiologie der Zervix 74
9.2 Der endozervikale Speicherraum und
seine hormonale Kontrolle 75
9.3 Die Zahl der Samenzellen im Zervikalkanal 76
9.4 Schlußfolgerungen aus experimentel-
len Untersuchungen zur Physiologie
der Zervix 77
9.5 Zur Abklärung des zervikalen Faktors
im Rahmen einer Fertilitätsunter-
suchung in der ärztlichen Praxis 78
9.6 Zur Behandlung des zervikalen Faktors der Fertilität 79
Literatur 79

**10. Mikrochirurgie in der Gynäkologie.
Möglichkeiten und Grenzen mikrochirurgischer Techniken in der
rekonstruktiven Tubenchirurgie.**
H. Hepp und *P. Scheidel* 81

10.1 Diagnostik der tubaren Sterilität 81
10.2 Grundlegende Prinzipien der Mikrochirurgie in der Gynäkologie 82
10.3 Instrumentarium 83
10.4 Operative Techniken 85

10.5 Ergebnisse 88
10.6 Schlußbetrachtung 89
Literatur 90

**11. Welche Chancen bestehen für die Re-
fertilisierung nach vorausgegangener
operativer Sterilisation der Frau?**
Ch. Frantzen und *H. W. Schlösser* . . . 91

Literatur 94

**12. Vasektomie und Refertilisierung:
Inzidenz, Technik, Prognose.**
G. Staehler und *R. A. Zink* 95

12.1 Häufigkeit der Vasektomie und
Gründe für die Refertilisierung 95
12.2 Anatomie des Ductus deferens 96
12.3 Technik der Vasektomie 97
12.4 Technik der Vaso-Vasostomie und
Ergebnisse 97
12.5 Schlußbetrachtung 99
Literatur 100

**13. In-vitro-Fertilisierung.
Embryo-Transfer
I. Teil: Gegenwärtiger Stand**
L. Mettler 102

13.1 Tierversuche 102
13.2 Patientenselektion 104
13.3 Ambulante Vorbereitung der Patien-
tin 105
13.4 Stationäre Aufnahme 105
13.5 Eizellgewinnung durch Follikelpunktion per pelviscopiam 106
13.6 In-vitro-Fertilisation und
Embryo-Transfer 108
13.7 Gegenwärtiger Stand der Technik an
der Universitäts-Frauenklinik Kiel
(eigene Ergebnisse) 110
Literatur 112

**14. In-Vitro-Fertilisierung.
Embryo-Transfer
II. Teil: Erste Ergebnisse**
S. Trotnow 113

14.1 Vorbereitung der Patientinnen 113
14.2 Laparoskopie und Follikelpunktion . . 113
14.3 Kulturmedien und verwendete Instrumente 115

14.4 Suchen der Oozyten 116
14.5 Präparation der Spermien 116
14.6 Kontrolle der Embryokultur 117
14.7 Embryo-Transfer 117
14.8 Erste Ergebnisse 118
14.9 Indikation für die In-vitro-
      Fertilisation 119
14.10 Minimale Voraussetzungen für die
      extrakorporale Befruchtung 119
      Literatur 119

**15. Was soll der Frauenarzt über Ursa-
      chen, Diagnostik und Therapie männ-
      licher Fertilitätsstörungen wissen?**
      E. Nieschlag, C. W. Freischem und
      E. J. Wickings 120

15.1 Ursachen männlicher Fertilitäts-
      störungen 120
15.2 Diagnostik männlicher Fertilitäts-
      störungen 121
15.3 Therapie männlicher Fertilitäts-
      störungen 125
      Literatur 127

**16. Aktuelles für den Frauenarzt zum
      Problem des männlichen Sterilitäts-
      faktors**
      W.-B. Schill 128

16.1 Medikamente 128
16.2 Streß 130
16.3 Methoden zur Verbesserung der Sper-
      maqualität 131
16.4 Medikamentöse Therapie 133
16.5 Spermakonservierung 135
16.6 Genetisches Risiko 136
      Literatur 137

17. Die artifizielle Insemination
      H. Mickan 139

17.1 Indikationen 140

17.2 Voraussetzungen der künstlichen
      Insemination 141
17.3 Technik der artifiziellen Insemina-
      tion 142
17.4 Zusatzmaßnahmen bei der Insemina-
      tion 144
17.5 Ergebnisse der heterologen Insemina-
      tion (AID) 144
17.6 Ergebnisse der homologen Insemina-
      tion (AIH) 144
      Literatur 146

**18. Zur Rechtslage der artifiziellen
      Insemination**
      W. Spann 147

      Literatur 151

19. Adoption heute
      E. Lau 152

19.1 Adoption, eine uralte soziale Institu-
      tion 152
19.2 Zur Geschichte der Adoption 152
19.3 Auf dem Weg zu einem neuen Adop-
      tionsrecht 153
19.4 Grundzüge des geltenden Adoptions-
      rechts 153
19.5 Grundzüge des neuen Vermittlungs-
      rechts 154
19.6 Zur Praxis der Vermittlung 154
19.7 Adoptionsstatistik 156
19.8 Zur Frage der Adoption als Alternati-
      ve zu anderen Erziehungsformen 157
19.9 Schlußbetrachtung 158
      Literatur 158

Sachverzeichnis 161
Anschriften der Autoren 165

1. Die Sterilität. Bewegtes Feld der Medizin im Rückblick

Josef Zander

Die Grundlagenforschung wie auch die klinische Forschung an Instituten in aller Welt hat zu Ergebnissen geführt, die es ermöglichen, daß heute vielfach Menschenleben unter Bedingungen entstehen, welche noch vor ein, zwei oder drei Jahrzehnten keine Aussicht auf den Beginn und die Weiterentwicklung neuen Lebens zugelassen hätten. Diese außerordentliche Leistung einer naturwissenschaftlich orientierten Medizin mag es rechtfertigen, eingangs zu dieser Monographie auf eine Zeit zurückzublicken, die zwar kurz war in bezug auf den zurückgelegten Weg, jedoch lang genug, um zu vergessen. Der Herausgeber dieser Monographie hat die Entwicklung der Grundlagenforschung ebenso wie die der klinischen Forschung über Probleme der Sterilität während der Nachkriegszeit in mehr als dreieinhalb Jahrzehnten in ziemlicher Nähe miterlebt. Der Rückblick erfolgt deswegen aus einer ganz persönlichen Sicht und ohne Anspruch auf Vollständigkeit. Er geht davon aus, daß unsere Erkenntnisse im Bereich der Endokrinologie und der Physiologie der menschlichen Fortpflanzung eine wesentliche Grundlage für praktische Fortschritte in der Sterilitätsproblematik darstellen.

Trotz der weltweiten Bedeutung, welche unser Land bis zum letzten Krieg in der Reproduktionsphysiologie, zumal auf dem Gebiet der Sexualhormone erlangt hatte, standen in der unmittelbaren Nachkriegszeit nur noch ganz vereinzelt einigermaßen intakte Institutionen zur Verfügung, welche eine Grundlagenforschung auf diesem Gebiet zuließen. Kontakte mit der übrigen Welt waren bis auf wenige Ausnahmen verlorengegangen.

Die Arbeitsbedingungen in solchen Institutionen waren, gemessen an den personellen, räumlichen und apparativen Ausstattungen der Gegenwart, unvorstellbar einfach. Dafür einige Beispiele. An dem von Adolf Butenandt geleiteten, von Berlin nach Tübingen umgesiedelten Kaiser-Wilhelm-Institut für Biochemie (dem späteren Max-Planck-Institut für Biochemie), in dem ich damals arbeiten durfte, forschten in einem einzelnen Laboratorium an 8 Labortischen bis zu 12 und gelegentlich noch mehr Doktoranden, medizinische Volontäre und Chemiker. Einige der letzteren waren bedeutende Wissenschaftler. Entsprechend dicht war allerdings auch der ständige Gedanken- und Erfahrungsaustausch, das Lernen vom anderen. Es standen nur zwei Destillationsapparaturen mit Glasschliffen zur Verfügung. Diese galten als äußerst kostbar und durften nur für besonders wichtige Arbeiten ausgeliehen werden. In der Regel stellten wir unsere Glasapparaturen selbst mit Hilfe von Gummi- und Korkstopfen zusammen. Zu Beginn der 50er Jahre stand in Marburg in der gesamten medizinischen Fakultät lediglich in einem Institut ein UV-Spektrophotometer, der „Beckman", zur Verfügung. Auch dieses Gerät war so überaus kostbar, daß seine Benutzung nur mit spezieller Erlaubnis des Institutdirektors möglich war. Die Küvetten, für die es kaum Ersatz gab, hütete er wie ein Kleinod.

Die gonadotropen Hormone der Hypophyse waren zum Teil, die Sexualhormone waren im wesentlichen bekannt. Über ihre physiologischen Wirkungen wußten wir einiges. Über ihre Bildung, den Metabolismus und ihr Verhalten im menschlichen Organismus unter physiologischen und pathologischen Bedingungen war jedoch nur wenig Differenziertes bekannt. Eine zuverlässige quantitative Bestimmung der gonadotropen Hormone in der Körperflüssigkeit war nur mit sehr aufwendigen biologischen Testmethoden möglich. Ähnlich verhielt es sich für die Östrogene, Androgene und Gestagene. Als definierter Hormonmetabolit konnte lediglich Pregnandiol im Harn gravider Frauen als Glukuronat quantitativ bestimmt werden. Dazu war jeweils seine Isolierung und Kristallisierung erforderlich. Die Charakterisierung erfolgte durch den Schmelzpunkt, die quantitative Analyse durch Wägung der aus dem 24-Stunden-Harn isolierten Kristalle. Für Bestimmungen in der Gelbkörperphase mußte der Harn von mehreren Tagen vereinigt werden. Es bestanden außerdem einige Gruppenreaktionen für die quantitative Analytik von Östrogen- und Androgenmetaboliten im Harn zur Verfügung.

Die Kenntnis des internationalen, aber auch des deutschen Schrifttums war dürftig. Die in den Kriegsjahren erschienenen Zeitschriften waren zum Teil schwer erreichbar. Die Autoren mußten sich außerdem zuerst wieder kennenlernen. So entsinne ich mich eines Expertengesprächs zu Beginn der 50er Jahre in Marburg über die Zimmermann-Reaktion für die 17-Ketosteroide. Im Verlauf der Diskussion wurde der Name des Erfinders immer wieder in anglo-amerikanischer Manier ausgesprochen, bis dieser sich schließlich in gutem Deutsch aus einer hinteren Reihe meldete und in bescheidener, aber klärender Form mitteilte, er sei der Erfinder dieser Methode und zur Zeit am Medizinaluntersuchungsamt der Stadt Trier tätig.

Klinisch fanden Sterilitätsfragen keine allzu große Beachtung. Man hatte in diesen ersten Jahren der Nachkriegszeit zunächst andere Sorgen. Es ist außerdem sehr wahrscheinlich, daß die Gewichtigkeit der verschiedenen sterilitätsbedingenden Faktoren anders war als heute. So spielten Störungen der Ovulation in der Folge der mannigfachen Notstände im Verlauf des Krieges und der ersten Nachkriegsjahre eine sehr wesentliche Rolle. Die Tuberkulose der Tuben und des Endometriums – heute nur noch selten beobachtet – gehörte zu den dominierenden Sterilitätsursachen.

In dieser Situation kamen erste Impulse für die Wiederherstellung internationaler Kontakte sowohl in der Grundlagenforschung als auch in der angewandten klinischen Forschung vor allem aus den USA. Durch die philantrophischen Bemühungen des amerikanischen Unitarian Service Committee, welche mit mehrwöchentlichen Besuchen amerikanischer Wissenschaftler an Universitäten unseres Landes verbunden waren, kam es zu

ersten persönlichen Begegnungen mit bedeutenden Forschern auf dem Gebiet der Physiologie und Endokrinologie der Reproduktion. Ich nenne die Anatomen Thomas R. Forbes und Joseph Markee, den Biochemiker Leo T. Samuels und den Gynäkologen und Mitentdecker des Progesterons, Willard M. Allen. Damit eröffnete sich für viele von uns eine bis dahin unbekannte Welt, die uns außerdem nach den Jahren des Krieges eine Fülle der Zuneigung und menschlichen Wärme entgegenbrachte.

Ebenso befand sich eine Reihe von jüngeren Forschern aus europäischen Ländern zu intensiven Kontakten mit uns bereit. Ihnen ist zu danken. Ich erwähne Rudi Borth, damals als Chemiker und Leiter des Hormonlaboratoriums an der Universitäts-Frauenklinik in Genf tätig. Wir verdanken ihm die präzise Durchdenkung der heute in der klinischen Chemie allgemein üblichen Zuverlässigkeitskriterien der analytischen Methoden. Ich nenne ebenso Egon Diczfalusy, in dessen Forschungslaboratorien für die Endokrinologie der Reproduktion an der traditionsreichen Frauenklinik des Karolinska Sjukhuset in Stockholm junge Forscher aus der unmittelbaren Nachkriegsgeneration in der Bundesrepublik ihren ersten wissenschaftlichen Weg und darüber hinaus internationale Kontakte fanden.

Die Entwicklung der klinischen Forschung der Nachkriegszeit auf dem Gebiet der Endokrinologie der Fortpflanzung und damit auch in wesentlichen Teilgebieten der Sterilitätsproblematik ist bis heute eng verbunden mit den methodischen Fortschritten der Grundlagenforschung. Die systematische Weiterentwicklung der chromatographischen Verfahren mit der Papier- und Gaschromatographie, die Entwicklung der Infrarotspektrophotometrie und schließlich die Entdeckung und der methodische Ausbau des Radioimmunoassays sind Meilensteine auf diesem Weg. Mit Hilfe solcher Methoden ist die Analytik definierter Substanzen im Bereich der Proteohormone ebenso wie der Steroidhormone und ihrer Metabolite Schritt für Schritt in immer niedrigere Größenordnungen vorgedrungen. Das Tempo dieser Entwicklung war gelegentlich atemraubend. 1962 beschrieb ich zum Beispiel in der ersten Auflage von Ralph Dorfmans „Methods in Hormone Research" die bis dahin bekannten quantitativen Bestimmungsmethoden für Progesteron. 1968, also 5 Jahre später, begannen wir unseren Beitrag in der 2. Auflage mit der Feststellung, daß die in der ersten Übersicht beschriebenen Methoden inzwischen durch neue methodische Entwicklung überholt seien. Heute sind wir in der Lage, Hormone und ihre Metabolite in Körperflüssigkeiten in der Größenordnung von Nano- und Pikogramm zuverlässig zu bestimmen. In der Sterilitätsdiagnostik der Gegenwart haben wir uns an die routinemäßige Anwendung solcher Methoden gewöhnt. Die Zeit, in der wir zur quantitativen Bestimmung des Pregnandiols im 24-Stunden-Harn die isolierten Kristalle gewogen haben, ist längst vergessen. Die methodischen Entwicklungen der letzten drei Jahrzehnte haben eine detaillierte Aufklärung der Steroidbiosynthese in den endokrinen Drüsen, ihrer Sekretion und ihres Metabolismus unter verschiedenen physiologischen und pathologischen Bedingungen ermöglicht. Damit wurden neue Grundlagen für das Verständnis der Vorgänge im Bereich der Physiologie der Fortpflanzung gelegt. Die Aufklärung der Releasing-Hormone des Hypothalamus und ihrer speziellen pulsatorischen Sektretionsform hat ebenso wie die Aufklärung des Prolaktins und der Regulation seiner Sekretion unter physiologischen und pathologischen Bedingungen erst im Verlauf der letzten 10 Jahre zum Verständnis gestörter Regulationsmechanismen der Fortpflanzung bei Sterilität entscheidend beigetragen. Gleichzeitig haben sich daraus praktisch bedeutungsvolle Konsequenzen für die Diagnostik und Therapie ergeben. Auch diese Fortschritte sind ohne die methodischen Entwicklungen der Biochemie und der Mikroanalytik nicht denkbar.

Eine zuverlässige Auslösung der Ovulation bei potentiell intakten Ovarien, jedoch gestörter Regulation ihrer Funktion war vor 3 Jahrzehnten nicht möglich. In dieser Richtung sind vor allem durch die angewandte klinische Forschung entscheidende Fortschritte für die Behandlung der endokrin bedingten Sterilität erzielt worden. Die Stimulation der Ovarien ist heute möglich durch Substitution des Releasing-Hormons, der gonadotropen Hormone und unter bestimmten Bedingungen durch die Verabreichung von Substanzen ohne manifeste eigene hormonale Wirkung. Für letztere wurde der erste Durchbruch durch die Entdeckung des Clomifen-Citrats erzielt.

Die Diagnostik und die Behandlung einer durch Veränderungen an den Eileitern verursachten Sterilität hat durch die Entwicklung operativer Methoden, vor allem der Laparoskopie und neuerdings der Mikrochirurgie wesentliche neue Impulse erhalten. Ob damit die Ergebnisse der operativen Behandlung schwerer tubenbedingter Sterilitäten überzeugend verbessert werden, muß noch erwiesen werden. Überlegen dürfte die Mikrochirurgie allerdings bei der Wiederherstellung von Tuben sein, welche iatrogen vorzeitig und vielleicht manchmal auch voreilig durchtrennt wurden.

Fortschritte in der Erforschung der Reproduktionsphysiologie des Mannes haben ebenfalls zu einem wesentlich besseren Verständnis der Sterilitätsfaktoren und zu einer erweiterten und differenzierteren Diagnostik geführt. Die Entwicklung von Behandlungsmethoden für männliche Faktoren in der Sterilität haben sie beeinflußt, auch wenn deren Resultate weniger spektakulär sind als die Behandlungsergebnisse bei der Frau.

Die extrakorporale Befruchtung des Eies und der Embryo-Transfer haben soeben ihre ersten in der Öffentlichkeit besonders beachteten Erfolge zu verzeichnen. Sie sind das Ergebnis eines konzentrierten Einsatzes von bisher in der Grundlagenforschung und der angewandten klinischen Forschung Erreichtem. Eine lange Phase klinischer Forschung ist auf diesem Gebiet zu erwarten.

Es gibt schließlich noch immer sterile Paare mit dringendem Kinderwunsch, bei denen wir nach systematischer Abklärung mit allen zur Verfügung stehenden Methoden keine eindeutige Ursache für die Sterilität erkennen können. Ihre Zahl wird jedoch geringer. Die Bedeutung möglicher immunologischer Faktoren im Bereich der Sterilität ist nach wie vor ziemlich unklar.

Die Einflüsse psychogener Faktoren sind in der Reproduktionsbiologie besonders deutlich. Niemand zweifelt heute daran, daß psychogene Faktoren im Bereich der Sterilität eine fundamentale Rolle spielen können. Richard Fikentscher, der Gründer der Deutschen Gesellschaft zum Studium der Fertilität und Sterilität hat darauf immer wieder besonders aufmerksam gemacht und gleichzeitig das sterile Paar als Einheit in den Mittelpunkt der ärztlichen Aufgabe gestellt.

Für die aktuellen Probleme, welche sich aus neuen Behandlungsmöglichkeiten der Sterilität ergeben oder in der Zukunft ergeben können, treten schließlich zunehmend juristische Fragen und ebenso vielfältige Fragen im Bereich der medizinischen Ethik in den Vordergrund. Dazu gehören zum Beispiel die mit der heterologen Insemination und ebenso mit der extrakorporalen Befruch-tung und dem Embryotransfer verbundenen Probleme. Die vielfach gestellte Frage, ob das wissenschaftlich durchaus Machbare auch in jedem Fall gemacht werden dürfe, kann sich in solchen Bereichen stellen. Die Spannung zwischen einer wertfreien Wissenschaft und der Ethik als der Wissenschaft von dem, was sein soll, kann besonders groß werden.

Die Sterilität ist in der Tat sowohl im Rückblick als auch im Ausblick auf die Zukunft ein Feld der Medizin in einer außerordentlichen Bewegung.

2. Differentialdiagnose der hormonalen Sterilitätsfaktoren in der Praxis

B. Runnebaum

Ursachen für die Kinderlosigkeit sind bei beiden Partnern zu suchen. Deswegen wird der Ehemann von Anfang an mit in die Diagnostik einbezogen. Das erste Gespräch sollte möglichst mit beiden Partnern gemeinsam geführt werden. Hierbei kann das Verständnis für eine häufig sich über lange Zeit erstreckende Diagnostik geweckt werden. Bezüglich der Konzeptionserwartung ist das Alter der Frau einer der entscheidenden Faktoren bei der Sterilitätsbehandlung und bestimmt den zeitlichen Ablauf der diagnostischen Maßnahmen mit.

In 50% ist die Ursache der Ehesterilität bei der Frau, in 30% beim Mann und in 20% bei beiden Partnern zu suchen. Bei etwa der Hälfte der sterilen Frauen liegt eine Funktionsstörung der Eierstöcke vor. Diese kann durch eine Reihe von hormonellen Dysfunktionen oder endokrinologischen Erkrankungen bzw. durch Stoffwechselstörungen bedingt sein. Aus diesem Grunde ist bei der Abklärung der Ehesterilität eine enge Kooperation verschiedener Fachdisziplinen wie Innere Medizin, Radiologie, Ophthalmologie, Psychosomatik und Humangenetik unbedingt notwendig.

2.1 Anamnese

Erste Hinweise für die Sterilität ergeben sich oft aus der Anamnese [11]. Hierbei sind Allgemeinerkrankungen, bestimmte operative Maßnahmen und die Einnahme von Medikamenten zu berücksichtigen, wie aus der Tabelle 2-1 zu ersehen ist. Bei der speziellen Sterilitätsanamnese spielen die Zyklusanamnese, das Alter der Frau und die Dauer des Kinderwunsches eine große Rolle. Ergeben sich aus der Anamnese Anhaltspunkte da-

Tabelle 2-1 Wichtige Hinweise für die Sterilitätsdiagnostik aus der allgemeinen Anamnese

Allgemeinerkrankungen: Diabetes mellitus, Schilddrüse (Hypo-, Hyperthyreose), Nebennierenrinde (Cushing-Syndrom; adrenogenitales Syndrom: kongenital oder postpuberal; Morbus Addison)
Adipositas, Untergewicht (z.B. Anorexia nervosa)
Infektionskrankheiten (Tuberkulose, Hepatitis)
chronische Leber- oder Nierenleiden
Darmerkrankungen (Ileitis terminalis)

Operationen: Abrasiones, Operationen an Uterus und Adnexen, Appendektomie

Medikamente: Dauermedikation, spezielle Medikamente

für, daß neben Zyklusstörungen mechanische Ursachen im Bereich des Genitaltraktes wie angeborene Mißbildungen, rezidivierende Adnexitis, Endometriose, wiederholte Abrasiones oder Aborte eine entscheidende Rolle spielen, so sind diese Faktoren zu berücksichtigen, bevor eine differenzierte und kostspielige endokrine Diagnostik eingeleitet wird. Auch psychosomatische Aspekte sind zu berücksichtigen [12]. Am Ende der Anamneseerhebung steht eine erste Bilanz der bisherigen Diagnostik und Therapie. Gesichtspunkte, die bei der speziellen Anamnese von Bedeutung sind, finden sich in Tabelle 2-2.

Tabelle 2-2 Spezielle Gesichtspunkte für die Sterilitätsdiagnostik

Dauer des Kinderwunsches
Alter der Frau
Sterilität (primär, sekundär)
Infertilität (Früh- oder Spätaborte)

(Tabelle 2 Fortsetzung)

Zyklusanamnese:
○ Menarche, Primärzyklus
○ Zyklus
   – Ovulation? (Basaltemperaturkurve (BTK): mono-, biphasisch)
   – Frequenz (Oligo-, Polymenorrhoe)
   – Stärke (Hypo-, Hypermenorrhoe)
   – Dysmenorrhoe (funktionell, Endometriose)
   – Amenorrhoe (primär, sekundär)

Psychosomatische Aspekte:
○ Stellenwert des Kinderwunsches für die Partnerschaft
○ Ambivalenz: Kinderwunsch – Beruf
○ Angst vor (einer) Schwangerschaft
○ Psychische Symptome (Minderwertigkeitsgefühle, Depressionen, innere Unruhe, Libidostörungen)
○ Leistungsdruck (sexuell, auch iatrogen)

Medikamente:
○ Hormonale Kontrazeptiva (Präparat, Dauer)
○ andere Hormonpräparate sowie Medikamente, die eine Hyperprolaktinämie bewirken können (z. B. Sedativa)

Bisherige Diagnostik und Therapie:
○ Ehefrau (BTK, Hormonbestimmungen, Postkoitalteste, Tubendiagnostik, Therapie)
○ Ehemann (Spermiogramm, Varikozele, Hormonbestimmungen, Therapie)

Tabelle 2-3 Übersicht wichtiger klinischer Befunde für die Sterilitätsdiagnostik

---

Allgemeine Untersuchung:
Klinisch: Adipositas, Magersucht (z. B. Anorexia nervosa)
Schilddrüsensymptomatik (Hypo-, Hyperthyreose)
Androgenisierung: Hirsutismus Hypertrichose)
○ Virilisierung (Klitoris, tiefe Stimme, Stirnglatze)
Ausschluß von:
○ Cushing-Syndrom (Stammfettsucht, Vollmondgesicht, Striae, Hypertonie)
○ Androgene produzierende Tumoren (rasche Virilisierung)
Paraklinisch: Gewicht, Größe, RR, Rötelntiter

Gynäkologische Untersuchung:
○ Mammae (Größe, Galaktorrhoe)
○ Genitalbefunde
   – Schambehaarung, Vulva, Klitoris, Scheide
   – Portio und Zervix: Weite des Muttermundes, Schleimmenge, Spinnbarkeit, Farnkrautphänomen, Smear (Funktion), Bakteriologie aus Vagina und Zervix
   – Uterus (Größe, Lage, Beweglichkeit, Myome)
   – Tuben (verdickt); Douglas (frei, Endometriose)
   – Ovarien (vergrößert: einseitig oder beidseitig)

2.2 Gesamtstatus und gynäkologische Untersuchung

Im Rahmen der Sterilitätsabklärung sollte stets neben der gynäkologischen Untersuchung ein Gesamtstatus der Patientin erhoben werden. Dabei sind auf Gewicht, Haarausfall, Androgenisierungserscheinungen, Schilddrüsenveränderungen und insbesondere auf das Symptom der Galaktorrhoe zu achten. Die Galaktorrhoe kommt bei etwa 20% der Frauen mit sekundärer Amenorrhoe vor und weist auf eine Hyperprolaktinämie (z. B. Hypophysenadenom) hin [10]. Aus einer Reihe von Gründen (Östrogenmangel, Hyperandrogenämie, Ovarialzysten) ist eine subtile gynäkologische Untersuchung wichtig. Eine Zusammenstellung der wichtigsten klinischen Befunde zeigt die Tabelle 2-3.
Für das Vorgehen bei der Abklärung der Zyklusstörungen ist entscheidend, ob die Patientin spontane Blutungen hat oder ob eine primäre oder sekundäre Amenorrhoe vorliegt. Falls Blutungen auftreten, spielt für die Diagnostik die Messung der Aufwachtemperaturen, möglichst über einen Zeitraum von drei Monaten, eine wichtige Rolle. Anhand der Aufwachtemperaturkurven läßt sich meistens ablesen, ob es sich um einen anovulatorischen oder um einen biphasischen Zyklus handelt. Aus praktischen Gründen wird in der folgenden Darstellung die Zyklusdiagnostik in drei Phasen getrennt behandelt. In der Tabelle 2-4 sind Methoden zum Nachweis der Follikelreifung aufgezeigt.
Wichtig ist die *Dauer der Follikelreifung*. Eine verzögerte Follikelreifung kann mit einer Reihe von Störungen wie mangelhafte Zervixfunktion (Östrogenmangel) und insuffiziente Gelbkörperhormonbildung einhergehen. Von den Aufwachtemperaturkurven und sorgfältig ermittelter Zervixfaktoren läßt sich meistens eine normale Eireifung ablesen. In manchen Fällen ist jedoch eine

Tabelle 2-4 Diagnostisches Vorgehen zur Beurteilung der Follikelreifung

Klinische Nachweise:
Basaltemperatur-Kurven: Dauer der Eireifungsphase (möglichst 12–14 Tage)
Blutungskalender: postmenstruelles Spotting
Vaginalzytologie: Kern-Plasma-Relation der Zellen (Pyknose Index)
Zervixbefund: Schleimmenge und -beschaffenheit (Spinnbarkeit in cm, Stärke der Farnkristalle), Sims-Huhner-Teste
Palpationsbefund: Ovar druckdolent, vergrößert

Paraklinische Nachweise:
LH und Östradiol-17 im Serum (mehrfach)
Ultraschall (Größe und Struktur des Follikels)

Tabelle 2-6 Diagnostische Möglichkeiten zur Beurteilung der Gelbkörperfunktion

Klinischer Nachweis:
Basaltemperatur-Kurve: Hyperthermie für 10–14 Tage
Corpus-luteum-Insuffizienz: verkürzte Hyperthermiephase (<10 Tage), treppenförmiger Temperaturverlauf
Blutungskalender: prämenstruelles Spotting
Zervixbefund: Östrogeneffekte stark rückläufig

Paraklinischer Nachweis:
Vaginalzytologie (unsicher)
Progesteron im Serum am 3., 5. und 7. hyperthermen Tag
Strichabrasio prämenstruell oder am 1. Blutungstag

zusätzliche hormonelle und ultrasonographische Diagnostik notwendig. Einige Methoden zum Nachweis der Ovulation sind in Tabelle 2-5 aufgeführt.

Tabelle 2-5 Diagnostische Möglichkeiten zum Nachweis der Ovulation

Indirekter Nachweis:
unsicher: Mittelschmerz, Vaginalzytologie, Zervixbefund
relativ sicher: Basaltemperatur-Kurve (biphasischer Verlauf)
sicher: Progesteron im Serum (an mehreren Tagen über 10 ng/ml), Nachweis einer Schwangerschaft

Direkter Nachweis:
Laparoskopie

Der Zeitpunkt der Ovulation wird gewöhnlich retrospektiv aus der Aufwachtemperaturkurve bestimmt. Einen sicheren Hinweis, ob überhaupt Ovulationen erfolgen, geben mehrfache Progesteronbestimmungen im Serum in der hyperthermen Phase des Zyklus.

In Tabelle 2-6 sind diagnostische Maßnahmen in der Gelbkörperphase des Zyklus zusammengefaßt.

Auch hier wird zunächst versucht, über die Beurteilung der Aufwachtemperaturkurven Vorstellungen über die Funktion des Gelbkörpers zu er-

halten. Die Aufwachtemperaturkurve kann jedoch über die Kapazität der Gelbkörperfunktion nur bedingt etwas aussagen. Welche Bedeutung die Gelbkörperinsuffizienz für die Ehesterilität hat, wird immer noch unterschiedlich beurteilt. Als alleinige Ursache dürfte sie in etwa 15 bis 30% der Fälle eine entscheidende Rolle spielen. Für eine differenzierte Diagnostik bieten sich wiederholte Progesteronbestimmungen im Serum sowie die Endometriumsdiagnostik an. Eine umfassendere Beurteilung der Gelbkörperfunktion ist möglich durch die gleichzeitige wiederholte Progesteron- und Östradiolbestimmung im Serum. Das Problem der Endometriumsdiagnostik ist nicht so sehr die Gewinnung des Endometriums (Infektionsgefahr, mögliche Gravidität) als vielmehr die histologische Interpretation der Befunde. Allerdings ergibt sich durch die Endometriumsdiagnostik, im Verein mit den Hormonkonzentrationen und den klinischen Befunden, oft ein klareres Bild der Situation.

2.3 Verschiedene Formen der Ovarialinsuffizienz

Bei der Ovarialinsuffizienz handelt es sich häufig um Follikelreifungsstörungen, die verzögerte – oder keine Ovulationen sowie die Bildung defekter Corpora lutea verursachen. Follikelreifungsstörungen können durch Funktionsstörungen verschiedener endokriner Organe bedingt sein [7].

Ursachen, die zu ovariellen Dysfunktionen führen können, sind zunächst im Bereich des Hypothalamus, der Hypophyse und der Ovarien zu suchen. Die Funktion dieser Organe kann durch eine gestörte Funktion bzw. Erkrankung anderer endokrin aktiver Organe wie Schilddrüse und Nebennieren sekundär beeinträchtigt werden.

Im hypothalamischen Bereich werden eine Reihe von Störfaktoren diskutiert, welche die Synthese und Sekretion der Gonadotropin-Releasinghormone (Gn-RH) beeinflussen können [5]. Für eine differenzierte Einteilung der Störungen in diesem Bereich fehlt jedoch der zuverlässige quantitative Nachweis dieser Hormone im Blut. Deswegen ist man heute noch auf indirekte Funktionsnachweise angewiesen, wie die Bestimmung von FSH, LH und Prolaktin. Für die Praxis bietet sich ein Funktionstest z. B. mit Clomifen an. Es werden an 5 Tagen täglich 50 mg und bei Ausbleiben des Erfolges täglich 100–150 mg Dyneric® gegeben. Falls es nicht zu Blutungen kommt oder die Aufwachtemperaturen monophasisch bleiben, lassen sich die Reaktionen auch objektivieren durch Bestimmungen von Östradiol-17β und FSH im Serum vor Testbeginn und am Ende der Testbehandlung. Aufgrund klinischer Erfahrungen dürften Störfaktoren im psycho-sozialen Umfeld der Patientin (Streß, Konflikte) eine große Rolle spielen für hypothalamisch bedingte Zyklusstörungen. Selten finden sich angeborene oder traumatische Ursachen für Störungen in diesem Bereich.

In Tabelle 2-7 sind einige Ursachen und die Diagnostik hypothalamisch bedingter Zyklusstörungen zusammengestellt.

Bei den *hypophysär bedingten Zyklusstörungen* spielen neben idiopathischen Ursachen die Tumoren eine Hauptrolle [2, 6]. Zum Ausschluß der am häufigsten vorkommenden Prolaktin produzierenden Hypophysentumoren spielt die Bestimmung des Prolaktins eine entscheidende Rolle. Klinisch finden sich – je nach Größe und Aktivität des Tumors – Zyklusstörungen (häufig eine sekundäre Amenorrhoe) und meistens eine Galaktorrhoe. In solchen Fällen empfiehlt sich immer eine röntgenologische Abklärung der Sella turcica. Einige Ursachen und die Diagnostik hypophysär bedingter Störungen sind in Tabelle 2-8 zusammengefaßt.

Tabelle 2-7 Ursachen und Diagnostik der hypothalamisch bedingten Störung der Ovarialfunktion

Ursachen	Hormon	Test
Psycho-sozial kongenital-traumatisch:		
	Releasing-Hormone:	Antiöstrogene:
Gn-RH: Synthese vermindert Neurosekretion vermindert gestörtes „pulsatiles" Muster	Gn-RH	Clomifen (Dyneric®) Cyclofenil (Fertodur®) Tamoxifen (Nolvadex®)
Prolaktin „Releasing" Faktor: vermehrt	PRF	indirekt: Bestimmung von FSH, Prolaktin und LH
Prolaktin „Inhibiting" Faktor: vermindert	PIF, TRH	=
Gestörte Neurosekretion: Läsionen des Hypophysenstils	PRF, TRH, PIF	=

Tabelle 2-8 Ursachen und Diagnostik der hypophysär bedingten Störung der Ovarialfunkton

Ursache	Hormon	Test
Tumoren (meistens Adenome)	TSH, Prolaktin	TRH
traumatisch, idiopathisch	ACTH STH	Metopiron Arginin (TRH)
Prolaktin: erhöht, vermindert	Prolaktin	
FSH: vermindert, eingeschränkte Pulsation	FSH	Gn-RH
LH: vermindert, eingeschränkte Pulsation	LH	Gn-RH

Ebenfalls ist bei Zyklusstörungen an eine *Dysfunktion der Schilddrüse* zu denken [4]. Insbesondere latente Schilddrüsenunterfunktionen spielen häufiger eine Rolle als zunächst angenommen wird. Neben der Bestimmung der peripheren Schilddrüsenhormone T_4 und T_3 ist durch einen

TRH-Test mit der Bestimmung von TSH eine Dysfunktion der Schilddrüse besser beurteilbar.

Eine *abnorme Funktion der Nebennierenrinde* geht meistens mit Zyklusstörungen einher. In den letzten Jahren hat die vermehrte Androgenbildung bei der Diagnostik und Therapie der Ehesterilität vermehrtes Interesse gefunden [13]. Falls die Hormonkonzentrationen unter standardisierten Bedingungen für Testosteron über 1,5 ng/ml Serum und für DHEA-S über 7000 ng/ml Serum (aus peripherem Armvenenblut) liegen, ist ein androgenproduzierender Tumor auszuschließen [8]. Zur Charakterisierung einer Nebennierenrinden-Hyperplasie und zum Ausschluß eines Nebennierenrindentumors sind Kurz- und Langzeit-Dexamethason-Hemmteste notwendig. Bei Tumorverdacht sind weitere Methoden wie Ultraschall, Computertomographie und die selektive Katheterisierung einzusetzen. Mit Hilfe der invasiven, kombinierten, hormonanalytischen und radiologischen Methoden können meistens auch kleinste Tumoren erfaßt werden. Einige Ursachen und die Diagnostik adrenal bedingter Zyklusstörungen zeigt die Tabelle 2-9.

Tabelle 2-9 Ursachen und Diagnostik adrenal bedingter Zyklusstörungen

Ursache	Hormon	Test
Cushing-Syndrom, AGS: kongenital oder postpuberal, Morbus Addison, Tumoren, vermehrte Androgenbildung unklarer Genese	Cortisol 17α-Hydroxy-Progesteron Testosteron DHEA-S	ACTH Dexamethason Ultraschall Tomographie selektive Katheterisierung

Auch *Veränderungen der Ovarien* selbst können zu Zyklusstörungen führen. Zunächst ist eine Ovarialhypoplasie zu erkennen, die durch erhöhte Gonadotropinkonzentrationen im Blut auffällt. Zur Sicherung dieser Diagnose werden mehrfache Bestimmungen von FSH und Östradiol-17β empfohlen [9]. Aus der Höhe der Östrogenspiegel läßt sich auch ablesen, ob eine Substitutionstherapie mit Östrogen-Gestagen-Kombinationen notwendig ist. Bei dem Syndrom der polyzystisch bilateral vergrößerten Ovarien sind die Vorstellungen über dieses Krankheitsbild nicht einheitlich [3,1]. Zur Sicherung der Diagnose dieses Krankheitsbildes ist neben hormonanalytischen Untersuchungen und Ultraschall häufig eine Laparoskopie nicht zu umgehen. Einige Ursachen und die Diagnostik ovariell bedingter Zyklusstörungen finden sich in Tabelle 2-10.

Tabelle 2-10 Ursachen und Diagnostik ovariell bedingter Zyklusstörungen

Ursache	Hormon	Test
Polyzystische Ovarien	LH, FSH, Östradiol-17β, Testosteron, Androstendion	Gestagen Clomifen Ultraschall
Hypoplasie	FSH, LH, Östradiol-17β	HMG (steigende Dosen) Ultraschall
Hyposensitive Ovarien	FSH, LH, Östradiol-17β (mehrfach)	HMG (steigende Dosen) Ultraschall (Follikelgröße)
– Gn-Rezeptoren vermindert – Steroidogenese gestört (Androgene, Prolaktin) – Immunologische Störungen	Testosteron, Androstendion	Dexamethason
Tumoren	Testosteron, Androstendion, (Östradiol-17β, DHEA-S)	Ultraschall, selektive Katheterisierung

Schließlich ist der Zervixfaktor auch ein Parameter für die Funktion der Ovarien. Häufig ist eine pathologische Zervixsekretion Ausdruck von Follikelreifungsstörungen, d. h. eine verminderte Zervixsekretion kann idiopathisch oder durch einen Östrogenmangel bedingt sein. Anatomische Veränderungen und Entzündungen im Bereich der Cervix uteri und der Vagina sind auszuschließen, letztere durch entsprechende bakteriologische Abstriche.

2.4 Schlußbetrachtung

Das differentialdiagnostische Vorgehen bei der Abklärung der hormonalen Sterilitätsfaktoren der Frau soll wie folgt zusammengefaßt werden: Nach Anamneseerhebung und sorgfältiger klinischer Untersuchung erfolgt zunächst die Bestimmung des Prolaktins und des Rötelntiters. Auf diese Weise wird eine Hyperprolaktinämie ausgeschlossen bzw. entsprechend beurteilt und weiter abgeklärt. Falls spontane Blutungen auftreten, ergeben sich bereits weiterführende diagnostische oder therapeutische Hinweise aus den Aufwachtemperaturkurven. Kommt es nicht zu spontanen Blutungen, so ist ein standardisierter Gestagentest als einfache diagnostische Maßnahme sinnvoll. Wenn der Gestagentest positiv ist, so kann bei entsprechender Indikation mit einer Antiöstrogenbehandlung begonnen werden. Gelegentlich ergeben sich Hinweise für das Vorliegen einer uterinen Amenorrhoe, die durch eine ausreichende Östrogen-Gestagen-Behandlung, manchmal in Kombination mit einer Strichabrasio, auszuschließen bzw. weiter abzuklären ist. Bei gestagennegativer Amenorrhoe ergibt sich die Indikation für eine FSH- und gleichzeitige Östradiol-17β-Bestimmung, da auf diese Weise der Ausschluß bzw. die Diagnose einer hypergonadotropen Ovarialinsuffizienz sicherer wird. Durch wiederholte Bestimmungen von FSH und Östradiol läßt sich auch die sog. hyposensitive Ovarialinsuffizienz besser abgrenzen. Für eine differenzierte Beurteilung dieses Krankheitsbildes ist häufig eine Laparoskopie mit Entnahme von Ovarialbiopsien notwendig, da Testbehandlungen mit HMG-Präparaten nicht immer zu einer eindeutigen Beurteilung führen. Wenn Zyklusstörungen gleichzeitig mit Androgenisierungserscheinungen vorkommen, so ist die klinische Diagnostik durch Bestimmungen von Testosteron und DHEA-S im Serum zu erweitern, und zwar auch zum Ausschluß von androgenproduzierenden Tumoren.

Literatur

[1] Chang, R. J., Mandel, F. P., Lu, J. K. H., Judd, H. L.: Enhanced disparity of gonadotropin secretion by estrone in women with polycystic ovarian disease. J. Clin. Endocrinol. Metab. 54 (1982) 490–494.
[2] Eversmann, T., von Werder, K.: Hyperprolaktinämische Infertilität: Diagnose und Therapie. Internistische Welt 5 (1978) 158–162.
[3] Lachelin, G. C. L., Barnett, M., Hopper, B. R., Brink, G., Yen, S. S. C.: Adrenal function in normal women and women with the polycystic ovary syndrome. J. Clin. Endocrinol. Metab. 49 (1979) 892–898.
[4] Larochelle, F. T., Jr., Freeman, M. E.: Superimposition of thyroid hormone regulation on gonadotropin secretion. Endocrinology 95 (1974) 379–387.
[5] Leyendecker, G., Wildt, L., Plotz, E. J.: Die hypothalamische Ovarialinsuffizienz. Gynäkologe 14 (1981) 84–103.
[6] March, C. M., Kletzky, O. A., Davajan, V., Teal, J., Weiss, M., Apuzzo, M. L. J., Marrs, R. P., Mishell, D. R., Jr.: Longitudinal evaluation of patients with untreated prolactin-secreting pituitary adenomas. Am. J. Obstet. Gynecol. 139 (1981) 835–844.
[7] McDonough, P. G.: Amenorrhea – etiologic approach to diagnosis. Fertil. Steril. 30 (1978) 1–15.
[8] Moltz, L.: Rationeller Einsatz endokrinologischer und radiologischer Verfahren bei der Differentialdiagnose von Androgenisierungserscheinungen der Frau. Geburtsh. u. Frauenheilk. 42 (1982) 321–326.
[9] Rebar, R. W., Erickson, G. F., Yen, S. S. C.: Idiopathic premature ovarian failure: clinical and endocrine characteristics. Fertil. Steril. 37 (1982) 35–41.
[10] Rjosk, H. K., von Werder, K. Fahlbusch, R.: Hyperprolaktinämische Amenorrhoe. Klinische Bedeutung, endokrine Befunde, Therapie. Geburtsh. u. Frauenheilk. 36 (1976) 575–587.
[11] Runnebaum, B., Rabe, T.: Hormonale Ursachen der weiblichen Sterilität. Teil 1: Zyklus-Störungen. Teil 2: Formen der Ovarialinsuffizienz – Spezielle Sterilitätsbehandlung. Monatskurse für die ärztliche Fortbildung 30 (1980) 3–15.
[12] Seibel, M. M., Taymor, M. L.: Emotional aspects of infertility. Fertil. Steril. 37 (1982) 137–145.
[13] Toaff, R., Toaff, M. E., Gould, S., Chayen, R.: Role of androgenic hyperactivity in anovulation. Fertil. Steril. 29 (1978) 407–413.

3. Neuroendokrine Faktoren von Störungen in der Pathogenese der Ovarialfunktion und ihre Behandlung

G. Leyendecker und L. Wildt

Die übergeordnete Bedeutung des zentral-nervösen Systems in der Steuerung der Ovarialfunktion ist seit langem bekannt [4]. Nicht nur tierexperimentelle Befunde, sondern auch klinische Beobachtungen legten diese Auffassung nahe. Erst in den letzten Jahren – nicht zuletzt auf Grund verfeinerter Hormonanalytik und geeigneter tierexperimenteller Modelle – gelang es jedoch, tiefere Einblicke in die neuroendokrine Steuerung der hypothalamo-hypophysär-ovariellen Achse zu gewinnen. Diese Untersuchungen führten zugleich zu einem besseren Verständnis der Pathophysiologie neuroendokrin verursachter Ovarialinsuffizienzen und wiesen neue Möglichkeiten ihrer Behandlung auf.

3.1 Die neuroendokrine Kontrolle des menstruellen Zyklus der Frau

Der Hypothalamus sezerniert Gonadotropin-releasing-Hormon (Gn-RH) pulsatorisch mit einer Frequenz von einem Sekretionsschub im Abstand von 1 bis 2 Stunden. Diese zirkhorale Aktivität kann als Basisfrequenz der hypothalamischen Gn-RH-Sekretion angesehen werden, denn im Serum kastrierter Rhesusaffen, von Frauen in der Postmenopause und fertilen Frauen in der Proliferationsphase des Zyklus treten Sekretionsschübe von LH mit dieser Frequenz auf [8.26]. Das pulsatile Verhalten von LH im Serum spiegelt die hypothalamische Aktivität wider und ist daher nur ein indirekter Hinweis auf eine entsprechende hypothalamische Gn-RH-Sekretion. Durch Messung von Gn-RH im Portalvenenblut gelang jedoch auch der direkte Nachweis einer zirkhoral-

pulsatorischen Sekretion von Gn-Rh aus dem Hypothalamus [2].

Beim Rhesusaffen mit zerstörtem Hypothalamaus [8] und bei der Frau mit endogenem Gn-RH-Mangel [9, 12] konnte gezeigt werden, daß menstruelle Zyklen durch eine in Dosis und Frequenz unveränderte pulsatorische Zufuhr von Gn-RH induziert werden können. Es wurde daher das Konzept entwickelt, daß die hypothalamische Sekretion von Gn-RH in der Regulation des menstruellen Zyklus lediglich eine permissive, wenn auch obligate Funktion besitzt [8]. Nach diesem Konzept unterscheidet sich die endokrine Regulation des menstruellen Zyklus des Primaten und daher auch der Frau fundamental von der des östrischen Zyklus der Ratte, die bisher als das klassische Laboratoriumstier zum Studium reproduktionsphysiologischer Vorgänge galt. Während bei der Ratte der rostrale Anteil des Hypothalamus offenbar als Vermittler chronobiologischer Signale in der Regulation des östrischen Zyklus dient und negative und positive Rückkopplungsreaktionen der ovariellen Steroide auf die Gonadotropinsekretion über den Hypothalamus ablaufen, ist die Annahme eines solchen „zyklischen Sexualzentrums" beim Primaten nicht mehr gerechtfertigt.

Es läßt sich daher das folgende *Konzept der endokrinen Regulation* des menstruellen Zyklus der Frau formulieren (Abb. 3-1 und 3-2):
Unter dem Einfluß von Gn-RH kommt es in den gonadotropen Zellen des Hypophysenvorderlappens zur Synthese und Sekretion der gonadotropen Hormone LH und FSH, die ihrerseits in den Ovarien das Follikelwachstum stimulieren. Ausdruck des langsamen Heranreifens zunächst mehrerer, dann in der Regel nur eines einzigen, des sog. dominanten Follikels, ist der zunächst graduelle, dann scharfe Anstieg von Östradiol im Serum.
Die ansteigenden *Serumspiegel von Östradiol* haben keinen Einfluß auf die sekretorische Aktivität des Hypothalamus, sondern beeinflussen die Se-

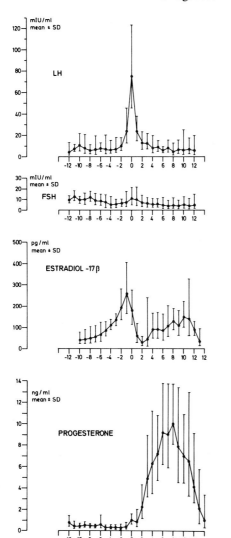

Abb. 3-1. LH, FSH, Östradiol und Progesteron im Serum des normalen menstruellen Zyklus. Die Werte sind Mittelwerte (± SEM) nach logarithmischer Transformation von acht Einzelzyklen, synchronisiert auf den Tag des LH-Mittzyklusgipfel. (Aus Wildt und Leyendecker, 1981 [22]).

einer Änderung des LH/FSH Quotienten der Serumkonzentrationen in der späten Proliferationsphase. Gleichzeitig kommt es in den gonadotropen Zellen unter dem Einfluß von Östradiol zu einer erheblichen Akkumulation von LH, die entweder auf einer gesteigerten Syntheserate oder auf einer Verminderung des intrazellulären Abbaus von LH beruhen kann [1]. Die Aufrechterhaltung eines annähernd gleichbleibenden Serumspiegels von LH in der späten Proliferationsphase ist Ausdruck eines Östradiol-gesteuerten dynamischen Gleichgewichts, welches bei zunehmender Akkumulation von LH in der Hypophyse dessen Sekretion relativ behindert. Die Dämpfung der Amplitude der pulsatorischen LH-Sekretion ist Ausdruck dieser relativen Sekretionseinschränkung. Dieses von Östradiol gesteuerte dynamische Gleichgewicht zwischen der Akkumulation von LH und seiner Sekretion wird plötzlich zugunsten der abrupten Freisetzung verändert, wenn Östradiol im Serum für die Dauer von mehr als 24 Stunden eine Schwelle im Bereich von 150 pg/ml überschreitet [7]. Nach einer Latenzphase von 36–48 Stunden kommt es zum plötzlichen Anstieg von LH im Serum, bei gleichzeitiger Entleerung der hypophysären Speicher. Dieser sog. LH-Mittzyklusgipfel löst die Ovulation des dominanten Follikels aus, der sich mit einer annähernd konstanten Wachstumsrate von täglich 1 bis 2 mm bis zu einer Größe von 22 bis 24 mm im Durchmesser im Verlaufe von 6 bis 8 Tagen entwickelt hat [3, 15].

Schon präovulatorisch sezerniert der sprungbereite Follikel *Progesteron* [27]. Durch Überschreiten einer Schwelle im Bereich von 1 ng/ml unterstützt Progesteron den initial durch Östradiol ausgelösten LH-Gipfel im Serum und stellt somit einen weiteren ovulatorischen Stimulus dar [10, 11].

Im weiteren Verlauf des Anstiegs blockiert Progesteron wahrscheinlich auf der Ebene des Hypothalamus die Möglichkeit weiterer positiver Rückkopplungen auf die LH-Sekretion [2, 7, 10, 18, 23] und führt während der Lutealphase zu einer nicht von der Konzentration, sondern von der Dauer der Progesteronerhöhung abhängigen Dämpfung der hypothalamischen Gn-Rh-Aktivität, die in einer deutlichen Frequenzabnahme der LH-Pulse im Serum zum Ausdruck kommt [25].

rumspiegel von LH und FSH im Sinne einer Rückkopplung lediglich auf der Ebene der gonadotropen Zellen der Hirnanhangsdrüse [8, 12]. Von dieser Rückkopplung sind die beiden Gonadotropine in einer unterschiedlichen Weise betroffen. Während Östradiol im wesentlichen die Sekretion von FSH hemmt, wird die von LH nur unwesentlich beeinflußt. Dies manifestiert sich in

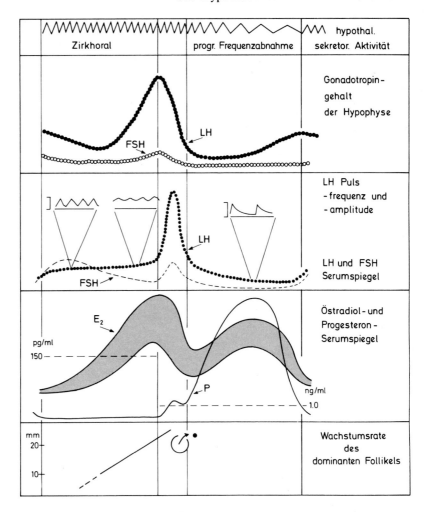

Abb. 3-2. Schematische Darstellung einiger zyklischer Veränderungen auf den Ebenen von Hypothalamus, Hypophyse und Ovar sowie der Serumkonzentrationen von LH, FSH, Östradiol und Progesteron während des menstruellen Zyklus der Frau.

Diese zyklischen Veränderungen auf den Ebenen von Hypothalamus, Hypophyse und Ovar beginnen von neuem, wenn durch Regression des Corpus luteum nach etwa 14 Tagen follikuläres Wachstum und Selektion eines dominanten Follikels unter dem Einfluß von FSH und LH erneut beginnen können. Für das zyklische Geschehen stellt das Ovar infolge des Zeitbedarfs seiner morphologischen Veränderungen und durch seine Steroidsekretion, die an diese Veränderungen gekoppelt ist, den Zeitgeber dar. Nicht ein „zyklisches Sexualzentrum" im Gehirn, sondern das Ovar stellt die „biologische Uhr" während des menstruellen Zyklus der Frau dar.

3.2 Hypothalamische Aktivität und Pubertät

Bei mehreren Spezies höherer Primaten – unter Einschluß des Menschen – können in der Neonatalperiode erhöhte Gonadotropinspiegel im Serum nachgewiesen werden, die das Resultat einer zirkhoral-pulsatorischen Aktivität des Hypothalamus sind. Die pulsatorische LH-Sekretion unterscheidet sich nicht von der des Erwachsenenalters [16]. Zum Zeitpunkt der Geburt ist demnach offenbar das hypothalamisch-hypophysäre System funktionell voll ausgereift. In der weiteren Entwicklung kommt es jedoch zu einer funktionellen Dämpfung der zentralen Komponente, die erst mit Beginn der Pubertät graduell aufgehoben wird. Kurzzeitmessungen von LH im Blut bei Kin-

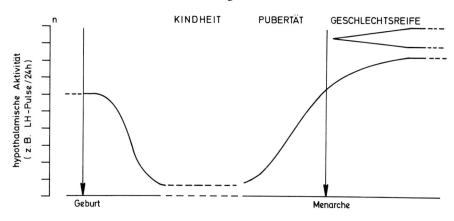

Abb. 3-3. Schematische Darstellung der hypothalamischen Gn-RH-Aktivität während der Neonatalperiode, der Kindheit und der Pubertät.

dern in verschiedenen Phasen der Pubertät erbrachten eine mit fortschreitender Sexualentwicklung zunehmende pulsatorische Aktivität, die sich zunächst vorwiegend auf die Schlafphase beschränkt und sich später auch am Tag bemerkbar macht [20]. Die Menarche als Moment der ersten spontanen vaginalen Blutung ist nur als ein Zeitpunkt in einer kontinuierlichen Entwicklung zu sehen, an welchem die vom Hypothalamus via Hypophyse zunehmend stimulierte ovarielle Steroidsekretion zum ersten Mal eine Entzugsblutung induziert. Die neuroendokrinen Mechanismen, die in der frühen Kindheit zu einer Dämpfung der Gn-RH-Sekretion und später zu ihrer erneuten Lockerung führen, sind nicht bekannt. Hypophyse und Ovar sind bereits in der Präpubertät potentiell funktionsfähig, wie die Indizierung normaler menstrueller Zyklen durch pulsati-

le Zufuhr von Gn-RH bei präpuberalen weiblichen Rhesusaffen zeigte [21]. Vom Standpunkt der Reproduktionsphysiologie aus läßt sich daher die Kindheit als eine Lebensspanne begreifen, in der durch Dämpfung der Aktivität des Nucleus arcuatus im mediobasalen Hypothalamus, der die pulsatorische Gn-RH-Sekretion steuert, das Einsetzen der Sexualfunktion hinausgezögert wird (Abb. 3-3).

3.3 Ovarialinsuffizienz als Folge von Gn-RH-Mangel

Wenn die Pubertätsentwicklung bis zur vollen Geschlechtsreife als ein Kontinuum angesehen wird, welches auf einer allmählichen Zunahme der hy-

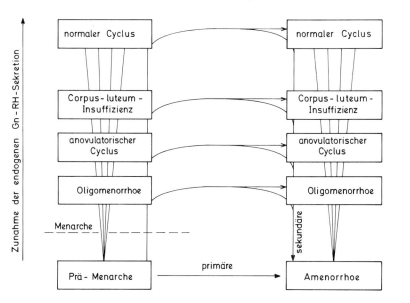

Abb. 3-4. Schematische Darstellung des physiologischen Kontinuums der Entwicklung zur vollen Sexualreife mit verschiedenen funktionellen Durchgangsstadien sowie des pathophysiologischen Kontinuums der hypothalamischen Ovarialinsuffizienz – beide als Folge einer graduellen Zu- oder Abnahme der endogenen Gn-RH-Sekretion. (Aus Leyendecker und Wildt, 1982 [14]).

14

pothalamischen Gn-RH-Aktivität beruht, so können die einzelnen Phasen dieser Entwicklung zum Verständnis pathologischer Vorgänge herangezogen werden, die offenbar auf einem Mangel an endogenem Gn-RH beruhen (Abb. 3-4). Nach der Menarche werden häufig zunächst Stadien der Oligomenorrhoe, dann anovulatorischer Zyklen und Corpus-luteum-Insuffizienzen durchlaufen, bevor sich ein biphasischer Zyklus als Ausdruck der vollen Geschlechtsreife manifestiert. Hypothalamische Ovarialinsuffizienzen können entstehen, indem die Entwicklung zur vollen hypothalamischen Aktivität auf einer dieser Stufen stehen bleibt oder durch sekundäre Einschränkung der Gn-RH-Sekretion ein Rückfall von einer dieser Stufen auf ein niedrigeres Funktionsniveau erfolgt. Die Symptome der Amenorrhoe, der Oligomenorrhoe, das anovulatorischen Zyklus und der Corpus-luteum-Insuffizienz spiegeln hierbei lediglich das Ausmaß der hypothalamischen Funktionseinschränkung wider.

Nach diesem pathophysiologischen Konzept tritt eine *primäre hypothalamische Amenorrhoe* dann auf, wenn die hypothalamische Gn-RH-Sekretion nicht das Ausmaß erreicht, welches die Menarche während der normalen Entwicklung induziert (Abb. 3-4). Die primäre idiopathische hypothalamische Amenorrhoe, das Kallmann-Syndrom, welches durch Hyp- bzw. Anosmie bei Hypogonadismus charakterisiert ist, sowie seltene Fälle von primärer Amenorrhoe infolge Destruktion des Hypothalamus, wie z. B. bei einem Kraniopharyngeom, gehören in diese pathogenetische Gruppe (Abb. 3-5). Die *sekundäre* hypothalamische

Amenorrhoe ist nach dieser Auffassung die Folge der Reduktion einer anfänglich mehr oder weniger stark ausgeprägten hypothalamischen Gn-Rh-Sekretion und damit, funktionell gesehen, ein Rückfall der hypothalamo-hypophysär-ovariellen Achse in den Zustand der Prämenarche (Abb. 3-4). Dieser Rückfall kann von allen Entwicklungsstadien der Ovarialfunktion erfolgen. Häufig sind jedoch davon unter physischer und psychischer Belastung Frauen betroffen, deren Zyklus zuvor nie seine volle funktionelle Stabilität erreicht hatte. Anamnestisch läßt sich häufig ein Gewichtsverlust eruieren. Nicht selten persistiert die Amenorrhoe, auch wenn das Normalgewicht wieder erreicht worden ist. Die Anorexia nervosa stellt einen Sonderfall der psychisch bedingten hypothalamischen Amenorrhoe dar (Abb. 3-5). Die Möglichkeit der spontanen Wiederherstellung der Ovarialfunktion ist bei sekundären hypothalamischen Amenorrhoen durchaus gegeben. Sie ist um so größer, wenn eine offenkundige Beziehung zwischen der Entwicklung der Amenorrhoe und einer vorübergehenden Belastung bei Frauen mit zuvor stabilem Zyklus vorliegt [5]. Lange bestehende hypothalamische Amenorrhoen vor allem stärkerer Schweregrade neigen dagegen zur Persistenz.

Die *neuroendokrinen Mechanismen,* die zu einer nicht normalen funktionellen Ausbildung oder zu einer Einschränkung der hypothalamischen Gn-RH-Sekretion führen, sind unbekannt. Die Aktivierung des pulsatilen Verhaltens der hypophysären LH-Sekretion durch Opiatantagonisten [19, 24] weisen auf eine Beteiligung endogener Opiate

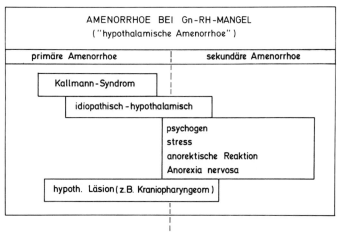

Abb. 3-5. Gegenüberstellung von Funktionsstörungen, die vorwiegend als primäre oder sekundäre hypothalamische Amenorrhoe auftreten.

an der hypothalamischen Funktionseinschränkung sekundärer hypothalamischer Amenorrhoen hin. Hierin liegen möglicherweise Ansätze einer therapeutischen Beeinflussung auf der Ebene des Zentralnervensystems. Beim Kallmann-Syndrom werden Kerndefekte bzw. -hypoplasien im mediobasalen Hypothalamus sowie im Bereich des Riechhirns angenommen. Es handelt sich hierbei um kongenitale Defekte mit einer hereditären Komponente, die in unterschiedlich starker Expressivität und offenbar variabler Kombination auftreten können. Die Abgrenzung gegenüber idiopathischen hypothalamischen Amenorrhoen kann daher pathogenetisch nicht sicher vorgenommen werden (Abb. 3-5).

Diese Ausführungen verdeutlichen, daß unter dem Begriff „hypothalamische Ovarialinsuffizienz" ätiologisch und pathogenetisch unterschiedliche und z. T. voneinander schwer abgrenzbare Störungen der Ovarialfunktion zusammengefaßt werden, deren funktionelle Gemeinsamkeit darin besteht, daß die primäre Störung oberhalb der Ebene der Hypophyse liegt. Unter diesem Aspekt ist es konsequent, auch Amenorrhoen, die als Folge einer tumorösen oder traumatischen Läsion von Hypothalamus oder Hypophysenstiel entstehen, ebenfalls in die Kategorie der hypothalamischen Ovarialinsuffizienzen einzureihen. Es wird damit der Begriff der „hypothalamischen Ovarialinsuffizienz" in seiner ursprünglichen, von Klinefelter und Mitarbeitern (1943) [6] geprägten Bedeutung verwendet.

3.4 Diagnose und Einteilung nach Schweregraden

Die Diagnose der hypothalamischen Ovarialinsuffizienz ist eine Ausschlußdiagnose, die um so weniger differentialdiagnostische Schwierigkeiten bereitet, je schwerer ihr Ausprägungsgrad ist. Der fehlende Nachweis erhöhter FSH-Spiegel, normale Prolaktinspiegel und fehlende klinische und laborchemische Zeichen einer Hyperandrogenämie lassen im Fall einer Amenorrhoe einen Gn-RH-Mangel als wahrscheinlich erscheinen. Internmedizinische Erkrankungen, die mit einer Ovarialin-

suffizienz einhergehen können (M. Cushing, Hypo- und Hyperthyreose), müssen berücksichtigt und ausgeschlossen werden. Amenorrhoen infolge organischer Störungen im Genitalbereich werden durch Auslösung einer Entzugsblutung und klinische Untersuchung ausgeschlossen.

Bei noch vorhandenen Spontanblutungen ist die Identifizierung der Ovarialinsuffizienz als eine hypothalamische Störung schwierig, da hyperprolaktinämische und hyperandrogenämische Ovarialinsuffizienzen ähnlich geringen Schweregrades mit nur entsprechend diskreten klinischen und laborchemischen Veränderungen einhergehen, die keine eindeutige Zuordnung zulassen.

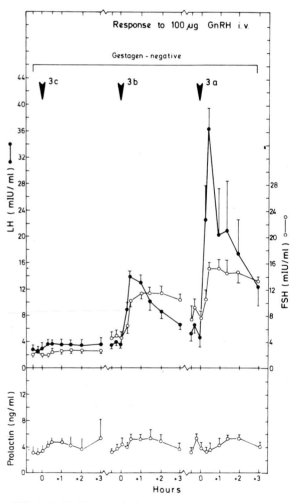

Abb. 3-6. Fehlende (3c), „präpuberale" (3b) und „adulte" (3a) Reaktion der Hypophyse auf eine i.v. Testdosis von 100 µg Gn-RH. (Aus Leyendecker und Wildt, 1983 [15]).

Tabelle 3-1 Schweregradeinteilung der hypothalamischen Amenorrhoe mit funktionsdynamischen Tests

Grad	Testresultat
1	Clomifen-positiv mit Blutung nach
1a	induziertem biphasischem Zyklus
1b	induzierter Lutealinsuffizienz
1c	induziertem anovulatorischem Zyklus
2	Gestagen-positiv (Blutung)
	Clomifen-negativ (keine Blutung)
3	Gestagen-negativ
	Reaktion im Gn-RH-Test:
3a	normale („adulte") Reaktion
3b	eingeschränkte („präpuberale") Reaktion
3c	fehlende Reaktion

Die therapeutischen Möglichkeiten in der Behandlung der hypothalamischen Ovarialinsuffizienz erfordern eine Klassifizierung nach Schweregraden. Während der Grad der Funktionsein-

schränkung mit noch vorhandenen Spontanblutungen durch Führen des Regelkalenders, Messen der Basaltemperatur sowie von Progesteron in der mutmaßlichen Sekretionsphase bestimmt werden kann, sind bei Vorliegen einer Amenorrhoe Funktionstests erforderlich, die durchaus in der Praxis durchgeführt werden können (Tabelle 3-1). Amenorrhoische Patientinnen, die nach einer Testdosis von Clomifen (5 × 100 mg) bluten (Grad 1), leiden an einer geringeren hypothalamischen Funktionseinschränkung als solche Patientinnen, die nur nach einer Testdosis eines Gestagens (10 × 10 mg Medroxyprogesteronacetat), nicht jedoch nach Clomifen bluten (Grad 2). Bei gestagennegativen Patientinnen ist die hypothalamische Aktivität und somit die Funktion von Hypophyse und Ovar soweit eingeschränkt, daß die sekretorische Umwandlung des Endometriums durch ein Gestagen und die Auslösung einer nachfolgenden Entzugsblutung nicht mehr gelingt (Grad 3).

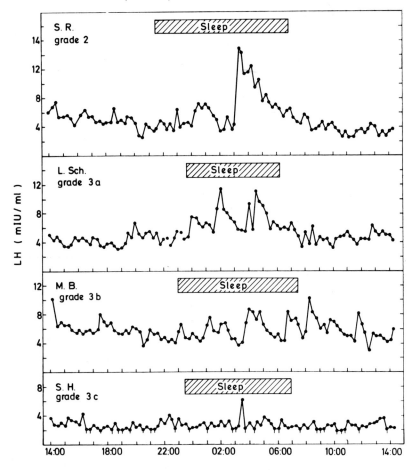

Abb. 3-7. Das pulsatile Verhalten von LH im Serum während eines Beobachtungszeitraumes von 24 Stunden. Serumproben wurden im Abstand von 15 Minuten gewonnen. (Aus Leyendecker und Wildt, 1983 [15]).

Dieses pathophysiologische Kontinuum der hypothalamischen Funktionseinschränkung setzt sich innerhalb des Schweregrades 3 in Form unterschiedlicher Reaktionen der Hypophyse auf eine Testdosis von Gn-RH fort (Abb. 3-6). Die „adulte" Reaktion ist durch eine Gonadotropinsekretion charakterisiert, bei der, wie im Zustand der Geschlechtsreife, die Sekretion von LH die von FSH übersteigt (Grad 3a). Bei der „präpuberalen" Reaktion gleichen sich die LH- und FSH-Sekretionen einander quantitativ und qualitativ ähnlich wie im Kindesalter an (Grad 3b). Bei fehlender Antwort der Hypophyse auf Gn-RH (Grad 3c) liegt eine annähernd völlige Funktionsruhe der gonadotropen Zellen der Hypophyse vor, wie sie bei schweren hypothalamischen Amenorrhoen und nach Läsion von Hypothalamus und Hypophysenstiel beobachtet wird. Diese Tests sind eine präzise Widerspiegelung der hypothalamischen Aktivität. Vorläufige Untersuchungsergebnisse zeigen, daß eine enge Korrelation zwischen den mit den genannten Tests ermittelten Schweregraden der hypothalamischen Amenorrhoe und der 24-Stunden-Pulsrate von LH im Serum, die durch Messung von LH im Abstand von 15 Minuten über die Dauer von 24 Stunden erfaßt wurde,

(Abb. 3-7) besteht. Patientinnen des Schweregrades 3c zeigen eine praktisch nicht vorhandene Pulsation während des Überwachungszeitraumes, während bei Patientinnen der Schweregrade 3b und 3a zunehmend Schlaf-assoziierte Pulse beobachtet werden. Mit weiter abnehmendem Schweregrad treten LH-Pulsationen auch während des Tages auf. Die Parallele zum funktionellen Zustand der hypothalamohypophysär-ovariellen Achse während der Pubertätsentwicklung ist evident [20].

Bei 40 Frauen mit sekundärer hypothalamischer Amenorrhoe ergaben diese Tests eine breite Verteilung der Schweregrade von Grad 1 bis Grad 3b. Eine völlig fehlende hypothalamische Aktivität (Grad 3c) wurde bei sekundären Amenorrhoen bisher nicht beobachtet. Auf der anderen Seite boten 13 Patientinnen mit primärer hypothalamischer Amenorrhoe nur die Schweregrade 3b und 3c. Keine Patientin mit primärer hypothalamischer Amenorrhoe zeigte eine weniger schwere Einschränkung der hypothalamischen Amenorrhoe (Abb. 3-8).

Die Vorteile dieser Einteilung nach Schweregraden liegen auf der Hand: Sie ist therapieorientiert, indem sie Hinweise auf die im Einzelfall adäquate Therapie gibt. So können bei Patientinnen mit dem Schweregrad 1 der hypothalamischen Amenorrhoe bei Kinderwunsch zunächst Behandlungsversuche mit Antiöstrogenen unternommen werden. Bei stärkeren Schweregraden ist zur Ovulationsauslösung eine Substitutionstherapie erforderlich, die bisher nur in der Gabe von Gonadotropinpräparaten bestand.

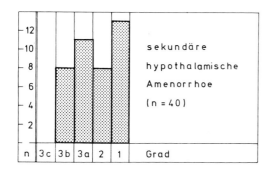

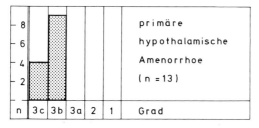

Abb. 3-8. Auftreten und Verteilung von Schweregraden bei primärer und sekundärer hypothalamischer Amenorrhoe. (Aus Leyendecker und Wildt, 1982 [14]).

3.5 Chronisch-intermittierende Gabe von Gn-RH

Nachdem das am Rhesusaffen entwickelte Konzept über die lediglich permissive, wenn auch obligate Funktion der hypothalamischen Gn-RH-Sekretion [8] auch auf den Menschen übertragen werden konnte [12], war es eine Frage der Technologie, die Bedeutung dieser Erkenntnisse für die Behandlung von Frauen mit endogenem Gn-

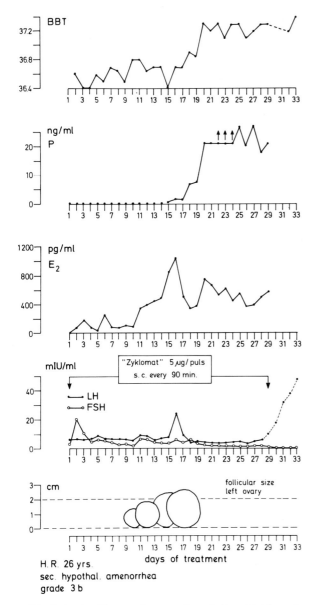

H.R. 26 yrs.
sec. hypothal. amenorrhea
grade 3 b

Abb. 3-9. Auslösung eines ovulatorischen Zyklus mit Konzeption bei einer 26jährigen Patientin mit sekundärer hypothalamischer Amenorrhoe des Schweregrades 3b unter chronisch-intermittierender (pulsatiler) Gabe von Gn-RH in einer Dosis von 5 µg pro Puls s. c. Dargestellt sind die Basaltemperaturkurve, die Serumkonzentrationen von LH, FSH, Östradiol und Progesteron sowie das follikuläre Wachstum, wie es ultrasonographisch erfaßt werden kann. (Aus Leyendecker und Wildt, 1982 [14]).

RH-Mangel nutzbar zu machen. Durch die Entwicklung einer computergesteuerten, tragbaren Pumpe („Zyklomat") wurde eine praktikable Me-

thode geschaffen, Gn-RH pulsatorisch zu substituieren [13]. Die prinzipielle Einfachheit der Methode besteht darin, daß entsprechend dem Konzept der permissiven Funktion des Hypothalamus in der Regulation des menstruellen Zyklus nach Festsetzung der dem Schweregrad entsprechenden Substitutionsdosis, eine Änderung von Dosis und Frequenz während eines Behandlungszyklus nicht erforderlich ist. Durch die negative und positive Rückkopplung der gonadalen Steroide auf die hypophysäre Gonadotropinsekretion erhält der heranreifende Follikel zu jedem Zeitpunkt seine adäquate gonadotrope Stimulation. Die Monovulation ist daher bei Berücksichtigung einer dem Schweregrad angepaßten Dosis die Regel (Abb. 3-9).

Für die Schweregrade 3b, 3a und 2 ist eine Dosis von 2.5 – 5 µg/Puls bei intravenöser Applikation ausreichend. Der Schweregrad 3c, der nur bei primären Amenorrhoen beobachtet wird, bedarf zur Ovulationsauslösung einer Dosis von 15–20 µg/Puls. Unter einer solchen Dosierung liegt die Ovulationsrate bei annähernd 100%.

Zwischen der Dosis von Gn-RH pro Puls und der ovariellen Reaktion besteht eine über die hypophysäre Gonadotropinsekretion vermittelte Dosis-Wirkungsbeziehung (Abb. 3-10). Die Verwendung einer Dosierung von 15–20 µg/Puls bei Amenorrhoen mit dem Schweregrad 3b führt zu Östradiolkonzentrationen im Serum, die deutlich über der Norm liegen und somit Ausdruck einer zu starken ovariellen Stimulation sind. Bei Verwendung der niedrigeren Dosierung von 2.5 bis 5 µg/Puls sind die Serumspiegel der ovariellen Steroide von denen normaler Zyklen nicht zu unterscheiden. Zur Erzielung von Monovulationen und Einlingsschwangerschaften ist der Gesichtspunkt der adäquaten Dosierung besonders zu berücksichtigen [14].

Die Schwangerschaftsrate ist bemerkenswert hoch. Von 24 Patientinnen erzielten 21 eine Schwangerschaft. Elf Schwangerschaften, darunter eine mit heterozygoten Zwillingen, wurden bisher termingerecht beendet. Unter insgesamt 26 Konzeptionen wurden 4 Aborte (15%) beobachtet. 4 Mehrlingsschwangerschaften wurden bisher induziert, wobei allerdings der Gesichtspunkt der möglichst niedrigen, dem Schweregrad angepaß-

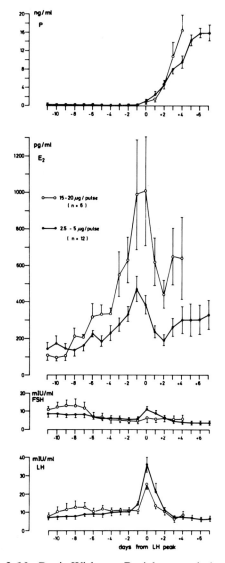

Abb. 3-10. Dosis-Wirkungs-Beziehung zwischen Gn-RH-Dosis und ovarieller Reaktion. Die Serumspiegel von Progesteron, Östradiol, LH und FSH in Zyklen von Patientinnen mit hypothalamischer Amenorrhoe des Schweregrades 3b, die mit einer Gn-RH-Dosis von 15–20 bzw. 2,5–5 μg/Puls induziert wurden. (Aus Leyendecker und Wildt, 1983 [15]).

ten Dosis noch nicht vollständig berücksichtigt worden war.

Mit 2,6 Zyklen pro Schwangerschaft liegt die Schwangerschaftsrate im Bereich derjenigen einer Normalpopulation mit Kinderwunsch. Bei sog. „günstigen" Paaren, mit der hypothalamischen Amenorrhoe als einzigem Sterilitätsfaktor, liegt

sie sogar noch höher. In vierzig Behandlungszyklen wurden 21 Schwangerschaften erzielt (1,9 Zyklen pro Schwangerschaft). Günstige Paare haben eine annähernd 60%ige Chance einer Schwangerschaft bereits im ersten Behandlungszyklus (Abb. 3, 11).

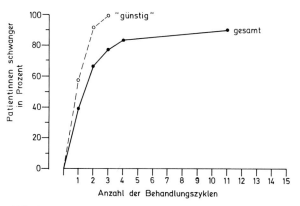

Abb. 3-11. Prozentuales Auftreten von Schwangerschaften in Relation zur Zahl der Behandlungszyklen bei chronisch-intermittierender Gabe von Gn-RH. Gegenüberstellung zwischen „günstigen" Paaren und dem Gesamtkollektiv behandelter Patientinnen.

3.6 Schlußbemerkung

Die Einblicke in die endokrine Regulation des menstruellen Zyklus der Frau konnten in den vergangenen Jahren erheblich vertieft werden [22]. Die gewonnenen Erkenntnisse in die hormonalen Steuerungsmechanismen auf den Ebenen von Hypothalamus, Hypophyse und Ovar ermöglichten zugleich ein besseres Verständnis pathologischer Vorgänge, die eine Ovarialinsuffizienz zur Folge haben können. Die Einteilung der Ovarialinsuffizienzen in vier Kategorien auf der Basis pathogenetischer Prinzipien ist das Resultat dieser verbesserten Vorstellungen [17]. Die hypothalamische Ovarialinsuffizienz, die bei unklarer neuroendokriner Pathogenese im Einzelfall auf einem mehr oder weniger ausgeprägten Mangel an endogenem Gn-RH beruht, stellt eine dieser vier Kategorien dar. Ihre Behandlung richtet sich nach dem Schweregrad der Störung, wobei die Gn-RH-Substitution den schweren Fällen der hypothalamischen Amenorrhoe vorbehalten bleibt. Mit zunehmender Differenzierung therapeutischer Maßnahmen erfolgt auch zugleich die Einschränkung ihrer Indikationsbereiche. So ist die chronisch-intermittierende Gabe von Gn-RH nur indiziert und erfolgreich, wenn die Diagnose der hypothalamischen Amenorrhoe richtig gestellt worden ist.

Literatur

[1] Bischoff, K., Bettendorf, G., Stegner, H. E.: FSH- und LH-Gehalt in menschlichen Hypophysen während des ovariellen Zyklus. Arch. Gynecol. 208 (1969) 44.

[2] Carmel, P. W., Araki, S., Ferin, M.: Pituitary stalk blood collection in rhesus monkeys: evidence for pulsatile release of gonadotropin-releasing hormone (Gn-RH). Endocrinology 99 (1976) 243.

[3] Hackelöer, B. J., Flemming, R., Robinson, H. P., Adam, A. H., Coutts, J. R. T.: Correlation of ultrasonic and endocrinologic assessment of human follicular development. Am. J. Obstet. Gynecol. 135 (1979) 122.

[4] Hohlweg, W.: Veränderungen des Hypophysenvorderlappens und des Ovariums nach Behandlung mit großen Dosen von Follikelhormon. Klin. Wschr. 13 (1934) 92.

[5] Kaufmann, C.: Die Keimdrüsenhormone in der Therapie. Dtsch. Med. Wochenschr. 36/I (1951) 519.

[6] Klinefelter, H. F., jr., Albright, F., Griswold, G.: Experience with a quantitative test for normal or decreased amounts of follicle stimulating hormone in the uterus in endocrinological diagnosis. J. Clin. Endocrinol. Metab 3 (1943) 529.

[7] Knobil, E.: On the control of gonadotropin secretion in the rhesus monkey. Recent Progr. Horm. Res. 30 (1974) 1.

[8] Knobil, E.: The neuroendocrine control of the mentstrual cycle. Recent Progr. Horm. Res. 36 (1980) 53.

[9] Leyendecker, G.: The pathophysiology of hypothalamic ovarian failure: diagnostic and therapeutical considerations. Eur. J. Obstet. Gynecol. Reprod. Biol. 9 (1979) 175.

[10] Leyendecker, G., Wardlaw, S., Nocke, W.: Experimental studies on the endocrine regulations during the periovulatory phase of the human menstrual cycle. Acta endocrinol. (Copenh.) 71 (1972) 160.

[11] Leyendecker, G., Wildt, L., Gips, H., Nocke, W., Plotz, E. J.: Experimental studies on the positive feedback effects of progesterone, 17-hydroxyprogesterone and 20-dihydroprogesterone on the pituitary release of LH and FSH in the human female. Arch. Gynecol. 221 (1976) 29.

[12] Leyendecker, G., Struve, T., Plotz, E. J.: Induction of ovulation with chronic-intermittent (pulsatile) administration of LH-RH in women with hypothalamic and hyperprolactinemic amenorrhea. Arch. Gynecol. 229 (1980) 177.

[13] Leyendecker, G., Wildt, L., Hansmann, M.: Pregnancies following chronic-intermittent (pulsatile) administration of Gn-RH by means of a portable pump („Zyklomat") – a new approach to the treatment of infertility in hypothalamic amenorrhea. J. Clin. Endocrinol. Metab. 51 (1980) 1214.

[14] Leyendecker, G., Wildt, L.: Die pulsatile Therapie mit Gonadotropin-Releasinghormon (Gn-RH). Geburtsh. u. Frauenheilk. 42 (1982) 689.

[15] Leyendecker, G., Wildt, L.: Induction of ovulation with chronic-intermittent (pulsatile) administration of Gn-RH in hypothalamic amenorrhea. J. Reprod. Fertil. (1983, im Druck).

[16] Plant, T. M.: Pulsatile luteinizing hormone secretion in the neonatal male rhesus monkey (Macaca mulatta). J. Endocr. 93 (1982) 71.

[17] Plotz, E. J.: Differentialdiagnose und Therapie ovarieller Funktionsstörungen. Richtlinien für die Praxis. Gynäkologe 14 (1981) 145.

[18] Pohl, C. R., Richardson, D. W., Marshall, G., Knobil, E.: Mode of action of progesterone in the blockade of gonadotropin surges in the rhesus monkey. Endocrinology 110 (1982) 1454.

[19] Quigley, M. E., Sheehan, K. Casper, R. F., Yen, S. S. C.: Evidence of increased dopaminergic and opioid activity in patients with hypothalamic hypogonadotropic amenorrhea. J. Clin. Endocrinol. Metab. 50 (1980) 949.

[20] Weitzman, E. D., Boyar, R. M., Kapen, S., Hellmann, L.: The relationship of sleep and sleep stage to neuroendocrine secretion and biological rhythm in man. Recent Progr. Horm. Res. 31 (1975) 399.

[21] Wildt, L., Marschall, G., Knobil, E.: Experimental induction of puberty in the infantile female rhesus monkey. Science 207 (1980) 1373.

[22] Wildt, L., Leyendecker, G.: Die endokrine Kontrolle des menstruellen Zyklus. Gynäkologe 14 (1981) 64.

[23] Wildt, L., Hutchison, J. S., Marshall, G., Pohl, C. R., Knobil, E.: On the site of action of progesterone in the blockade of ghe estradiol-induced gonadotropin discharge in the rhesus monkey. Endocrinology 109 (1981) 1293.

[24] Wildt, L. Niesert, G., Leyendecker, G.: Effect of naloxone on LH, FSH and prolactin secretion in patients with hypothalamic amenorrhea. Acta endocrinol. (Copenh.) Suppl. 77 (1981).

[25] Wildt, L., Brensing, K. A., Leyendecker, G.: The changing pattern of pulsatile gonadotropin secre-

tion during the luteal and the early follicular phase of the cycle. Acta endocrinol. (Copenh.) Suppl. 246 (1982) 93.

[26] Yen, S. S. C., Tsai, C. C., Naftolin, F., Vandenberg, G., Ajabor, G.: Pulsatile patterns of gonado-

tropin release in subjects with and without ovarian function. J. Clin. Endocrinol. Metab. 34 (1972) 671.

[27] Zander, J.: Progesterone in human blood. Nature 174 (1954) 406.

4. Ovulationsinduktion mit menschlichen Gonadotropinen

M. Breckwoldt und F. Geisthövel

Unter physiologischen Bedingungen wird die Ovarialfunktion mit Follikelreifung, Ovulation und Corpus-luteum-Bildung durch eine Vielzahl von Kontrollmechanismen reguliert. Dieses komplexe Regulationssystem schließt die Funktionen des zentralen Nervensystems, des Hypothalamus, der Hypophyse und des Ovars selbst ein und garantiert beim Menschen die Monoovulation. Bei der Sterilitätsbehandlung mit menschlichen Gonadotropinen werden diese Kontrollsysteme, die normalerweise die Ovarialfunktion regulieren, weitgehend außer Kraft gesetzt. Dieser Umstand erklärt zum großen Teil die Schwierigkeiten und Probleme, die mit der Gonadotropinbehandlung verbunden sind und im wesentlichen in einer ovariellen Überreaktion auf die exogene Gonadotropinzufuhr zurückzuführen sind.

Im folgenden soll der Versuch gemacht werden, die Möglichkeiten und Grenzen der Gonadotropinbehandlung zu umreißen.

Seit mehr als 20 Jahren werden menschliche Gonadotropine zur Behandlung der weiblichen Sterilität bei Ovarialinsuffizienz eingesetzt [2, 3, 5]. In diesen Studien wurden Gonadotropine zur Normalisierung der gestörten Ovarialfunktion verwandt, die aus menschlichen Hypophysen extrahiert waren und als h-FSH, h-PG oder h-HG bezeichnet wurden. Mit diesen Extrakten war es möglich, bei ruhender Ovarialfunktion die Follikelreifung zu induzieren. Zur Ovulationsauslösung wurde hCG verwandt. 1962 konnten Lunenfeld u. Mitarb. zeigen, daß es auch möglich war, durch Gonadotropine, die aus dem Urin von Frauen nach der Menopause gewonnen wurden, in Kombination mit hCG, Ovulationsinduktionen bei ovarieller Dysfunktion auszulösen. Obwohl die spezifische biologische Aktivität von Hypophysenextrakten etwa um den Faktor 10 höher liegt als bei den aus dem Menopausenurin gewonnenen Gonadotropinen hat sich in den folgenden Jahren die Behandlung mit hMG-Präparaten durchgesetzt, da Hypophysenextrakte nur in begrenztem Umfang verfügbar waren. Obwohl hMG-hCG-Behandlungen in zahlreichen Kliniken und Praxen seit nunmehr 20 Jahren angewendet und in den verschiedensten Dosierungen und Applikationsarten erprobt wurden, sind eine Reihe von Fragen, die mit dieser Behandlungsart verbunden sind, nur unbefriedigend geklärt. Die offenen Fragen betreffen erstens die Auswahl der Patienten, zweitens Dosierungsfragen, drittens die Überwachung der Therapie, viertens die ovarielle Überreaktion und fünftens die Effektivität der Behandlung.

4.1 Auswahl der Patienten

Über den therapeutischen Wert eines Behandlungsverfahrens entscheidet grundsätzlich immer die Auswahl geeigneter Patienten. Die Anwendung von Gonadotropinen zur Sterilitätsbehandlung ist nur dann sinnvoll, wenn entweder ein Gonadotropindefizit oder eine unkoordinierte Hypophysenfunktion als Ursache einer ovariellen Dysfunktion vorliegen. Die Gonadotropinbehandlung kann als Substitutions- oder Additionstherapie verstanden werden. Für die Klassifizierung und diagnostische Zuordnung der verschiedenen ovariellen Funktionsstörungen hat sich das von der WHO entwickelte diagnostische Schema bewährt. Diese Klassifizierung trägt nicht nur diagnostischen, sondern vor allem auch therapeutischen Gesichtspunkten Rechnung. Nach den Empfehlungen der WHO kommen für eine Gonadotropinbehandlung insbesondere jene Patienten in Betracht, bei denen ein ausgeprägter Gonadotropinmangel vorliegt.

4.2 Ovarial-Insuffizienz WHO Gruppe I

Diese Patienten sind durch das klinische Bild einer *primären oder sekundären Amenorrhoe* gekennzeichnet. Die Gonadotropinspiegel im Plasma sind stets erniedrigt und lassen sich im Gn-RH-Test nur unbefriedigend oder gar nicht stimulieren. Die Prolaktinspiegel liegen im Normbereich.

Nach allen bisher vorliegenden Erfahrungen haben Patientinnen mit hypogonadotroper, normoprolaktinämischer Ovarialinsuffizienz eine ausgesprochen günstige Prognose nach der Gonadotropinsubstitution zu konzipieren. Bei 262 Patientinnen, die diese Kriterien erfüllten, lag nach durchschnittlich 3 Behandlungszyklen die Konzeptionsrate bei 84% [10].

Unsere eigenen Erfahrungen decken sich mit diesem Ergebnis; von 18 Patientinnen wurden 16 schwanger, darunter wurden 2 × Drillingsschwangerschaften beobachtet.

4.3 Ovarial-Insuffizienz WHO Gruppe II

In diese Gruppe, die bei weitem das größte Kollektiv aller Sterilitätspatienten umfaßt, gehören *normoprolaktinämische normogonadotrope Ovarialinsuffizienzen,* die klinisch mit dem Bild der primären oder sekundären Gestagen-positiven Amenorrhoe einhergehen.

Darüber hinaus beinhaltet diese Gruppe auch *ovarielle Funktionsstörungen* wie Oligomenorrhoen, anovulatorische Zyklen und Corpus-luteum-Insuffizienzen. Aus therapeutischer Sicht ist diese Gruppe als relativ einheitlich zu betrachten, da Clomifen die Therapie der ersten Wahl bei diesen Funktionsstörungen darstellt. Erst wenn Clomifen nach ca. 6 Behandlungszyklen nicht erfolgreich war, ist die GT-Therapie indiziert. Pathophysiologisch betrachtet handelt es sich jedoch um ein sehr heterogenes Kollektiv. Nach den Befunden von Ross [11] sowie Sherman und Korenman [14] und Lehmann [8] lassen sich Störungen wie Corpus-luteum-Insuffizienz sowie anovulatorischer Zyklus als Follikelreifungsstörungen interpretieren. Dabei ist eine Abgrenzung zwischen diesen beiden Dysfunktionen oft nicht möglich; es gibt fließende Übergänge, die als Folge einer unzureichenden hypothalamisch-hypophysären Stimulierung aufzufassen sind [9]. Bei der gestagenpositiven Amenorrhoe ist ebenfalls eine unzureichende oder unkoordinierte gonadotrope Hypophysenfunktion als ursächlich anzunehmen.

In diese Gruppe gehört auch das Syndrom der *polyzystischen Ovarien,* das endokrinologisch gekennzeichnet ist durch konstant erhöhte LH-Konzentrationen bei erniedrigten FSH-Spiegeln, die Gonadotropinkonzentrationen weisen keinerlei zyklische Schwankungen auf, die Folge ist eine chronische Anovulation. Aufgrund der unzureichenden FSH-Stimulation ist die Aromatisierung von C-19-Steroiden in den Granulosazellen vermindert, die Stimulation der Theca interna durch LH hingegen erhöht. Die chronische LH-Stimulation führt zu einer vermehrten ovariellen Sekretion von C-19-Steroiden wie Androstendion und Testosteron, die sich in einem leichten Anstieg der Plasma-Testosteron-Konzentration widerspiegelt. Dieses pathophysiologische Konzept des PCO-Syndroms wurde von Yen u. Mitarb. (1980) [15] entwickelt.

Die *therapeutische Effektivität* der Gonadotropinbehandlung bei den hier beschriebenen ovariellen Dysfunktionen der Gruppe II ist nur mit etwa 20% zu veranschlagen. Von Lunenfeld (1981) [10] wurden 652 Patientinnen, die diese Kriterien erfüllten, analysiert. Dabei ergab sich eine Konzeptionsrate von 21%.

Berücksichtigt man nur diejenigen Frauen, die ein gesundes Kind mit nach Hause nahmen, so reduziert sich dieser Prozentsatz wegen der relativ hohen Abortrate auf 11,5%.

Angesichts dieser Fakten stellt sich die Frage nach den *Ursachen* für die enttäuschende Effektivität. Geht man davon aus, daß die hMG-Behandlung in über 90% der Zyklen zur Induktion der Ovulation führt, wird die Diskrepanz zwischen hoher Ovulationsrate und geringer Konzeptionsrate noch deutlicher. Eine befriedigende Erklärung für dieses Phänomen ist nur schwer zu geben. Man ist hier allenfalls auf Vermutungen angewiesen. Möglicherweise spielen die noch vorhandenen endogenen Gonadotropine eine störende Rolle. Auch die unphysiologisch hohen Konzentrationen der Sexualsteroide mit ihren Wirkungen auf das Endometrium und die Tubenfunktion können sich nachteilig auf die Konzeptionsrate auswirken. Man sollte sich dieser Tatsache bewußt sein, bevor man die Indikation zur Gonadotropinbehandlung stellt.

4.4 Behandlungsschema

Vor Beginn einer hMG-hCG-Behandlung sind bestimmte *Voraussetzungen* notwendig. Auf jeden Fall gelten die andrologische Untersuchung des Ehemannes und die Abklärung der Tubenfunktion als zwingende Voraussetzungen, andere Sterilitätsursachen wie NNR- und Schilddrüsenfunktionsstörungen sollten ebenfalls ausgeschlossen sein. Vor Beginn einer hMG-hCG-Behandlung empfiehlt es sich, durch die Gabe von Sexualsteroiden eine Abbruchblutung auszulösen. Nach Beendigung dieser Abbruchblutung kann mit der hMG-Gabe begonnen werden, wobei Behandlungsdauer und -dosis den individuellen Bedürfnissen angepaßt werden müssen. Dies ist die übereinstimmende Empfehlung zahlreicher Arbeitsgruppen, die sich mit der Gonadotropinbehandlung auseinandergesetzt haben [1].

Da die ovarielle Ansprechbarkeit von Patientin zu Patientin erheblichen Schwankungen unterworfen ist, läßt sich ein fixiertes Behandlungsschema nicht angeben. Die therapeutische Breite zwischen ausreichender Dosierung und ovarieller Überstimulierung ist sehr gering. *Zur Ermittlung der effektiven Dosis,* die ausreicht, die Follikelreifung zu induzieren, wird zunächst mit einer oder zwei Ampullen hCG entsprechend 75 bzw. 150 IE FSH/LH begonnen. Die ovarielle Reaktion auf diese Behandlung läßt sich durch gynäkologische oder hormonanalytische Parameter abschätzen. Dabei spielt insbesondere das Verhalten des Zervixsekretes als sensitiver Parameter, neben der Bestimmung der urinären Östrogenausscheidung oder der Plasmaöstrogenkonzentration, eine wesentliche Rolle [7]. Als weiteres entscheidendes diagnostisches Rüstzeug zur Überwachung der Ovarialreaktion ist in letzter Zeit mehr und mehr die Ultraschalldiagnostik hinzugekommen [4, 6, 13]. Mit dieser Technik gelingt es, Follikel, die mehr als 5 mm Durchmesser aufweisen, zu erfassen und ihre Entwicklung zu verfolgen. Auf diese Weise können rechtzeitig polyfolliküläre Reaktionen erkannt werden.

Diese Überwachungstechnik ist insbesondere hilfreich für die *Ermittlung des Zeitpunkts der Ovulationsinduktion* mit hCG. Nach Möglichkeit sollte nur ein dominierender Follikel mit einer Größe von über 17 mm Durchmesser nachweisbar sein. Zu diesem Zeitpunkt ist die Östrogenausscheidung im 24-Stunden-Urin auf 80–150 µg angestiegen, die Plasma-Östradiol-Spiegel liegen zwischen 500 und 1500 pg. Bei normaler Zervixfunktion finden sich zu diesem Zeitpunkt präovulatorische Zeichen mit guter Spinnbarkeit des Zervixschleims, das Zervixsekret ist frei von Leukozyten, die Farnkrautbildung optimal, der äußere Muttermund deutlich erweitert [7]. Zur Ovulationsauslösung können jetzt 10 000 IE hCG verabfolgt werden. Sollte es nach 48 Stunden noch nicht zum Anstieg der Basaltemperatur und zur Rückbildung der Zervixfaktoren gekommen sein, empfiehlt sich eine zweite Injektion von 5000 IE hCG. Ultrasonographisch läßt sich die Ovulation daran erfassen, daß der dominante Follikel verschwindet und nach 2–3 Tagen solide oder auch zystische Strukturen, die einer Corpus-luteum-Zyste entsprechen, sichtbar werden [4].

4.5 Ovarielle Überreaktion

Grundsätzlich kann man davon ausgehen, daß in den meisten Fällen eine effektive Gonadotropinbehandlung zu einer ovariellen Überreaktion führt. Diese Überreaktion tritt jedoch klinisch nicht in Erscheinung. Nach einer Analyse von Schenker und Weinstein (1978) [12] ist in 8.4–23% der Behandlungszyklen mit einer geringen Überstimulierung zu rechnen, eine mäßiggra-

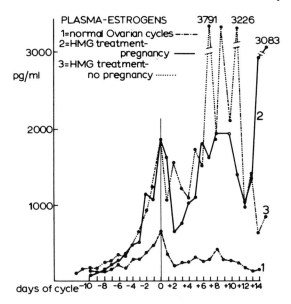

Abb. 4-1. Plasmaöstrogenspiegel in physiologischen Menstruationszyklen und in Gonadotropinbehandelten Zyklen. 1 = Normalzyklen (n = 7); 2 = hMG-Behandlung – Konzeption (n = 8); 3 = hMG-Behandlung – keine Konzeption (n = 13).

dige Überstimulierung wurde in 6–7% beobachtet, schwere ovarielle Überreaktionen mit entsprechender klinischer Symptomatologie kommen in 0.8–3% der Behandlungszyklen vor.

Betrachtet man endokrinologische Parameter, wie beispielsweise die Plasmaöstrogenkonzentrationen (Abb. 4-1), so wird deutlich, daß unter der Gonadotropinbehandlung erhöhte Durchschnittswerte zu beobachten sind. Die Plasma-Östrogen-Konzentrationen liegen zwei bis dreimal höher als sie unter physiologischen Verhältnissen angetroffen werden. So gesehen führt die Gonadotropinbehandlung häufig zu einer unphysiologischen Antwort des Ovars und muß als pharmakologische Behandlungsweise betrachtet werden. Diese ovarielle Überreaktion muß bewußt in Kauf genommen werden, ein physiologischer Verlauf der Ovarialfunktion läßt sich durch exogene Gonadotropingabe nur selten induzieren. Die ovarielle Überreaktion läßt sich nicht nur endokrinologisch fassen, auch ultrasonographische Daten bestätigen dieses Phänomen. Bei den von uns ultrasonographisch überwachten Behandlungszyklen wurde nur in 5 von 18 Behandlungen eine monofolliku-

läre Follikelreife beobachtet, in den meisten Fällen fanden sich auch bei niedriger hMG-Dosierung von 1–2 Ampullen täglich polyfollikuläre Reaktionen mit einem oder zwei dominanten Follikeln [4].

Das klinische *Vollbild der ovariellen Überreaktion* läßt sich nach Ansicht von Schwartz und Jewelewicz (1981) [13] erst 5–8 Tage nach der hCG-Gabe beobachten. Dabei wird nach klinischen Gesichtspunkten zwischen einer milden, mäßiggradigen und schweren Überstimulierung unterschieden. Bei der schweren ovariellen Überstimulation kommt es zur extremen Vergrößerung der Ovarien mit polyzystischer Reaktion, Aszitesbildung, Ausbildung von Pleuraergüssen mit zunehmender Hämokonzentration, Störungen im Elektrolythaushalt und zunehmender Koagulabilität des Blutes. Diese Patienten bedürfen dringend der klinischen Überwachung. Das Ausmaß der Hämokonzentration läßt sich am besten am Hämatokrit verfolgen. Hämatokritwerte von 45% und mehr sollten durch die Gabe von Plasmaexpandern behandelt werden.

Kommt es bei zystischer Vergrößerung der Ovarien zur Konzeption, so ist bis zur 10. Schwangerschaftswoche eine Größenzunahme der Zysten zu befürchten, danach kommt es dann im allgemeinen zur Rückbildung der Ovarialzysten; eine ope-

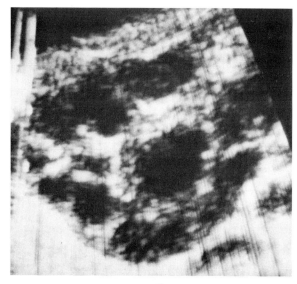

Abb. 4-2. Multifollikuläre Überreaktion des rechten Ovars unter hMG-Therapie (Querschnitt).

rative Therapie sollte nach Möglichkeit vermieden werden und ist nur bei vitaler Indikation gerechtfertigt. Abbildung 4-2 zeigt den ultrasonographischen Befund bei präovulatorischer Überreaktion. Man erkennt deutlich die polyfollikuläre Reaktion. Der dominante Follikel weist einen Durchmesser von 22 mm auf. Die Abbildung 4-3 zeigt schematisch den Verlauf der Follikelreifung unter hMG-Therapie. Nach der Ovulation verschwindet der dominante Follikel, etwa 3 Tage später wird eine Corpus-luteum-Zyste oder eine solide Struktur, die dem Corpus luteum entspricht, sichtbar. Die Abbildung 4-4 demonstriert das sonographische Bild einer postovulatorischen ovariellen

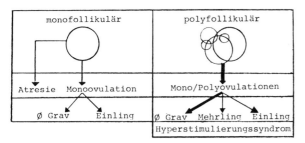

Abb. 4-3. Verschiedene Formen der Follikelreifung unter hMG- und der Reaktion auf hCG.

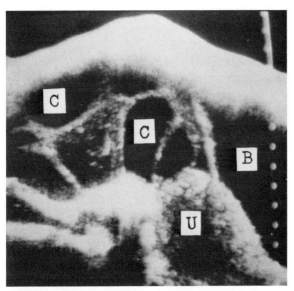

Abb. 4-4. Hyperstimulierungssyndrom derselben Patientin mit Darstellung großer Ovarialzysten nach hCG-Applikation (Längsschnitt).
U = Uterus; B = Blase; C = Zyste.

Überreaktion mit der Ausbildung großer multipler Ovarialzysten.

4.6 Schlußbetrachtung

Für die Sterilitätsbehandlung bei hypogonadotroper Ovarialinsuffizienz (WHO Gruppe I) hat sich die exogene Gonadotropinzufuhr als wirksame Therapieform mit einer Schwangerschaftsrate von 80–85% bewährt. Bei Ovarialinsuffizienzen der Gruppe II (Corpus-luteum-Insuffizienz, anovulatorischer Zyklus, Oligomenorrhoe, Amenorrhoe, die durch andere ovulationsauslösende Maßnahmen nicht behandelt werden können), stellt die Gonadotropinbehandlung eine ultima ratio dar. Die Wirksamkeit bei diesen ovariellen Dysfunktionen ist jedoch bedeutend geringer, mit nur etwa 20% Erfolgsaussichten. Ein allgemein gültiges, leicht handhabbares Behandlungsschema läßt sich nicht angeben, da die Dosis jedem Einzelfall angepaßt werden muß. Die Therapie mit menschlichen Gonadotropinen bedarf einer strengen *Überwachung mit täglicher Kontrolle des gynäkologische Befundes,* unter besonderer Beachtung der Zervixfaktoren; als weitere Überwachungsparameter kommen die Ausscheidung der Gesamtöstrogene im 24-Stunden-Urin oder die Bestimmung der Plasmaöstrogenkonzentration in Frage. In den letzten Jahren hat sich zunehmend die *Ultrasonographie* bewährt. Mit dieser Methode ist es möglich, die Follikelreifung zu verfolgen und den Zeitpunkt der hCG-Gabe zur Ovulationsauslösung festzulegen. Gleichzeitig erlaubt die Ultrasonographie ausgeprägte ovarielle Überreaktionen rechtzeitig zu diagnostizieren.
Bei jeder wirksamen hMG-hCG-Therapie ist aufgrund endokrinologischer Befunde und ultrasonographischer Daten meist mit einer *ovariellen Überreaktion* zu rechnen. Überreaktionen müssen bewußt in Kauf genommen werden und beinhalten das Risiko von Polyovulationen und nachfolgender Mehrlingsschwangerschaft. Die Wirksamkeit der Gonadotropinbehandlung ist insbesondere bei Ovarialinsuffizienzen der Gruppe II gering zu veranschlagen und daher oft mit Enttäuschungen verbunden. Es bedarf daher vor Beginn einer

solchen Therapie einer detaillierten Aufklärung der Patientin, einer intensiven Betreuung und einer engen Kooperation zwischen Patientin und Arzt. Die Gonadotropinbehandlung kann nicht als Routineverfahren empfohlen werden und gehört in die Hand des Erfahrenen. Trotz all dieser Einschränkungen zählt die Behandlung der ovariell bedingten Sterilität mit Gonadotropinen zu den wirksamsten therapeutischen Verfahren, mit oft enttäuschenden, allerdings auch immer wieder beglückenden Resultaten.

Literatur

[1] Bettendorf, G.: Zum Problem der Gonadotropinbehandlung. Geburtsh. u. Frauenheilk. 36 (1976) 1017.

[2] Bettendorf, G.; Apostolakis, M.,Voigt, K. D.: Darstellung von Gonadotropin aus menschlichen Hypophysen und klinisch-experimentelle Studien mit menschlichem hypophysärem Gonadotropin. Acta endocr. (Kbh) 41 (1962) 13.

[3] Butt, K. R., Crooke, A. C., Cunningham, F. G.: Studies on human urinary and pituitary gonadotropins. Biochem. J. 81 (1961) 596.

[4] Geisthövel, F.; Skubsch, U., Zabel, G., Schillinger, H., Breckwoldt, M.: Ultrasonographic and enocrinological studies of ovarian function. Acta endocr. Suppl. 246 (1982) 23.

[5] Gemzell, C. A., Diczfalusy, E., Tillinger, K. G.: Clinical effect of human pituitary follicle stimulating hormone. J. Clin. Endocrinol. Metab. 13 (1958) 1333.

[6] Hackelöer, B. J., Nitschke, S., Daume, E., Sturm, G., Buchholz, R.: Ultraschalldarstellung von Ovarveränderungen bei Gonadotropinstimulierung. Geburtsh. u. Frauenheilk. 37 (1977) 185.

[7] Insler, V., Melmed, H., Eden, E., Serr, D., Lunenfeld, B.: The cervical score. Int. J. Gynaecol. Obstet. 10 (1972) 223.

[8] Lehmann, F.: Untersuchungen zur menschlichen Corpus luteum-Funktion. Fortschr. der Fertilitätsforschung, Band VI, Grosse Verlag, Berlin 1978.

[9] Leyendecker, G., Wildt, L., Plotz, E. J.: Die hypothalamische Ovarialinsuffizienz. Gynäkologe 14 (1981) 84.

[10] Lunenfeld, B., Sen, D. M., Mashiach, S., Oelsner, G., Blankstein, J., Dor, J., Frenkel, G., Ben-Raphael, Z., Tikotzky, D., Snyder, M.: Therapy with gonadotropins: Where are we today? Analysis of 2890 menotropin treatment cycles in 914 patients. In: Advances in Diagnosis and Treatment of Infertility. Eds. V. Insler and G. Bettendorf. Elsevier/North Holland 1981.

[11] Ross, G. T., Cargille, C. M., Lipsett, M. B., Rayford, P. L., Marshall, J. R., Strott, C. A. and Rodbard, D.: Pituitary and gonadal hormones in women during spontaneous and induced ovulatory cycles. Rec. Progr. Horm. Res. 26 (1970) 1–48.

[12] Schenker, J. G., Weinstein, D.: Ovarian hyperstimulation syndrome: a current survey. Fertil. Steril. 30 (1978) 255.

[13] Schwartz, M., Jewelewicz, R.: The use of gonadotropins for induction of ovulation. Fertil. Steril. 35 (1981) 3.

[14] Sherman, B. M., Korenman, S. G.: Measurement of plasma LH, FSH, estradiol and progesterone in disorders of the human menstrual cycle: The short luteal phase. J. Clin. Endocrinol. Metab 38 (1974) 89.

[15] Yen, S. S. C.: The plycystic ovarian syndrome. Clin. Endocrinol. 12 (1980) 177.

5. Die hyperprolaktinämische Ovarialinsuffizienz und ihre Behandlung

H.-K. Rjosk und K. v. Werder

5.1 Klinische Bedeutung der hyperprolaktinämischen Ovarialinsuffizienz

Neue diagnostische Möglichkeiten führten in den letzten 10 Jahren zur Erkenntnis, daß eine regelrechte Funktion des ovariellen Regelkreises nur bei normaler hypophysärer Sekretion von Prolaktin (hPRL) möglich ist.

In vitro können sowohl erniedrigte wie auch erhöhte hPRL-Serum-Konzentrationen die Ovarialfunktion beeinträchtigen [14].

In vivo kann eine Hypoprolaktinämie aber nur medikamentös induziert werden [20], so daß sie deshalb klinisch keine Rolle spielt.

Erhöhte hPRL-Spiegel werden dagegen nicht nur bei den früher eher als Rarität geltenden „Amenorrhoe-Galaktorrhoe-Syndromen" (Übersicht bei Zander und Holzmann [22]) gefunden, sie verursachen darüber hinaus ca. 20% aller Formen von Ovarialinsuffizienz. Die Übergänge von einer verkürzten Lutealphase über anovulatorische Oligomenorrhoe bis zur Amenorrhoe sind dabei fließend und können bei ein und derselben Patientin nacheinander auftreten [13].

Wir beobachteten in den Jahren 1974 bis 1978 an unserer Klinik bei 141 von 750 Patientinnen mit sekundärer Amenorrhoe (Abb. 5-1), bei 9 von 61 Patientinnen mit nicht chromosomal oder durch Genitalmißbildungen bedingter primärer Amenorrhoe, bei 56 von einer nicht mehr zu eruierenden Gesamtzahl von Patientinnen mit anovulatorischer Oligomenorrhoe und bei 8 von 46 untersuchten Patientinnen mit Corpus-luteum-Insuffizienz über die obere Normgrenze von 500 µE/ml (entsprechend 25 ng/ml) erhöhte hPRL-Serum-Spiegel [16].

Da bei Hyperprolaktinämie spezifische diagnostische und therapeutische Maßnahmen erforderlich sind, ist die Empfehlung der WHO verständlich, daß die Bestimmung der Serum-hPRL-Spiegel als erste diagnostische Maßnahme bei der Abklärung jeglicher Form von Ovarialinsuffizienz durchgeführt werden sollte. Dabei genügt eine einmalige, in Grenzfällen mehrmalige Messung der basalen hPRL-Spiegel. Allerdings sollte die Blutabnahme vor einer Untersuchung der Mammae oder des Genitales erfolgen, da danach streßbedingte Erhöhungen der Prolaktinsekretion beobachtet wurden. Prolaktin-Stimulations-Tests (z. B. mit TRH, Chlorpromazin oder Metoclopramid) erübrigen

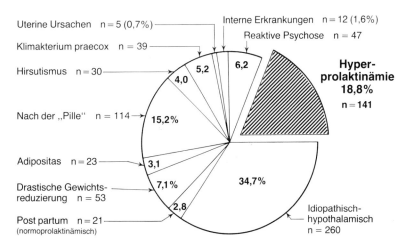

Abb. 5-1. Ursachen der sekundären Amenorrhoe (750 Patientinnen).

sich wegen ihrer mangelnden oder zumindest sehr umstrittenen klinischen Bedeutung.

5.2 Ursachen der Hyperprolaktinämie

Für die Erklärung der verschiedenen diagnostischen Notwendigkeiten und therapeutischen Möglichkeiten ist eine kurze Darstellung der *physiologischen Regulation der Prolaktinsekretion* notwendig.

Im Unterschied zu den übrigen Hypophysenvorderlappenhormonen steht die Prolaktinsekretion unter vorwiegend *inhibitorischer Kontrolle* (Abb. 5-2). Als Prolaktin-Inhibiting-Faktor (PIF) gelangt Dopamin aus den basalen Anteilen des Hypothalamus über die im Hypophysenstiel verlaufenden Portalgefäße zu den prolaktinproduzierenden Zellen im Hypophysenvorderlappen (Tuberoinfundibuläres Dopamin-System, TIDA) [9]. Von untergeordneter Bedeutung ist daneben die prolaktinstimulierende Wirkung des Thyreotropin-Releasing-Hormons (TRH) und eines vermutlich existierenden Prolaktin-Releasing-Faktors (PRF). Als physiologische *Stimula* der Prolaktinsekretion gelten:

1. *Östrogene,* die vermutlich in den Prolaktinzellen zu einem gesteigerten, intrazellulären Metabolismus und zu einer Desensibilisierung der Dopamin-Rezeptoren führen, wodurch auch strukturelle Veränderungen dieser Zellen auftreten [6],
2. *saugreizbedingte, reflektorische PRF-Freisetzung* in der Laktationsperiode,
3. *Streß.*

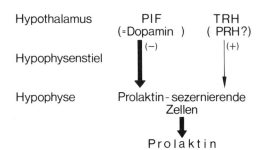

Abb. 5-2. Regulation der Prolaktinsekretion.

1. Blockade der Dopamin-Rezeptoren bzw. Hemmung der Dopamin-Sekretion (Dopamin = PIF ?)

2. Unterbrechung der Portalgefäße

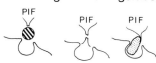

3. Vermehrung PRL-produzierender Zellen im HVL

4. Vermehrte Sekretion von TRH (PRH ?)

Abb. 5-3. Ursachen der Hyperprolaktinämie.

Eine pathologische Erhöhung der Serum-hPRL-Spiegel läßt sich folgendermaßen erklären (Abb. 5-3):

1. *durch medikamentöse Hemmung* der hypothalamischen Dopaminsekretion bzw. durch Blockade der Dopamin-Rezeptoren (Tabelle 5-1).

Tabelle 5-1 Pharmaka mit stimulierender Wirkung auf die Prolaktin-Sekretion

Chlorpromazin
Perphenazin
Sulpirid
Metoclopramid
Pimozid
Butyrophenone
alpha-methyl-Dopa
Reserpin
Cimetidine (nur kurzfristig)
Oestrogene (hohe Dosierung)

2. *durch Unterbrechung des Dopamin-Transports* in den hypophysären Portalgefäßen, verursacht durch suprasellärе Tumoren, Hydrocephalus in-

ternus oder in den suprasellären Raum extendierende, selbst nicht prolaktinproduzierende Tumoren des Hypophysenvorderlappens. Die hieraus resultierenden erhöhten Prolaktinkonzentrationen werden häufig als „Begleithyperprolaktinämie" bezeichnet.

3. *durch intraselläre Prolaktinzelladenome (Prolaktinome),* wobei Makroprolaktinome (Durchmesser über 1 cm) von Mikroadenomen (Durchmesser unter 1 cm) unterschieden werden, ohne daß prinzipielle Unterschiede zwischen beiden bestehen.

4. *durch funktionelles Überwiegen der sekretionsfördernden Faktoren,* z. B. durch endogenes TRH bei primärer Hypothyreose.

In seltensten Fällen besteht daneben die Möglichkeit einer *ektopen Prolaktinproduktion.*

Aus dieser Aufstellung folgt, daß „Hyperprolaktinämie" keine endgültige Diagnose, sondern lediglich ein gemeinsames Symptom unterschiedlichster Erkrankungen darstellt. In jedem Fall ist deshalb eine weitere Diagnostik erforderlich.

5.3 Diagnostik bei Hyperprolaktinämie

Neben der endokrinologischen Funktionsdiagnostik der übrigen Hypophysenvorderlappenachsen ist in jedem Fall eine radiologische Untersuchung des Hypophysenbereichs notwendig, deren Intensität aber aus Kosten- und Praktikabilitätsgründen auf die klinischen und endokrinologischen Gegebenheiten abgestimmt werden sollte.

Unabhängig von Anamnese und Höhe der hPRL-Spiegel ist eine orientierende, seitliche *Schädelaufnahme* indiziert. Nach unserer Erfahrung treten erst bei hPRL-Spiegeln über 1000 μE/ml faßbare, ossäre Deformitäten des Sellabodens auf, die eine Tomographie der Sellaregion notwendig machen.

Eine *computertomographische Untersuchung* des supra- und parasellären Bereichs ist bei *allen* Patientinnen mit hyperprolaktinämischer primärer Amenorrhoe (unabhängig von der Höhe der hPRL-Spiegel) und *vor* einer Sterilitätsbehandlung bei Patientinnen mit den übrigen klinischen Formen der hyperprolaktinämischen Ovarialin-

suffizienz, bei denen eine radiologische Sellaabnormität besteht, notwendig (Tabelle 5-2).

Tabelle 5-2 Radiologische Diagnostik bei hyperprolaktinämischen Zyklusstörungen

---

Sekundäre Amenorrhoe, Oligomenorrhoe, CL-Insuffizienz:
PRL < 1000 μE/ml: Sella turcica
PRL > 1000 μE/ml: Sella turcica, evtl. Tomographie
Bei Sellaveränderungen vor Sterilitätsbehandlung
CT der Sellaregion

Primäre Amenorrhoe:
Sella turcica, evtl. Tomographie
CT des suprasellären Bereichs

Ophthalmologische oder *neurologische* Untersuchungen sind lediglich bei den wenigen Patientinnen indiziert, bei denen im Computertomogramm Hinweise auf einen supra- oder parasellären, raumfordernden Prozeß bestehen.

5.4 Pathophysiologie der hyperprolaktinämischen Ovarialinsuffizienz

Der Angriffspunkt erhöhter hPRL-Serum-Konzentrationen im hypothalamo-hypophysär-ovari-

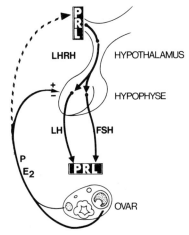

Abb. 5-4. Mögliche Angriffspunkte der Hyperprolaktinämie im ovariellen Regulationsmechanismus.

ellen Regulationsmechanismus ist noch nicht völlig geklärt (Abb. 5-4).

Eine hyperprolaktinämisch bedingte, verminderte Empfindlichkeit der Gonaden gegenüber normalen Gonadotropinspiegeln [2] könnte bei leichteren Formen von Zyklusstörungen (z. B. Corpusluteum-Insuffizienz) eine Rolle spielen, dürfte insgesamt jedoch nur von untergeordneter Bedeutung sein.

Bei schweren Formen der Ovarialinsuffizienz (z. B. Anovulation oder Amenorrhoe) dürfte dagegen ein zentraler Angriffspunkt erhöhter hPRL-Spiegel im Vordergrund stehen.

Während sich bei Gesunden die Prolaktinsekretion durch einen Feed-back-Mechanismus über eine moderate Steigerung des hypothalamischen Dopamin-Umsatzes selbst reguliert und damit die Dopamin-abhängige, episodische LHRH-Freisetzung unbeeinflußt läßt, führt eine Hyperprolaktinämie zu einer erhöhten hypothalamischen Dopamin-Konzentration, die zwar die autonome hypophysäre Prolaktinsekretion nicht wesentlich beeinflussen kann, die aber die endogene LHRH-Freisetzung supprimiert, wodurch die FSH- und LH-Sekretion vermindert wird. Eine langdauernde Hyperprolaktinämie kann auf diese Weise zu einer sekundären Atrophie der gonadotropen Hypophysenvorderlappenzellen führen, so daß sie gegenüber einer exogenen LHRH-Applikation refraktär bleiben. Als Endstadium kann ein hypogonadotroper Hypogonadismus entstehen [16].

5.5 Unbehandelte Hyperprolaktinämie

Nur bei ca. 30% der Patientinnen mit hyperprolaktinämischer Ovarialinsuffizienz finden sich bei einer Schädelübersichtsaufnahme Sellaveränderungen, die auf die Existenz eines Prolaktinoms (Durchmesser über 5 mm) schließen lassen. Neueste computertomographische Techniken ermöglichen heute darüber hinaus in vielen weiteren Fällen die Diagnose kleinster, intrasellärer Mikroprolaktinome (Durchmesser ca. 2 mm). Aber auch bei radiologisch völlig normaler Sella turcica konnten durch neurochirurgische Exploration der Hypophyse bei einigen hyperprolaktinämischen

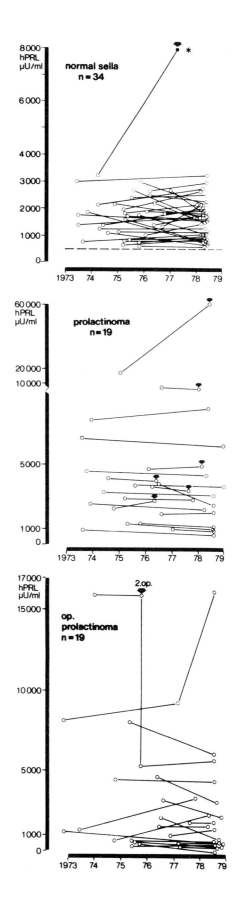

Patientinnen kleinste Mikroprolaktinome nachgewiesen werden [8], so daß sich die Frage stellt, ob, nach Ausschluß anderer Endokrinopathien, eine durch ein hypothalamisches Derangement hervorgerufene „funktionelle Hyperprolaktinämie" überhaupt existiert, oder ob nicht jede länger bestehende spontane Hyperprolaktinämie durch ein Prolaktinom verursacht wird.

Nachdem über die Wachstumstendenz von Prolaktinomen bisher weitgehend Unklarheit herrscht, war auch die Frage offen, ob die Diagnose einer Hyperprolaktinämie automatisch eine medikamentöse oder operative Behandlung notwendig macht, um einem Wachstum des wahrscheinlich zugrundeliegenden Prolaktinoms vorzubeugen.

Unsere eigenen Untersuchungen über die Entwicklung der unbehandelten Hyperprolaktinämie zeigen, daß, unabhängig vom radiologischen Befund der Sella turcica, nur in 3 von 72 Fällen während eines Zeitraums von 3–6 Jahren ein signifikanter Prolaktinanstieg erfolgte, der als Hinweis auf ein Tumorwachstum hätte gedeutet werden können (Abb. 5-5) [17].

Daraus läßt sich schließen, daß Prolaktinome nur in Ausnahmefällen Wachstumstendenzen zeigen. Nachdem hPRL-Serum-Konzentrationen und Prolaktinomgröße korrelieren [5], ist eine „prophylaktische, operative Therapie" nur dann notwendig, wenn die Prolaktinspiegel bei den obligatorischen jährlichen Verlaufskontrollen kontinuierlich ansteigen.

Falls keine Notwendigkeit zur Behandlung besteht, wie etwa bei Kinderwunsch, störender Galaktorrhoe oder Östrogenmangelerscheinungen, ist bei Patientinnen mit gleichbleibenden hPRL-Spiegeln die ledigliche Beobachtung gerechtfertigt.

◁ *Abb. 5-5.* Entwicklung der unbehandelten Hyperprolaktinämie. Der erste und der letzte Punkt repräsentieren den Mittelwert von 3 bis 4 hPRL-Einzelbestimmungen in dem betreffenden Jahr. Der Pfeil (↓) bedeutet „transsphenoidale Operation".

5.6 Therapie der hyperprolaktinämischen Ovarialinsuffizienz

GnRH-Substitution

Entsprechend den pathophysiologischen Gegebenheiten kann bei hyperprolaktinämischer Ovarialinsuffizienz eine Substitutionstherapie durch chronisch intermittierende GnRH-Applikation mittels „Zyklomat" erfolgreich sein [12]. Diese Form der Behandlung kommt aber nur in Fällen mit relativ moderater Hyperprolaktinämie bei Unverträglichkeit von Dopamin-Agonisten in Frage.

Abb. 5-6 zeigt den Verlauf einer erfolgreichen Therapie bei einer Sterilitäts-Patientin mit 2jähriger, sekundärer, hyperprolaktinämischer Amenorrhoe (hPRL 1050 µE/ml). Während einer 14tägigen GnRH-Applikation (20 µg/90 Minuten) kam es zu Ovulation und Konzeption (Gemini).

Weniger geeignet für eine derartige Behandlung sind Patientinnen mit hypogonadotropem Hypo-

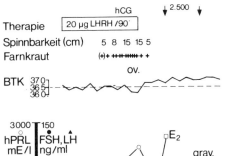

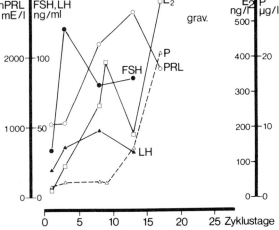

Abb. 5-6. Ovulationsinduktion durch episodische GnRH-Applikation bei hyperprolaktinämischer sekundärer Amenorrhoe.

gonadismus, der mit sehr hohen Prolaktinspiegeln verbunden ist, da hierbei doch oft die prolaktinbedingte Blockade auf ovarieller Basis äußerst wirksam sein kann.

Dopamin-Agonisten
Dopamin-Agonisten (z. B. Bromocriptin, Lisurid) hemmen die Prolaktinfreisetzung aus den hypophysären laktotrophen Zellen. Die dabei entstehende intrazelluläre Erhöhung der hPRL-Konzentrationen führt vermutlich über einen negativen „Ultra-short-feed-back-Mechanismus" zu einer Hemmung der Prolaktinsynthese. In der Folge resultiert daraus in vielen Fällen sogar eine Volumenminderung der laktotrophen Zellen. Die Bedeutung dieser Behandlungsmöglichkeit auch größerer Prolaktinome wird in Zukunft eher noch zunehmen [21].

Ziel der Behandlung ist eine Normalisierung der Serum-hPRL-Spiegel, so daß die Blockade der hypothalamischen LHRH-Freisetzung wegfällt. Daraus folgt, daß die Dosierung des Medikaments sich individuell nach den jeweils bestehenden Prolaktinspiegeln zu richten hat. hPRL-Spiegel bis 2000 µE/ml können z. B. in der Regel durch tägliche Bromocriptindosen zwischen 2,5–5 mg, höhere hPRL-Spiegel durch entsprechend höhere Bromocriptindosen normalisiert werden.

Nebenwirkungen wie Übelkeit, Brechreiz, Schwindel, Hypotonie bis zum Kollaps werden besonders am Anfang einer Behandlung mit Dopamin-Agonisten beobachtet. Durch einschleichende Dosierung und durch Einnahme der Medikamente während der Mahlzeiten können diese unerwünschten Wirkungen vermindert werden. In der Regel klingen innerhalb weniger Tage die Nebenwirkungen ab, so daß in der Folge auch höhere Dosen vertragen werden.

Operative Behandlung
Indikation für eine frühzeitige operative Behandlung war bisher die radiologische Indentifizierung eines Prolaktinoms, da die Befürchtung bestand, daß diese Adenome sich vergrößern könnten und dadurch operativ schwerer entfernbar wären. Diese Indikation ist nach unseren Untersuchungen nicht mehr haltbar.

Suprasellaäre Tumoren oder stark nach lateral, retrosellär oder subfrontal entwickelte Adenome müssen auf *transkranialem* Wcg operiert werden. In den übrigen Fällen wird auf *transsphenoidalem* Weg mikrochirurgisch das Adenom entfernt. Allerdings gelingt die *vollständige* Entfernung nur bei kleineren Prolaktinomen. Bei den größeren ist in der Regel jedoch eine deutliche Verkleinerung der Adenommasse möglich, so daß die hPRL-Spiegel abgesenkt werden und durch postoperative, medikamentöse Behandlung mit Dopamin-Agonisten völlig normalisiert werden können.

Problematik der Behandlung bei hyperprolaktinämischer Sterilität
Durch medikamentöse Behandlung (HMG/HCG oder Dopamin-Agonisten) können prinzipiell bei allen hyperprolaktinämischen Patientinnen Ovulationen induziert werden.
Eine *Schwangerschaft* kann aber insbesondere bei Patientinnen mit größeren Prolaktinomen ein erhebliches Risiko darstellen: Stimuliert durch vermehrt produzierte Östrogene vergrößert sich während der Schwangerschaft nicht nur die normale Hypophyse durch Hypertrophie und Hyperplasie der laktotrophen Zellen um das ca. 1,7-fache [4], sondern auch Prolaktinome können aufgrund ihrer Östrogensensitivität zu einem drastischen Wachstum angeregt werden. Deshalb besteht insbesondere bei Patientinnen mit großem Prolaktinom die Gefahr der supra- oder parasellären Ausdehnung der Hypophyse und damit der Kompression des Chiasma opticum bzw. des III. oder VI. Hirnnerven.

In der Tat existieren mehrere Berichte über solche Komplikationen während Schwangerschaften, die nach medikamentöser Behandlung einer hyperprolaktinämischen Sterilität aufgetreten sind (Übersicht bei Nillius et al. [15]).

Die Häufigkeit schwangerschaftsbedingter Komplikationen bei Patientinnen mit rein medikamentös behandelten *Makroprolaktinomen* liegt nach Gemzell und Wang (1979) [7] bei 25%. Bei Frauen mit medikamentös behandelten *Mikroprolaktinomen* kommt es dagegen während einer Schwangerschaft nur in seltenen Ausnahmefällen zu Gesichtsfeldausfällen oder Kopfschmerzen.
Über die Wirksamkeit einer konservativen Thera-

pie dieser Komplikationen während einer Schwangerschaft bestehen unterschiedliche Auffassungen [1, 11].

Bei einer uns überwiesenen Patientin, bei der in der 30. SSW eine ausgeprägte bitemporale Hemianopsie mit fast vollständigem Visusverlust auftrat, mißlang ein Therapieversuch mit Dopamin-Agonisten und Glukokortikoiden [16].

Da aber eine notfallmäßige Adenomektomie während der Schwangerschaft wegen der Gefahr einer vermehrten Blutungsbereitschaft aufgrund der schwangerschaftsbedingten starken Vaskularisierung der Hypophyse auf alle Fälle vermieden werden sollte, blieb als therapeutischer Ausweg lediglich die vorzeitige Beendigung der Schwangerschaft.

5.7 Differenzierte Therapie der hyperprolaktinämischen Sterilität

Zur Vermeidung der beschriebenen Komplikationen bevorzugen wir eine differenzierte Therapie der hyperprolaktinämischen Sterilität. Individuell wird je nach Prolaktinspiegel und radiologischem Befund der Behandlungsmodus festgelegt (Tabelle 5-3). Nach unserer Auffassung besteht vor einer Sterilitätsbehandlung neben einer *absoluten*

Tabelle 5-3 Differenzierte Therapie der hyperprolaktinämischen Sterilität

---

Transkranielle Operation:
– Suprasselläre Tumoren, Hydrocephalus internus

Transsphenoidale Adenomektomie:
– Makroprolaktinome mit supra- bzw. parasellärer Extension oder infiltrierendem Wachstum (ggf. Nachbestrahlung)
– Sehr hormonaktive Adenome (hPRL > 7000 µE/ml)

Medikamentöse Therapie:
  Bromocriptin/Lisurid:
– Intraselläre Prolaktinome (hPRL < 7000 µE/ml)
– Postoperativ verbliebene Adenomreste

■ HMG-HCG:
– Postop. Normoprolaktinämie ohne spontane Zyklustätigkeit

Operationsindikation (Patientinnen mit primär suprasellärem, raumforderndem Prozeß oder mit supra- oder parasellärem Adenomwachstum) auch bei deutlicher Vergrößerung der Sella oder bei Prolaktinspiegeln über 7000 µE/ml als Hinweis auf einen sehr hormonaktiven Tumor eine *prophylaktische* Indikation zur transsphenoidalen Operation.

Eine rein medikamentöse Behandlung mit Dopamin-Agonisten ist nur bei Patienten mit normaler oder geringgradig veränderter Sella gerechtfertigt.

Nach dieser differenzierten Therapie beobachteten wir bisher bei 72 Patientinnen mit intraselllärer Ursache einer Hyperprolaktinämie 101 Schwangerschaften. Dabei wurden 54 Patientinnen während einer Bromocriptin-Behandlung schwanger. Fünf Patientinnen konzipierten nach operativer Entfernung eines großen Adenoms. Bei 13 Patientinnen konnte die postoperativ persistierende Hyperprolaktinämie durch eine konsekutive Bromocriptinbehandlung normalisiert werden.

5.8 Schwangerschaften nach behandelter hyperprolaktinämischer Ovarialinsuffizienz

Obwohl bisher keine Hinweise für teratogene Effekte vorliegen, sollte die medikamentöse Behandlung nach Diagnose der Schwangerschaft abgesetzt werden. Während der Schwangerschaft sollten die hPRL-Spiegel als Marker für das Wachstum der gesamten Hypophyse in Abständen bestimmt werden. Individuelle Voraussagen über den Verlauf der Hyperprolaktinämie während einer Schwangerschaft sind nicht möglich.

Die Größe eines Prolaktinoms oder eines postoperativ verbliebenen Adenomrests scheint zwar für die Höhe der zu erwartenden hPRL-Spiegel eine gewisse Rolle zu spielen, daneben existiert aber sicherlich eine unterschiedliche Östrogensensitivität von Prolaktinomzellen [19]. Bei einigen Patientinnen mit erheblichen Prolaktinanstiegen im letzten Schwangerschaftsdrittel führten wir computertomographische Kontrollen der Sellaeingangsebene durch: in keinem Fall ergaben sich Hinweise auf eine schwangerschaftsbedingte supra- oder paraselläre Ausdehnung der Hypophyse.

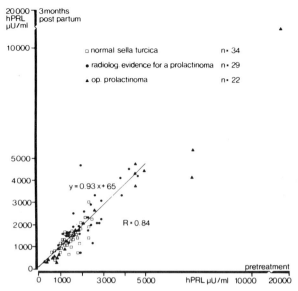

Abb. 5-7. Vergleich der prätherapeutischen hPRL-Spiegel mit den hPRL-Spiegeln 3 Monate post partum (n = 85).

Von besonderer Bedeutung ist der Befund, daß eine Schwangerschaft nicht zu einem persistierenden Prolaktinomwachstum führt. Drei Monate nach der Entbindung lagen die Prolaktinspiegel bei allen Patientinnen im gleichen Bereich, wie er vor der Behandlung bestanden hatte (Abb. 5–7). Auch mehrere Schwangerschaften hintereinander scheinen keinen Einfluß auf die basalen Prolaktinspiegel zu haben (Abb. 5–8). Bei einer wegen Chiasma-Syndrom operierten Patientin mit post-

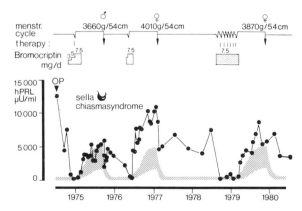

Abb. 5-8. Verlauf der hPRL-Spiegel während und nach 3 Schwangerschaften bei einer Patientin mit sekundärer hyperprolaktinämischer Amenorrhoe.

operativ persistierender Hyperprolaktinämie lagen nach jeder von 3 unter Bromocriptinbehandlung eingetretenen Schwangerschaften die Prolaktinspiegel im gleichen Bereich, der postoperativ bestanden hatte.

Dieser Befund wurde auch durch die Verläufe der Prolaktinsekretion bei anderen Patientinnen mit mehreren Schwangerschaften nacheinander bestätigt.

Östrogenstimuliertes Prolaktinomwachstum ist also an die *Präsenz* der Östrogene gebunden. Nach *Östrogenentzug* nehmen offensichtlich sowohl Zahl als auch Volumen der Prolaktinomzellen in der gleichen Weise ab wie die der normalen laktotropen Zellen des Hypophysenvorderlappens [19].

Bei 7 von 68 hyperprolaktinämischen Patientinnen (10%), 2 davon mit normaler Sella turcica und 5 mit einem radiologisch faßbaren Prolaktinom, kam es während einer Bromocriptin-induzierten Schwangerschaft zu einem *Abfall* der Prolaktinspiegel. In 5 Fällen bestand postpartal eine Normoprolaktinämie, die von spontanen ovulatorischen Zyklen begleitet war.

Das Verschwinden einer Hyperprolaktinämie nach einer Schwangerschaft wurde bisher lediglich bei 2 Patientinnen mit normaler Sella turcica beschrieben [3, 10]. Die Ursache dieses Phänomens blieb bis jetzt unklar.

Die gleichförmigen Verläufe der Prolaktinspiegel während der Schwangerschaft bei unseren Patientinnen, bei denen nach initialem, steilem Anstieg in der Frühschwangerschaft ein akuter Abfall auftrat, lassen auf ein gemeinsames pathophysiologisches Geschehen schließen. Vermutlich wurde das Prolaktinom nach anfänglich starkem Wachstum durch eine Einblutung oder Infarzierung zerstört (Abb. 5–9). Ob ein derartiges Ereignis mit einer Gefahr für die Patientinnen verbunden ist, bleibt offen. Bemerkenswert ist aber, daß alle 7 Patientinnen während der Zeit, in der retrospektiv aufgrund des steilen Prolaktinabfalls die „Autoablation" des Prolaktinoms angenommen werden kann, symptomfrei waren. Hinweise auf die Selektivität einer solchen Autoablation sind postpartal intakte übrige Hypophysenvorderlappenfunktionen und das spontane Einsetzen ovulatorischer Zyklen. Wie bei Patientinnen nach erfolgreicher,

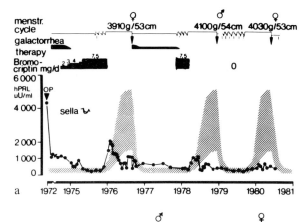

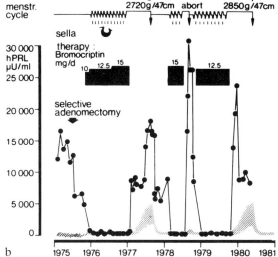

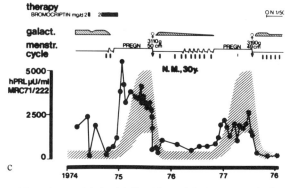

Abb. 5-9. Prolaktinabfall während Schwangerschaften nach behandelter hyperprolaktinämischer Sterilität a) nach einem steilen Anstieg während der ersten Schwangerschaft akuter Abfall in der 10. SSW, danach nur geringe Prolaktinfluktuationen; b) während der dritten Schwangerschaft nach akutem Prolaktinanstieg eine drastische Erniedrigung der Prolaktinspiegel mit permanenter Erniedrigung post partum; c) nach einem steilen Anstieg in der 10. SSW der ersten Schwangerschaft kontinuierlicher Abfall.

selektiver Adenomektomie blieben die Prolaktinspiegel während darauffolgender Schwangerschaften ständig im subnormalen Bereich.

5.9 Klinischer Verlauf der Schwangerschaft

Der klinische Verlauf der Schwangerschaften nach behandelter hyperprolaktinämischer Ovarialinsuffizienz entspricht dem spontan eingetretener Schwangerschaften. Es besteht kein Unterschied bezüglich Aborthäufigkeit, Schwangerschaftsdauer oder Inzidenz von Diabetes mellitus oder EPH-Gestose.

5.10 Schlußbetrachtung

In der Regel werden die Symptome der hyperprolaktinämischen Ovarialinsuffizienz zuerst vom Gynäkologen erkannt: Zyklusstörungen, Galaktorrhoe, ggf. Hirsutismus. Durch ihn muß die weitere Abklärung durch umfassende endokrinologische und radiologische Diagnostik eingeleitet werden.

Eine korrekte *Behandlung* der hyperprolaktinämischen Ovarialinsuffizienz ist aber nur durch enge Kooperation von Gynäkologen, Endokrinologen, Neuro-Radiologen und Neuro-Chirurgen möglich, wobei letztlich eine möglichst konservative Therapie anzustreben ist.

Literatur

[1] Bergh, T., Nillius, S. J., Wide, L.: Clinical course and outcome of pregnancies in amenorrhoeic women with hyperprolactinemia and pituitary tumors. Br. Med. J. 1 (1978) 875.

[2] Besser, G. M., Thorner, M. O., Wass, J. A. H.: Hyperprolactinemia – hypogonadism syndrome – medical treatment. In: Endocrinology. Ed.: James, V. H. T., 353. Excerpta Medica, Amsterdam, Oxford 1977.

[3] Cowden, E. A., Thomsen, J. A.: Resolution of hyperprolactinemia after bromocriptine-induced pregnancy. Lancet I (1979) 631.

[4] Erdheim, J., Stumme E.: Über die Schwanger-schaftsveränderung der Hypophyse. Beitr. Path. Anat. 46 (1909) 1.

[5] Fahlbusch, R., Giovanelli, M., Crosignani, P. G., Faglia, G., Rjosk, H. K., von Werder, K.: Diffe-rentiated therapy of microprolactinomas; signifi-cance of transsphenoidal adenomectomy. In: Fa-glia, G., Giovanelli, M., MacLeod, R. M. (eds). Pituitary Microadenoma, pp. 443–456. Academic Press, New York 1980.

[6] Flückiger, E., del Pozo, E., von Werder, K.: Pro-lactin, p. 29. Springer, Berlin-Heidelberg-New York 1982.

[7] Gemzell, C., Wang, C. F.: Outcome of pregnancy in women with pituitary adenoma. Fertil Steril 31 (1979) 363.

[8] Hardy, J.: Microsurgical exploration of a normal sella turcica for a microadenoma. In: Pituitary adenomas. Derome, P. J., Jedynak, C. P., Peillon, F. (eds), p. 195. Asclepios Publ., France.

[9] Hökfelt, T., Fuxe, K.: On the morphology and the neuroendocrine role of the hypothalamic catecho-lamine neurons. In: Brain-endocrine interaction. Median eminence: structure and function. Eds.: Knigge, K. M., Scott, D. E., Weindl, A., 181. Karger, Basel 1972.

[10] Isaacs, A. J.: Resolution of hyperprolactinemia after bromocriptine-induced pregnancy. Lancet I (1979) 784.

[11] Jewelewicz, R., Zimmermann, E. A., Carmel, P. W.: Conservative management of a pituitary tu-mor during pregnancy following induction of ovu-lation with gonadotropins. Fertil. Steril. 28 (1977) 35.

[12] Leyendecker, G., Wildt, L.: Neuroendokrine Fak-toren von Störungen in der Pathogenese der Ova-rialfunktion und ihre Behandlung. Dieser Band, S. 11.

[13] L'Hermite M., Caufriez, A., Robyn, C.: Patho-physiology of human prolactin secretion with spe-cial reference to prolactin-secreting pituitary ade-nomas and isolated galactorrhea. In: Prolactin and human reproduction. Eds.: Crosignani, P. G., Ro-byn, C., p. 179. Academic Press, London, New York 1977.

[14] McNatty, K. P., McNeilly, A. S., Sawers, R. S.: Prolactin and progesterone secretion by human granulosa cells in vitro. In: Prolactin and human reproduction. Eds.: Crosignani, P. G., Robyn, C., p. 109, Academic Press, London, New York, San Francisco 1977.

[15] Nillius S. J., Bergh, T., Larsson, S. G.: Pituitary tumours and pregnancy. In: Pituitary adenomas. Derome, P. J., Jedynak, C. P., Peillon, F. (eds) p. 103 Asclepios Publ., France 1980.

[16] Rjosk, H. K.: Sterilität durch Hyperprolaktin-ämie, S. 79. Urban & Schwarzenberg, München, Wien, Baltimore 1982.

[17] Rjosk, H. K., von Werder, K.: Schwangerschaft und Wochenbett nach behandelter Hyperprolak-tinämie. Gynäkologe 15 (1982) 22.

[18] Rjosk, H. K., Fahlbusch, R., von Werder, K.: Spontaneous development of hyperprolactinemia. Acta endocr. 100 (1982) 333.

[19] Rjosk, H. K., Fahlbusch, R., von Werder, K.: In-fluence of pregnancies on prolactinomas. Acta en-docr. 100 (1982) 337.

[20] Schulz, K. D., Geiger, W., Künzig, H. J., Kloppen-burg, W.: Der Einfluß Prolaktin-inhibierender Substanzen auf den normalen Zyklus und auf pro-laktinabhängige, normoprolaktinämische Erkran-kungen der Frau, Gynäkologe 10 (1977) 113.

[21] von Werder, K., Eversmann, T., Rjosk, H. K., Fahlbusch, R.: Treatment of Hyperprolactinemia. Frontiers in Neuroendocrinology, Vol. 7. Eds.: Ganong, W. F., Martini, L. p. 123. Raven Press, New York 1982.

[22] Zander, J., Holzmann, K.: Störungen des men-struellen Zyklus und ihre Behandlung. In: Gynä-kologie und Geburtshilfe Bd. I, Hrsg.: Käser, O., Friedberg, V., Ober, K. G., Thomsen, K., Zander, J., 315, Thieme, Stuttgart 1969.

6. Hyperandrogenismus und Ovarialinsuffizienz

J. Hammerstein

Die Umsetzung hormonaler Signale in spezifische Zelleistungen ist in ihrem Ausmaß nicht nur abhängig von der Höhe der hormonalen Stimulation, sondern – was häufig übersehen wird – auch von der Ansprechbarkeit des Erfolgsorgans. So verrät sich keineswegs jede Hyperandrogenämie bei der Frau durch entsprechende Androgenisierungszeichen. Z. B. können bei den fernöstlichen Rassen, den Eskimos und den Indianern, vereinzlte, nach der Pubertät aufgetretene Barthaare lange Zeit das einzige Androgenisierungszeichen eines hochaktiven androgenproduzierenden Tumors sein. Aber auch bei Frauen unserer Breiten kommt es gelegentlich erst bei beträchtlich erhöhter Androgenproduktion zu den ersten Vermännlichungszeichen.

Ebensowenig sind Rückschlüsse aus dem Ausprägungsgrad männlicher Stigmata bei der Frau auf die Höhe des endogenen Androgenmilieus zulässig. Welcher Gynäkologe hätte nicht schon Frauen mit entstellendem Hirsutismus zu betreuen gehabt, deren gängige Androgenparameter keine nennenswerte Abweichung von der Norm hatten erkennen lassen? Diese Sonderform bezeichnete man früher als „idiopathischen Hirsutismus", ein mehr als problematischer Begriff, wie sich gleich zeigen wird.

Solange die 17-Ketosteroid-Ausscheidung im Harn als einziger *Laborparameter* zur Abschätzung des endogenen Androgenmileus zur Verfügung stand, mußten mehr als 50% der hirsuten Frauen als „idiopathisch" eingestuft werden. Bei der heute üblichen Bestimmung von Testosteron und Dehydroepiandrosteron-Sulfat (DHEA-S) im Blutserum [8], reduziert sich dieser Anteil im eigenen Material auf 37% und bei Hinzuziehung von vier weiteren, mit dem Androgenstoffwechsel verbundenen Steroiden, auf 12% [16]. Angesichts

dieser Sachlage tut man in der täglichen Praxis mit ihren diagnostischen Beschränkungen gut daran, die Bezeichnung „idiopathisch" in diesem Zusammenhang ganz aus der medizinischen Umgangssprache zu streichen.

Den hier am Beispiel von Androgenisierung und Hyperandrogenämie dargestellten Problemen steht man bei der Beschäftigung mit den Zusammenhängen zwischen Hyperandrogenämie, Ovarialinsuffizienz und Sterilität in verstärktem Maße gegenüber. Besonders nachteilig macht sich der Mangel an Untersuchungen mit einem größeren Androgenspektrum bemerkbar. In den wenigen Studien neueren Datums zu diesem Thema werden meist nur Testosteron und allenfalls noch DHEA-S als Androgenparameter herangezogen. Die bisherigen Erkenntnisse besitzen dementsprechend nicht viel mehr als nur orientierenden Charakter.

6.1 Hyperandrogenämie und ovulatorische Zyklen

Über die *Häufigkeit ovulatorischer Zyklen* bei der nichttumorbedingten Androgenisierung divergieren die wenigen einschlägigen Angaben zwischen 83% [10], 66% [22] und 32% [1]. Daß sogar in Gegenwart massiv erhöhter Androgenblutspiegel Ovulationen ablaufen können, läßt sich anhand einzelner Kasuistiken von androgenproduzierenden Tumoren zweifelsfrei nachweisen [17].

In einer neueren Studie fanden sich keine Unterschiede der Testosteronblutspiegel zwischen androgenisierten Patientinnen mit ovulatorischen und solchen mit anovulatorischen Zyklen; die Testosteronwerte dieser beiden Gruppen waren jedoch deutlich niedriger als jene androgenisierter Frauen mit Amenorrhoen und andererseits doppelt so hoch wie solche ovulierender Frauen ohne Androgenisierungszeichen [22]. Bis zur Bestätigung dieser unerwarteten Befunde durch Dritte darf man freilich daraus noch nicht den Schluß ziehen, es bestünden enge Kausalbeziehungen zwischen Hyperandrogenämie und Amenorrhoe, während solche mit dem anovulatorischen Zyklus fehlten.

Des weiteren sind Smith u. Mitarb. (1979) [22] auf unerwartete Zusammenhänge zwischen Zyklusphasenlänge und Testosteronblutspiegel gestoßen. Danach verlängerte sich die Follikelphase bei erhöhten Testosteronwerten im Blut um durchschnittlich 3,1 Tage, während sich die Gelbkörperphasen umgekehrt um 1,8 Tage im Mittel verkürzten. Signifikante Korrelationen bestanden zwischen den Testosteronblutspiegeln und den Längen der beiden Zyklusphasen sowie zwischen den Phasen untereinander. Die Festlegung der Zyklusphasenlänge basierte bei diesen Untersuchungen auf Basaltemperaturmessungen und Bestimmung des Zervixfaktors.

Fast noch bemerkenswerter sind Beobachtungen von E. Steinberger und seiner Gruppe an 81 ovulatorischen, androgenisierten Frauen, bei denen eine langfristige Prednisolontherapie nicht nur zu einer durchschnittlichen Senkung der Testosteronwerte auf die Hälfte und damit zu ihrer Normalisierung führte, sondern auch eine Verkürzung der Follikelphase um 2,6 Tage und eine Verlängerung der Gelbkörperphase um 1,3 Tage zur Folge hatte [19]. Auch dabei waren die gegenläufigen Veränderungen der beiden Phasen untereinander und mit dem Grad der Testosteronsuppression signifikant korreliert. Mit anderen Worten, je ausgiebiger Testosteron im Blut absank, desto ausgesprochener verkürzte sich die Follikelphase und verlängerte sich die Gelbkörperphase. Ob diesen, bei androgenisierten, hyperandrogenämischen Frauen durch Kortikoide induzierbaren Veränderungen der Zyklusphasen eine klinische Bedeutung für die Sterilitätsbehandlung zukommt, steht noch dahin.

6.2 Hyperandrogenämie, Anovulation und polyzystische Ovarien (PCO)

Nach den bisher erwähnten Fakten muß man sich die Frage vorlegen, ob die immer wieder herausgestellte Korrelation zwischen Hyperandrogenämie und Anovulation tatsächlich jene klinische Relevanz besitzt, die ihr in der Vergangenheit unterstellt worden ist. Selbst bei den polyzystischen Ovarien (PCO) bzw. dem Stein-Leventhal Syndrom als Prototyp einer mit Hyperandrogenämie in Verbindung stehender anovulatorischer Zyklusstörung ist ein solcher Zusammenhang weniger deutlich erkennbar als allgemein angenommen. Kommt es doch bei dieser weder klinisch, morphologisch noch biochemisch eindeutig definierten Störung – je nach Autor – in nicht weniger als 12–40% der Zyklen zu biphasischen Basaltemperaturverläufen; Amenorhoen finden sich in 15–77%, dysfunktionelle Blutungen in 6–65% und Sterilität in 35–94% der Fälle [5]. Noch am konstantesten läßt sich mit moderner Methodik bei PCO eine Hyperandrogenämie nachweisen [14, 21]; ja es fragt sich sogar, ob eine vermehrte Androgenbildung nicht Conditio sine qua non für das Zustandekommen eines Stein-Leventhal-Syndroms ist.

Hinsichtlich der *Pathogenese* der bei PCO meist anzutreffenden Ovarialinsuffizienz ist man bis in die jüngste Zeit hinein über Spekulationen nicht sehr weit hinausgekommen. Als Schlüssel zum Verständnis besitzt neben der Hyperandrogenämie noch eine weitere endokrinologische Eigentümlichkeit Bedeutung, nämlich die meist gleichzeitig anzutreffende Erhöhung der Blutspiegel von LH und von Östrogenen. Mit Hilfe des Gn-RH-Doppelstimulationstests nach A. Römmler u. Mitarb. [20] konnte sogar der Nachweis einer erhöhten Stimulierbarkeit von LH bei allen PCO-Fällen geführt werden [14]. Weitere Untersuchungen unserer Gruppe haben dann aber ergeben, daß es sich dabei um kein PCO-spezifisches Phänomen handelt, sondern daß dergleichen auch bei hyperandrogenämischen Frauen ohne morphologische PCO-Zeichen anzutreffen ist. Sollte das nicht ein Hinweis auf die Reihenfolge der Ereignisse bei der Entstehung der PCO sein? Am Anfang stünde danach die Hyperandrogenämie, dann kämen erhöhte Östrogenspiegel und eine vermehrte hypophysäre LH-Ausschüttung hinzu, und erst als letztes fände die polyzystische Umwandlung der Ovarien statt.

Ähnliche Überlegungen liegen der viel zitierten *Yenschen Hypothese* (1976) [26] zur Pathogenese der PCO zugrunde (Abb. 6-1). Ausgangspunkt ist

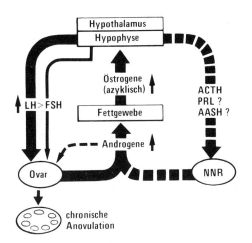

Abb. 6-1. Vereinfachtes Schema der Pathogenese der hyperandrogenämischen Ovarialinsuffizienz in Anlehnung an Yen et al [26], nach Schwartz u. Mitarb. [21].

danach eine vermehrte Androgenbildung, die ovarieller, adrenaler oder gemischt ovariell/adrenaler Genese sein kann und in typischen Fällen bereits während der Pubertät in Erscheinung tritt. Extraglandulär wird im Fettgewebe ein beträchtlicher Teil der Androgene zu Östron und Östradiol aromatisiert. Dadurch kommt es zu statisch erhöhten Östrogenblutspiegeln, die mit den dynamischen Östrogenveränderungen im Zyklus interferieren und zu einer dauerhaft gesteigerten LH-Stimulierbarkeit des HVL durch Gn-RH führen. Als Folge davon nehmen Amplitude und Frequenz der pulsatilen LH-Ausschüttungen zu, während gleichzeitig die FSH-Blutspiegel eher absinken und pulsatile Schwankungen vermissen lassen. Durch die anhaltend hohe azyklische LH-Stimulation wird letztlich auch wieder die ovarielle Androgenbildung gesteigert. Der Circulus vitiosus ist geschlossen.

Für das Zustandekommen der Anovulation ist nun nicht nur diese regulative Entgleisung verant-

wortlich, sondern auch der Umstand, daß das lokal im Ovar erhöhte Androgenniveau mitosehemmend wirkt, was zur Rückbildung der Granulosa im reifenden Follikel und zur Atresie führen kann. Der gleichzeitig bestehende relative oder absolute FSH-Mangel trägt das seinige zur Atresie bei.

Die in der älteren Literatur in das Zentrum der PCO-Pathogenese gerückten enzymatischen Engpässe der ovariellen Steroidbiosynthese, die zu einem Aufstau androgener Zwischenprodukte führen sollten, müssen im Lichte unserer heutigen Kenntnisse anders interpretiert werden. Aufgrund biochemischer Untersuchungen an Kulturen isolierter menschlicher Granulosa- und Thekazellen kann man davon ausgehen, daß die für die zentrale Auslösung des Follikelsprunges essentielle Östrogenbildung im reifenden Follikel durch ein Zusammenwirken beider Zellarten zustande kommt. Danach produzieren die Thekazellen unter dem Einfluß von LH in erster Linie Testosteron und Δ^4-Androstendion, während die Granulosazellen unter dem Einfluß von FSH die Aromatisierung der angelieferten Androgene in Östrogene bewerkstelligen [24].

In-vitro-Untersuchungen an Granulosazellen aus intakten Follikeln haben weiterhin ergeben, daß eine nennenswerte Östrogenbildung erst ab einer Follikelgröße von 6 mm erfolgt [4]. Da bei PCO selten dieser Grenzwert überschritten wird, läßt sich auch der vielfach bestätigte Androgenaufstau in PCO-Follikeln zwanglos erklären. Dementsprechend ist auch die Biosynthesekapazität der Granulosazellen normaler und polyzystischer Ovarien in vitro nicht voneinander unterschieden – gleichgroße Graafsche Follikel vorausgesetzt. Da ein FSH-Zusatz zum Inkubationsmedium von PCO-Granulosazellen zu einem dramatischen Anstieg der Östrogenbildung bis zum 24fachen führt, besitzt möglicherweise auch noch ein lokaler FSH-Mangel statt des früher postulierten enzymatischen Engpasses pathogenetische Bedeutung. In Gegenwart eines irreversiblen Enzymdefekts wären die guten therapeutischen Ergebnisse mit allen Arten ovulationsauslösender Maßnahmen bei PCO sonst ja auch nur schwer verständlich.

So plausibel das alles klingen mag; vieles bleibt beim PCO-Syndrom nach wie vor rätselhaft:

○ Was gibt eigentlich den *ersten Anstoß* zu der Störung, wenn kein angeborener Enzymblock vorliegt? Sind es tatsächlich Streßeinflüsse während der Pubertät, die zu einer gesteigerten adrenalen Androgenbildung führen und das PCO-Geschehen in Gang setzen? Wir warten immer noch auf Hinweise für die Richtigkeit dieser YENschen [26] Annahme.

○ Warum münden nicht alle Hyperandrogenämien schließlich in das PCO-Syndrom ein, wo doch letztlich jede dauerhafte Androgenüberproduktion zu dem geschilderten Circulus vitiosus führen müßte? Wie sind unter diesem Aspekt die vielen ungestörten ovulatorischen Zyklen trotz ausgeprägter Hyperandrogenämie zu erklären, und warum gibt es umgekehrt so viele hyperandrogenämische anovulatorische Frauen mit normaler Ovarmorphologie?

○ Welche *pathogenetische Faktoren* bedingen das gegensätzliche Verhalten der beiden Gonadotropine bei PCO?

○ Wie kann man die *morphologischen PCO-Veränderungen* mit den biochemischen und endokrinen Eigentümlichkeiten des Syndroms in Einklang bringen; wie sind insbesondere Stromahyperplasie und Kapselverdickung zu erklären?

○ Und wie lassen sich die *Therapieerfolge* durch so grobmechanische Eingriffe wie Keilexision, Stichelung oder Dekortizierung der Ovarien erklären?

Nach wie vor gibt es also noch weit mehr offene Fragen zur Pathogenese der PCO als definitive Antworten. Als gesichert wird man heute allerdings annehmen dürfen, daß die *primäre Ursache* des PCO-Syndroms in einer wie auch immer gearteten peripheren und nicht in einer zentralen Störung zu suchen ist. Demgemäß sind auch die bei PCO anzutreffenden hypothalamo-hypophysären Regulationsanomalien allesamt sekundärer Natur: Sobald die peripheren endokrinen Verhältnisse normalisiert worden sind, funktionieren auch der positive und negative Rückkopplungsmechanismus und die Gn-RH-Stimulierbarkeit des HVL wieder regelrecht.

6.3 Hyperandrogenämie und Fertilität

Wie schon zuvor erwähnt, liegt, je nach Studie, bei 35–94% aller Frauen mit PCO Sterilität vor. Diese ist nicht allein durch den Ausfall der Ovulation bedingt (s. u.). Selbst in den PCO von Patientinnen, die als habituell anovulatorisch gelten, können zuweilen Corpora lutea bzw. albicantia angetroffen werden. Ähnliches dürfte auch für hyperandrogenämische, anovulatorische Frauen ohne PCO zutreffen.

Selbst eine massive Androgenvermehrung schließt Empfängnis und Schwangerschaft nicht aus. So beobachteten wir kürzlich eine 26jährige, sekundär amenorrhoische Patientin mit progredienter Virilisierung seit einem Jahr. Ihr Testosteronblutspiegel war mit einem Wert von 5700 pg/ml um das Zehnfache gegenüber der oberen Grenze der Norm maximal gesteigert. Trotzdem konzipierte die Patientin noch während der diagnostischen Phase anläßlich ihres Erstverkehrs! Histologisch handelte es sich um einen Sertoli-Leydig-Zelltumor [17]. Ähnliche Beobachtungen sind in der Literatur verschiedentlich mitgeteilt worden.

Die weiter unten dargestellten günstigen Ergebnisse einer Kortikoidtherapie zur Behebung der Sterilität bei hyperandrogenämischen Frauen mit ovulatorischen Zyklen werfen die Frage auf, ob ein Hyperandrogenismus auch noch außerhalb des endokrinen Systems auf die Reproduktionsvorgänge, z. B. auf Gametentransport [3] oder Nidation, einzuwirken vermag.

6.4 Operative Therapie

Operative Maßnahmen haben die Beseitigung oder zumindest Verringerung einer Hyperandrogenämie und damit sowohl eine Wiederherstellung normaler Zyklusverhältnisse und/oder die Behebung einer Sterilität, als auch, in beschränkterem Umfang, eine Rückbildung von Androgenisierungszeichen zum Ziel. Nach ablativer Therapie *androgenproduzierender Tumoren* lassen ovulatorische Zyklen und – falls angestrebt – auch Schwangerschaften meist nicht lange auf sich warten. Dauerschäden bleiben nicht zurück, sofern es gelingt, die Quelle der Androgenüberproduktion vollständig zu beseitigen.

Nicht so günstig liegen die Verhältnisse bei der chirurgischen Behandlung des *Stein-Leventhal-Syndroms bzw. der PCO*. Im Laufe der Jahre sind hierfür ganz unterschiedliche Verfahren vorgeschlagen worden (s. Tabelle 6-1). Selbst eine ein-

Tabelle 6-1 Normalisierung der Ovarialfunktion bei PCO durch mechanische Maßnahmen

Autor	Jahr	Chirurgische Maßnahme
Stein, I. F. und Leventhal, M. L.	1935	Keilexzision
Robinson, M. R.	1935	Keilexzision
Reycraft, J. L.	1938	Dekortizierung
Bailey, K. V.	1937	Extraversion der Ovarien
Allen, W. M. u. Woolf, R. B.	1959	Medullektomie
Evans, T. N. und Riley, G. M.	1960	Entfernung der östrogenproduzierenden atretischen Follikel
Greenblatt, R. B.	1961	Einseitige Ovariektomie

seitige Ovariektomie wurde als wirksam hingestellt [6]. Eine Bestätigung dieses günstigen Effektes konnte durch Nachuntersuchungen aber ebensowenig erbracht werden, wie für die meisten der übrigen in Tabelle 6-1 angegebenen Operationsmethoden. Sie sind fast alle als überholt anzusehen.

Lediglich die beidseitige Keilexzision hat in pharmakotherapieresistenten Fällen noch einen begrenzten Indikationsbereich, auch wenn das Dunkel um ihren Wirkungsmechanismus immer noch nicht gelüftet werden konnte. Eine gesteigerte Ovarialdurchblutung und/oder eine Reduzierung des androgenproduzierenden Gewebes sind in diesem Zusammenhang die am häufigsten diskutierten Faktoren. Korrelationen zwischen den klinischen Resultaten der Keilexzision auf der einen Seite und der Ovargröße und/oder den peripheren Hormonspiegeln auf der anderen Seite haben sich bisher nicht aufdecken lassen. Auch besteht im Einzelfall bezüglich der Auslösbarkeit von Ovulationen keine Parallelität zwischen medikamentösen und chirurgischen Therapieresultaten.

Die klinische Wirksamkeit der Keilexzision wird in der Literatur sehr unterschiedlich beurteilt. Nach einer Literaturzusammenstellung von Goldzieher und Green (1962) [5] werden Einregulierungen des Zyklus durch diesen Eingriff mit einer Häufigkeit zwischen 6 und 95% und Schwangerschaften mit einer Inzidenz zwischen 13 und 89% beobachtet; ein nennenswerter Rückgang des Hirsutismus ist von dem Eingriff nur in 0–18% zu erwarten.

In einer neueren retrospektiven Studie an 173 Frauen mit Keilexzisionen ergab sich eine *postoperative Konzeptionsquote* von 42,6% [2]. Alle Schwangerschaften waren im ersten Jahr nach dem Eingriff eingetreten. 12 Frauen waren nach der ersten postoperativen Gravidität aber sofort wieder steril. Bei 34 Fällen fanden sich anläßlich von frühestens ein Jahr nach der Keilexzision durchgeführten Endoskopien oder Laparotomien ausnahmslos abdominale Verwachsungen! Solche Zahlenangaben sind im Zeichen der modernen Mikrochirurgie dringend überprüfungsbedürftig. In der eigenen Klinik wurde eine Patientin in den ersten 6 Jahren nach beidseitiger Keilexzision nicht weniger als 4mal schwanger!

Auf jeden Fall sollte man nicht nur wegen der Verwachsungstendenz, sondern auch wegen der Neigung zu anovulatorischen Rezidiven den alten Rat befolgen und mit der Keilexzision – falls sie überhaupt indiziert ist – bis zur Aktualisierung des Kinderwunsches warten.

6.5 Medikamentöse Therapie

Bei der Wahl des medikamentösen Behandlungsprinzips muß man sich sowohl nach der Art der endokrinologischen Anomalie als auch nach den speziellen Wünschen der Patientin richten (Abb. 6-2). Stehen Androgenisierungszeichen wie Seborrhoe, Akne und Hirsutismus im Vordergrund und liegt kein Kinderwunsch vor, dann empfiehlt sich eine *Antiandrogentherapie* und zwar, je nach Schweregrad der Symptome, entweder in Form eines niedrigdosierten Kombinationspräparates (z.B. Diane®) oder als umgekehrte hochdosierte Zweiphasentherapie [15].

Geht es um die Einregulierung eines unregelmäßi-

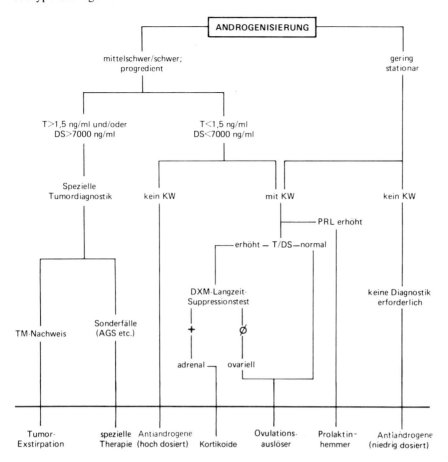

Abb. 6-2. Diagnostik und Therapie bei Frauen mit Androgenisierungserscheinungen, modifiziert nach Moltz [13].

gen Zyklus bei gleichzeitiger adrenaler Androgenüberproduktion, dann lohnt sich ein Versuch mit der *Kortikoid-Dauermedikation.* Geeignet sind hierfür besonders Patientinnen mit pathologisch erhöhtem DHEA-S und/oder Testosteronblutspiegel, sofern sich eine Normalisierung der Werte im Dexamethason-Langzeitsuppressionstest nach Abraham u. Mitarb. (1976) [1] erreichen läßt. Je nach Körpergewicht werden dabei 4 × 0,5 bis 4 × 1,25 mg Dexamethason über einen Zeitraum von 14 Tagen verabfolgt und die Androgene im Blutserum vor und am Ende der Medikation bestimmt.

Zur Dauertherapie verwenden wir Substitutionsdosen von Prednisolon, also 5,0 bis höchstens 7,5 mg/die oder entsprechende Dosen von Dexamethason. Bei dieser Dosierung ist zwar noch nicht mit einer Beeinträchtigung der Streßreaktion zu rechnen, trotzdem sollte man den Patientinnen einen Notfallausweis ausstellen. Unter der Medikation kommt es nicht selten zur Zykluseinregulierung; auch Seborrhoe und Akne reagieren häufig günstig, einem ausgeprägten Hirsutismus ist dagegen mit Kortikoiden allein nur selten beizukommen.

Auch bei Kinderwunsch in Verbindung mit adrenaler Hyperandrogenämie kann eine Kortikoidtherapie erfolgreich sein. Diese auf Jones u. Mitarb. (1953) [12] zurückgehende Behandlungsform ist bei uns seit Einführung des Clomifens zu Unrecht fast ganz in Vergessenheit geraten. Nach älteren Literaturberichten beträgt die Schwangerschaftsquote hierbei etwa 30% [27].

Aufsehen erregte kürzlich eine Mitteilung von Steinberger u. Mitarb. (1979) [23] über 123 Paare mit Sterilität (außer Tubenverschluß und Azoospermie), deren weibliche Partner, unabhängig vom endokrinen Status, täglich 7,5 mg Prednisolon erhielten und zur Hälfte unter dieser Medikation schwanger wurden. Bei über 50% der Frauen waren die Testosteronblutspiegel mit Werten über 500 pg/ml erhöht, aber nur bei 14,7% lagen Anovulation oder Amenorrhoe vor. Die Schwangerschaftsquote nahm mit zunehmender prozentualer Supression der Testosteronblutspiegel deutlich zu. So angreifbar diese offene Studie auch sein mag, ihr Ergebnis läßt ahnen, welche ungenutzten Möglichkeiten noch in der Kortikoidtherapie ruhen.

Ist eine Hyperandrogenämie mit Hyperprolaktinämie vergesellschaftet und besteht gleichzeitig unerfüllter Kinderwunsch, dann sollte ein Behandlungsversuch mit *Bromocriptin* (Pravidel®) am Anfang der therapeutischen Bemühungen stehen; die Erfolgschancen sind gut.

Unter den ovulationsauslösenden Medikamenten im engeren Sinne hat das *Epimestrol (Stimovul®)* bisher zu wenig Beachtung gefunden. Bei 27 damit behandelten sterilen PCO-Patientinnen betrug die Schwangerschaftsquote immerhin 30% [9]. Ein Therapieversuch mit diesem besonders gut verträglichen Präparat, das frei von der Gefahr ovarieller Überstimulierungen ist, lohnt sich also.

Daß *Clomifen* (Dyneric®) bei PCO-Patientinnen erfolgreich zur Ovulationsauslösung eingesetzt werden kann, ist schon lange bekannt. Anhand einer älteren Sammelstatistik von 436 einschlägigen Fällen errechnet sich eine Ovulationsrate von 95% [11]. In einer neueren Untersuchung an 55 Patientinnen mit dieser Störung waren es 91% [18]; in derselben Studie lag die Schwangerschaftsquote mit 51% deutlich über den sonst in der Literatur angegebenen Werten zwischen 20–40%. Die üblicherweise zu beobachtende große Differenz zwischen Ovulations- und Schwangerschaftsrate im Zuge der Clomifen-Behandlung hat schon vor längerem den Verdacht aufkommen lassen, daß die landläufigen, zum Ovulationsnachweis herangezogenen Kriterien, nämlich Basaltemperatur, Zervixfaktor und Progesteronbestimmung, in die Irre führen können, da sie keine Unterscheidung zwischen einer Ovulation und dem „luteinized unruptured follicle syndrome" (LUFS) zulassen. In diesem Zusammenhang sei daran erinnert, daß Clomifen nicht nur die Östrogen- sondern auch die Androgenproduktion stimulieren kann und daß durch erhöhtes intraovarielles Androgenmilieu die Vor

gänge während der Ovulation beeinflußt werden können (s. o.).

Bei therapieresistenten Fällen ist es manchmal von Nutzen, zusätzlich zum Clomifen auch noch eine Kortikoid-Dauertherapie zur Senkung der Androgenproduktion durchzuführen. Dabei kann es allerdings zur massiven Überstimulierung der Ovarien kommen. In einem eigenen derartigen Fall mußte wegen Stieldrehung der auf 15 cm Durchmesser vergrößerten Ovarien sogar laparotomiert werden [7]. Dieses und andere Beispiele zeigen, daß man speziell bei polyzystischen Ovarien vorsichtig dosieren sollte, um solchen unliebsamen Komplikationen vorzubeugen.

Wenn alle ovulationsauslösenden Behandlungsversuche fehlgeschlagen sind, ist eine *HMG/ HCG-Behandlung* die letzte Zuflucht. Unter 41 clomifenresistenten PCO-Fällen kam es im Verlauf von 77 Behandlungszyklen in 66% zu Konzeptionen, die Abortrate betrug 24%, die Mehrlingsschwangerschaftsquote 36%; dreimal entwikkelte sich ein schweres Überstimulierungssyndrom [25]. Diese Behandlung gehört deshalb in die Hand des Spezialisten, der zuvor bei der Nutzen-Risikoabwägung zu klären hat, ob eine Keilexzision nicht möglicherweise der weniger gefährliche Eingriff ist. Bei ovariellen Überstimulierungen durch Clomifen ist ausnahmsweise dem operativen Vorgehen der Vorzug zu geben.

Literatur

[1] Abraham, G. E., Maroulis, G. B., Buster, J. E., Chang, R. J., Marshall, J. R.: Effect of Dexamethasone on serum cortisol and androgen levels in hirsute patients. Obstet. Gynecol. 47 (1976) 395.

[2] Buttram, V. C. jr., Vaquero, C.: Post-ovarian wedge resection adhesive disease. Fertil. Steril. 26 (1975) 874.

[3] Cheng, C. Y., Boettcher, B.: Effects of steroids on the in vitro forward migration of human spermatozoa. Contraception 24 (1981) 183.

[4] Erickson, G. F., Hsueh, A. J. W., Quigley, M. E., Rebar, R. W., Yen, S. S. C.: Functional studies of aromatase activity in human granulosa cells from normal and polycystic ovaries. J. Clin. Endocr. Metab. 49 (1979) 514.

[5] Goldzieher, J. W., Green, J. A.: The polycystic

ovary. – I. Clinical and histological features. J. Clin. Endocr. Metab. 22 (1962) 325.

[6] Greenblatt, R. B.: The polycystic ovary syndrome. Maryland Med. J. 10 (1961) 120.

[7] Hammerstein, J.: Gefahren der ovariellen Überstimulierung bei Anwendung von Clomiphen und Gonadotropinen zur Ovulationsauslösung. Geburtsh. u. Frauenheilk. 27 (1967) 1125.

[8] Hammerstein, J.: Sinn und Unsinn von Hormonbestimmungen in Gynäkologie und Geburtshilfe. – Sekundäre Amenorrhoe, Androgenisierung, Sterilität. Gynäk. Rdsch. 21 (1981) 78.

[9] Hammerstein, J., Schmidt, B.: Role of Epimestrol in induction of ovulation with special reference to 126 pregnancies. In: „Advances in Diagnosis and Treatment of Infertility" (eds. V. Insler, G. Bettendorf) S. 131. Elsevier North Holland Inc., New York, Amsterdam, Oxford 1981.

[10] Ismail, A. A. A., Davidson, D. W., Souka, A. R., Barnes, E. W., Irvine, W. J., Kilimnik, H., Vanderbeeken, Y.: The evaluation of the role of androgen in hirsutism and the use of a new anti-androgen „Cyproterone acetate" for therapy. J. Clin. Endocr. Metab. 39 (1974) 81.

[11] Johnson, J. E. jr.: Outcome of pregnancies following clomiphene citrate therapy. In: Proceedings of the 5th World Congress on Fertility and Sterility, Stockholm 1966 (edited by B. Westin, N. Wiqvist), S. 101. Excerpta Medica Foundation, Amsterdam 1967.

[12] Jones, G. E. S., Howard, J. E., Langford, H.: The use of cortisone in follicular phase disturbances. Fertil. and Steril. 4 (1953) 49.

[13] Moltz, L.: Rationeller Einsatz endokrinologischer und radiologischer Verfahren bei der Differentialdiagnose von Androgenisierungserscheinungen der Frau. Geburtsh. u. Frauenheilk. 42 (1982) 321.

[14] Moltz, L., Römmler, A., Schwartz, U., Bidlingmaier, F., Hammerstein, J.: Peripheral steroid-gonadotropin interactions and diagnostic significance of double-stimulation tests with luteinizing hormone-releasing hormone in polycystic ovarian disease. Am. J. Obstet. Gynecol. 134 (1979) 813.

[15] Moltz, L., Schwartz, U., Hammerstein, J.: Die klinische Anwendung von Antiandrogenen bei der Frau. Gynäkologe 13 (1980) 1.

[16] Moltz, L., Schwartz, U., Sörensen, R., Pickartz, H., Hammerstein, J.: Ovarian and adrenal vein androgens in patients with non-tumorous hyperandrogenism (selective catheterization). In Vorbereitung.

[17] Moltz, L., Pickartz, H., Sörensen, R., Schwatz, U.,

Hammerstein, J.: A Steroli-Leydig cell tumor and coincidental pregnancy – clinical, endocrine, radiologic and ultrastructural findings. Arch. Gynäk. (1983, im Druck).

[18] RAJ, S. G., Thompson, I. E., Berger, M. J., Taymor, M. L.: Clinical aspects of the polycystic ovary syndrome. Obstet. Gynecol. 49 (1977) 552.

[19] Rodriguez-Rigau, L. J., Smith, K. D., Tcholakian, R. K., Steinberger, E.: Effect of prednisone on plasma testosterone levels and on duration of phases of the menstrual cycle in hyperandrogenic women. Fertil. Steril. 32 (1979) 408.

[20] Römmler, A., Baumgarten, S., Hammerstein, J.: Doppelstimulierung der Hypophyse mit synthetischem LH-Releasinghormon an drei aufeinanderfolgenden Tagen bei Männern sowie menstruierenden und amenorrhoischen Frauen. Geburtsh. u. Frauenheilk. 34 (1974) 842.

[21] Schwartz, U., Moltz, L., Hammerstein, J.: Die hyperandrogenämische Ovarialinsuffizienz. Der Gynäkologe 14 (1981) 119.

[22] Smith, K. D., Rodriguez-Rigau, L. J., Tcholakian, R. K., Steinberger, E.: The relation between plasma testosterone levels and the lengths of phases of the menstrual cycle. Fertil. Steril. 32 (1979) 403.

[23] Steinberger, E., Smith, K. D., Tcholakian, R. K., Rodriguez-Rigau, L. J.: Testosterone levels in female partners of infertile couples. Relationship between androgen levels in the woman, the male factor and the incidence of pregnancy. Am. J. Obstet. Gynecol. 133 (1979) 133.

[24] Tsang, B. K., Moon, Y. S., Simpson, C. W., Armstrong, D. T.: Androgen biosynthesis in human ovarian follicles: Cellular source, gonadotropic control, and adenosine 3' 5'-monophosphate mediation. J. Clin. Endocr. Metab. 48 (1979) 153.

[25] Wang, C. F., Gemzell, C.: The use of human gonadotropins for the induction of ovulations in women with polycystic ovarian disease. Fertil. Steril. 33 (1980) 479.

[26] Yen, S. S. C., Chaney, C., Judd, H. L.: Functional aberrations of the hypothalamic pituitary system in polycystic ovary syndrome: A consideration of the pathogenesis. In: „The Endocrine Function of the Human Ovary" (eds. V. H. T. James, M. Serio and G. Giusti), S. 373. Academic Press, New York 1976.

[27] Zander, J., Holzmann, K.: Störungen des menstruellen Zyklus und ihre Behandlung. In „Gynäkologie und Geburtshilfe" Band I, (O. Käser, V. Friedberg, K. G. Ober, K. Thomsen, J. Zander, Herausg.), S. 366. Georg Thieme, Stuttgart 1969.

7. Das gestörte Corpus luteum

H. P. G. Schneider, J. P. Hanker und R. Goeser

Die gestörte Gelbkörperfunktion ist eine nur unzureichend definierte Ursache der weiblichen Infertilität. Sehr wahrscheinlich handelt es sich um ein polyätiologisches Geschehen. Im klinischen Alltag grenzen wir eine kurze [48] von einer inadäquaten [49] Lutealfunktion ab (Tabelle 7-1).

Tabelle 7-1 Klinische Differenzierung der Lutealinsuffizienz

A. Kurze Lutealphase

Acht Tage oder weniger Intervall Ovulation-Menses

(Moszkowski, Woodruff & Jones, 1962; Shermann & Korenman, 1974a; Jones & Madrigal-Castro, 1970)

B. Inadäquate Lutealphase

Progesteronsekretion außerhalb „Normalbereich" und normale Länge der Lutealphase

(Moszkowski et al., 1962; Sherman and Korenman, 1974b)

Nach den gegenwärtig vorherrschenden klinischen Auffassungen wird die kurze Lutealphase *definiert* durch eine luteale Hyperthermie der Basaltemperatur von bis zu 8 Tagen und Plasma-Progesteronspiegel, die 30 nmol/l nicht übersteigen [42]. Auf der anderen Seite beobachten wir auch ein verzögertes Einsetzen der Lutealphase oder ein insuffizientes Corpus luteum; hier wird in Gegenwart einer hyperthermen Phase der Basaltemperatur von bis zu 12 Tagen ein lutealer Plasma-Progesteronspiegel von bis zu 45 nmol/l zugrunde gelegt (Tabelle 7-2).

Derartige klinische Definitionen einer gestörten Corpus luteum Funktion sind relativ willkürlich und in verschiedener Weise variiert worden [12,

Tabelle 7-2 Klinische Diagnose der Lutealinsuffizienz

I. Kurze Lutealphase
   BTK Hyperthermie $\lesssim$ 10 Tage
   Luteales Progesteron $\lesssim$ 30 nmol/l (d + 8)

II. Verzögertes Einsetzen der Lutealphase oder insuffizientes Corpus luteum
   BTK Hyperthermie $\lesssim$ 12 Tage
   Luteales Progesteron $\lesssim$ 45 nmol/l

19, 21, 52]. Zur Erhärtung der Diagnose wurde die histologische Datierung der Endometriumbiopsie herangezogen [35]. Nach dieser Methode ist eine gestörte Gelbkörperfunktion dann anzunehmen, wenn eine Phasenverschiebung von mehr als 2 Tagen (zwei Standardabweichungen) zwischen der Datierung der Endometriumbiopsie und dem erwarteten Zyklustag als Folge einer biologischen Variation des endometrialen Zyklus beobachtet wird. Wird eine Gruppe von Frauen mit unerklärter Infertilität genauer untersucht, so ist eine Phasenverschiebung in der Endometriumbiopsie von mehr als 2 Tagen ein sehr seltenes Ereignis [26].

Definiert man die Dauer der Lutealphase als das Intervall zwischen Ovulation und dem Beginn der Menstruation, so haben Yussman & Taymor [57] feststellen können, daß es sich hier um 13 Tage handelt, da der LH-Gipfel der Ovulation um etwa 36 Stunden vorausgeht. Die oben gegebene klinische Definiton der Gelbkörperschwäche nach Basaltemperatur und Progesteronspiegel nimmt einen großen Raum in der alltäglichen Infertilitätspraxis ein. Wegen der angenommenen Häufigkeit von Gelbkörperstörungen als Ursache der funktionellen Infertilität der Frau bedarf es dringend einer verbesserten Definiton dieses Syndroms, ehe befriedigendere Behandlungsresultate erwartet werden können.

7.1 Ätiologie

Nach Kaiser [24] kommt es im Beginn der Pubertät zunächst zu einer verzögerten Reifung von Primärfollikeln. Die Plasma-Östradiolspiegel steigen an, bis nach Durchschreiten der Endometriumschwelle die Menarche als Durchbruchsblutung sich ereignet. Die in der Folge verstärkte FSH-Sekretion beschleunigt die Follikelreifung; es treten die ersten mit dem Erwachsenenzyklus synchron reifenden Follikel auf. Im Verlaufe des zweiten Jahres nach der Menarche erkennt man bereits eine typische präovulatorische Östradiol-Sekretion; die Schwelle zum stimulierenden Rückkopplungseffekt auf die Gonadotropin-Sekretion wird überschritten; es treten die präovulatorischen Gonadotropingipfel auf und der Follikel luteinisiert, wenn es auch zunächst zu einer verzögerten und deutlich schwächeren Progesteron-Sekretion als im normalen Zyklus kommt.

Parallel zu dieser Ontogenese des normalen Menstruationszyklus der Frau entwickelt sich eine zunehmende Sensibilität des gonadotropen Hypophysenvorderlappens auf LH-RH, die wiederum Ausdruck vermehrter endogener LH-RH-Sekretion ist. Es fällt auf, daß eine erstaunliche Ähnlichkeit der endokrinen Konstellation des anovulatorischen und gelbkörperschwachen Zyklus während der pubertären Reifung mit den Zyklusstörungen in der Geschlechtsreife besteht. Da die endokrinen Veränderungen in der Pubertät im wesentlichen einen hypothalamischen Reifungsvorgang darstellen, mit Einsetzen der typischen episodischen Sekretion des LH-RH, legen diese parallelen Zyklusveränderungen während der Pubertät und in der Geschlechtsreife den Gedanken an ein einheitliches endokrines Grundprinzip nahe, das entweder eine Reifung erfährt oder seine Funktion wieder einbüßt. Nach unserem heutigen Verständnis kann dieses die intakte oder verschiedengradig gestörte endogene LH-RH-Sekretion sein. Die geringergradige Zyklusstörung wäre demnach vergleichbar dem letzten Reifungs-

schritt in der Ontogenese des Menstruationszyklus während der Pubertät, nämlich dem Zyklus mit verkürzter und eingeschränkter Corpus luteum-Funktion. Ein weiterer Reifeverlust der hypothalamischen LH-RH-Sekretion führt schließlich zum Wiederauftreten anovulatorischer Zyklen, bis sich als Ausdruck der stärksten hypothalamischen Funktionseinbuße der präpuberale Zustand der Amenorrhoe wieder einstellt.

Wir haben solche Schlußfolgerungen aus unseren

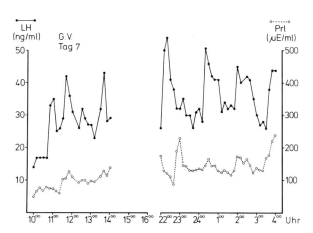

Abb. 7-1a. Kurzzeitschwankungen (10 min Intervalle) von LH und Prolaktin (Prl) im Serum während der mittleren Follikelphase (Tag 7; E_2 256 pmol/l) bei einer Normalprobandin (G. V., 26 Jahre, O-Gravida).

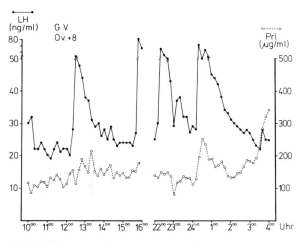

Abb. 7-1b. Kurzzeitschwankungen (10 min Intervalle) von LH und Prolaktin (Prl) im Serum während der Lutealphase (Ovulation + 8 Tage; Prog. 67,4 nmol/l) bei einer Normalprobandin (G. V., 26 Jahre, O-Gravida).

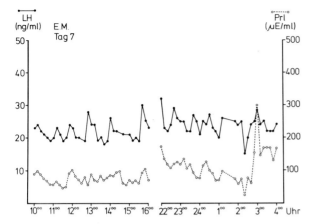

Abb. 7-2a. Kurzzeitschwankungen (10 min Intervalle) von LH und Prolaktin (Prl) im Serum während der mittleren Follikelphase (Tag 7; E₂ 171 pmol/l) bei einer Patientin (E. M., 26 Jahre, O-Gravida) mit Corpus-luteum-Insuffizienz.

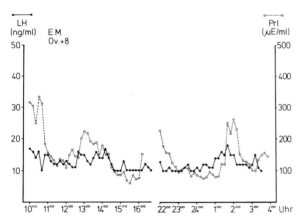

Abb. 7-2b. Kurzzeitschwankungen (10 min Intervalle) von LH und Prolaktin (Prl) im Serum während der Lutealphase (Ovulation + 8 Tage; Prog. 38,3 nmol/l) bei einer Patientin (E. M., 26 Jahre, O-Gravida) mit Corpus-luteum-Insuffizienz.

Beobachtungen *a.* der LH-Sekretion gezogen [38] sowie *b.* der Prolaktin-Sekretion [39, 40].

Zu a.: Einmal erlaubt die *LH-RH-Diagnostik* indirekte Rückschlüsse auf die aktuelle Beeinflussung des gonadotropen Hypophysenvorderlappens durch endogenes LH-RH [38]; zum anderen ist die Variabilität der LH-Oszillationen im Serum durch die endogene LH-RH-Sekretion bedingt. Werden Patientinnen, welche die klinische Diagnose Corpus-luteum-Insuffizienz erfüllen, auf

das Verhalten der episodischen LH-Sekretion untersucht, so stellt sich am Tag 7 der Follikelphase heraus, daß im Vergleich zum Normalzyklus die Amplituden der LH-Pulse bei der Gelbkörperschwäche verringert sind und deren Frequenz zugenommen hat (Abb. 7-1a und 7-2a); am Tag 8 nach der Ovulation erkennt man die gleiche Tendenz (Abb. 7-1b und 7-2b). Der Versuch einer statistischen Bewertung dieses Phänomens ist in Abb. 7-3 dargestellt. Der Amplitudenabnahme steht die relative Zunahme der LH-Zyklen gegenüber (gemessen im Modell von Clifton und Steiner [10]). Eine entsprechende Frequenz- und Amplitudenvariation des LH-RH als Ursache der Gelbkörperschwäche wäre ein bisher unbekanntes neuroendokrines Phänomen, das weiterer Abklärung bedarf. Auf jeden Fall ließe sich hier ein Zusammenhang herstellen zwischen psychogenen und psychosozialen Einflüssen auf der einen und veränderten endokrinen Stellgrößen auf der anderen Seite, wie sie bereits von Klinefelter [25] gefordert wurden.

Zu b.: Die *hyperprolaktinämische Zyklusstörung* ist ebenfalls eine hypothalamische Dysfunktion, da Prolaktin die episodische LH-RH-Sekretion beeinflußt. Je nach Ausprägung der Hyperprolaktinämie beobachteten wir wiederum zunächst eine

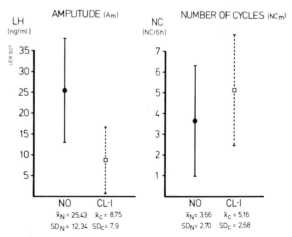

Abb. 7-3. Muster der lutealen (Ovulation + 8 Tage) LH-Sekretion bei Normalprobandinnen und Patientinnen mit Corpus-luteum-Insuffizienz (charakterisiert nach dem Programm von Clifton und Steiner [10]. NO = Normale Kontrollen (n = 9); Cl-I = Frauen mit Corpus-luteum-Insuffizienz (n = 6).

Gelbkörperschwäche, dann eher anovulatorische Zyklusverläufe und schließlich Amenorrhoen.

Ausgehend von der ontogenetischen verkürzten Lutealphase, in der die Adoleszentin noch nicht schwanger wird, erhebt sich die Frage nach der Existenz einer während der Geschlechtsreife auftretenden genuinen Corpus-luteum-Insuffizienz als einer milden Form des gestörten Menstruationszyklus, die für das betroffene Individuum bereits funktionelle Sterilität bedeutet. Von Mikulicz-Radecki und Kausch [29] haben jugendliche Erstschwangere untersucht und festgestellt, daß in den ersten beiden auf die Menarche folgenden Jahren in der Tat eine solche funktionelle Sterilität besteht.

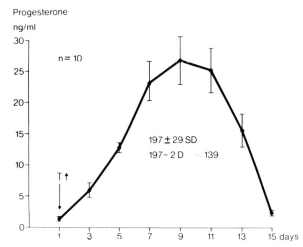

Abb. 7-4. Luteal-Index (Integral der Fläche unter der Kurve) zur Charakterisierung der normalen (197 ± 29 S. D.) postovulatorischen Progesteron-Sekretion (aus Wyss et al., [56]).

7.2 Pathogenese und Diagnose

Das gestörte Corpus luteum ist durch eine *inadäquate Progesteronproduktion* charakterisiert. Die klinische Manifestation dieses Defektes schließt Infertilität und gehäufte Aborte des ersten Schwangerschaftstrimesters ein. Für den kritischen Frauenarzt ist es problematisch, das klinische Konzept einer defekten Lutealphase zu akzeptieren. Dies hat im wesentlichen folgende Gründe: Wegen der schwierigen Abgrenzung der verkürzten, defekten oder insuffizienten Lutealphase ist es kaum möglich, die Häufigkeit dieser Entität als eine Ursache der Infertilität abzuschätzen.

Die Literaturangaben über das Vorkommen der verkürzten Lutealphase schwanken zwischen 3% und 11% infertiler Patientinnen [21, 52]. Bei wiederum 40% dieser Patientinnen haben wir und andere Autoren (Übersicht bei Bohnet et al. [5] eine Hyperprolaktinämie bzw. eine verstärkte Prolaktin-Sekretion nach Metoclopramidstimulation gefunden.

Als nächster kritischer Punkt aus der Sicht des Klinikers erhebt sich die Frage, inwieweit die Angaben von Jones [21] akzeptiert werden können, nach denen etwa 35% aller habituellen Aborte auf eine luteale Insuffizienz zurückzuführen sind; der habituelle Abort ist in der Tat hochgradig selektiv für eine endokrine Funktionsstörung anstelle anatomischer Ursachen. Auf der anderen Seite ergibt

sich die erhebliche Schwierigkeit der klinischen Diagnose des lutealen Defektes. Diese kann in der alltäglichen Praxis nicht mit der Akribie der klinischen Forschung wahrgenommen werden, wie sie z. B. Wyss et al. [56] mit dem lutealen Index vorgeschlagen haben (Abb. 7-4). Dieser Luteal-Index beschreibt die errechnete Fläche unter der Kurve der postovulatorischen Progesteron-Sekretion, wenn, beginnend vom ersten Tag des Basaltemperaturanstieges, jeden zweiten Tag Plasma-Progesteronbestimmungen bis zum Menstruationsbeginn durchgeführt werden. Bei 10 Probandinnen beträgt der Luteal-Index nach biphasischem Zyklus (13- bis 15tägige Basaltemperaturerhebungen) 197 ± 29. Als untere Normgrenze

Tabelle 7-3 Syndrom der Lutealinsuffizienz

---

1. Verkürzte Lutealphase
   (inadäquate Follikelreifung)
2. Das LUF-Syndrom
   (Anovulation mit Bildung eines Corpus luteum)
3. Verzögertes Einsetzen der Lutealphase
   (intermittierendes FSH-Defizit; Folge des LUF-Syndroms)
4. Insuffizientes Corpus luteum
   (verminderte Progesteronsekretion nach
   a. nicht ovarieller Pathologie, e. g. Endometriose
   b. dysfunktionellem Corpus luteum)

---

betrachten die Autoren einen Luteal-Index von 139, das entspricht der unteren zweifachen Standardabweichung vom Normalwert bzw. einem Vertrauensbereich von 97,5%. Im klinischen Alltag wird bisher die Lutealinsuffizienz aus praktischen Gründen nur mit Hilfe einer sorgfältigen Basaltemperaturaufzeichnung und vereinzelt durch Plasma-Progesteronbestimmungen an den kritischen Tagen 8 (Blütestadium) und 12 (Regressionsstadium) nach der Ovulation definiert.

Ein weiteres Problem für das Konzept einer Entität „gestörte Gelbkörperfunktion" oder „Corpusluteum-Insuffizienz" stellt die variable Pathogenese dar.

In Tabelle 7-3 sind die *gegenwärtigen Vorstellungen* zusammengefaßt, die die luteale Insuffizienz als ein Syndrom charakterisieren:

1. *Deutlich erniedrigte FSH-Serumspiegel* perimenstruell und in der frühen Follikelphase [52]; die Tatsache, daß eine solche Gelbkör-

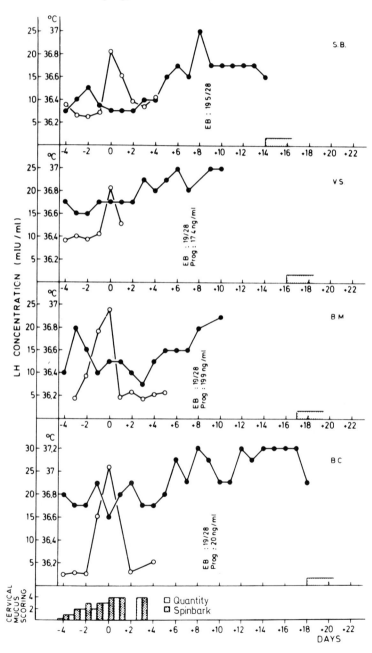

Abb. 7-5. Kasuistiken von 4 infertilen Patientinnen, bei denen nach normalen mittzyklischen LH-Gipfeln die Basaltemperaturen nach unterschiedlich langen Zeitintervallen ansteigen. Außerdem Registrierung des zervikalen Mukus, des Progesteron-Serum-Spiegels (Prog) sowie einer Endometrium-Biopsie (EB; Entnahmetag/Zykluslänge) (aus Koninckx [26].

perinsuffizienz durch Clomifen-Medikation [4] oder durch HMG/HCG-Therapie [47] behoben werden kann, spricht für diese Hypothese. Eine unterwertige Ausreifung der Granulosazellen während des Follikelwachstums verhindert die volle Funktionstüchtigkeit des aus diesen Follikeln entstehenden Corpus luteum. Dennoch lassen sich nicht bei allen Insuffizienzzyklen die Lutealphasen durch eine Intensivierung der Follikelreifung verbessern. Offenbar spielen auch andere Endokrinopathien eine ursächliche Rolle. Zum Beispiel findet sich eine Gelbkörperschwäche häufig bei Patientinnen mit erhöhten Plasma-Androgenkonzentrationen. Hier werden die verschiedenen Quellen des Hyperandrogenismus wirksam, die schließlich zum Syndrom der polyzystischen Ovarien führen. Ein Teil dieser Patientinnen entwickelt auch Corpora lutea. Die Therapie hat sich dementsprechend nach der Ätiologie des Hyperandrogenismus zu richten.

2. Bei infertilen Frauen beobachteten wir häufig einen deutlich *verspäteten oder verzögerten Basaltemperaturanstieg* während normal langer Zyklen, so daß sich hieraus eine verkürzte Lutealphase ablesen läßt. In Abb. 7-5 sind Kasuistiken infertiler Patientinnen dargestellt [26], bei denen nach normalem LH-peak die Basaltemperatur erst nach drei oder mehr Tagen ansteigt. Die Endometriumbiopsie korrespondiert mit dem mittzyklischen LH-Gipfel. Diese Beobachtungen widersprechen dem weithin akzeptierten Konzept, daß beim Menschen nach dem LH-Gipfel eine rigoros zeitlich determinierte Serie von Ereignissen zu Ovulation und Luteinisierung innerhalb von 36 Stunden führt [8, 57]. Eine sorgfältige klinische Analyse solcher Patientinnen einschließlich der laparoskopischen Revision der Ovarien zeigte, daß eine solche Verzögerung des Basaltemperaturanstieges und der Progesteron-Sekretion Folge einer ausbleibenden Follikelruptur sind. Als Beweis hierfür werden das Fehlen eines Follikelostiums bei laparoskopischer Revision und der fehlende – aber nach normaler Follikelruptur nachweisbare – abrupte Anstieg der Progesteron- und Östradiolkonzentration in der Peritonealflüssigkeit angeführt. Auch wir haben

bei solchen Patientinnen echographisch die ausbleibende Follikelruptur zeigen können (Tabelle 7-4).

Tabelle 7-4 Ergebnisse der Follikulometrie bei funktioneller Sterilität: Klinische und anamnestische Angaben

Diagnose	Zahl der Pat.	anamnestische Daten	n
Corpus-luteum-Insuffizienz	41		
		reguläre Zyklen	44
prolaktinogene Ovarialinsuffizienz	29	irreguläre Zyklen	14
		Sterilität, primär	48
		sekundär	10
Hypothyreose	4		
Hyperthyreose	1		
polyzyst. Ov. Syndrom	2		x ± S. D.
hypothalamische Ovarialinsuffizienz	3	Kinderwunsch seit 4,5 ± 2,8 Alter 30,2 ± 3,7	
ungeklärt	19		
total	58		

Die Oozyte kontrolliert die Sekretion eines Luteinisierungs-inhibierenden-Faktors (LIF) [7]; nach Entfernung dieses Faktors luteinisiert die LH-stimulierte Granulosazelle spontan. Eine verzögerte Luteinisierung könnte also Folge eines unrupturierten Follikels sein, dessen Oozyte noch für eine bestimmte Zeit überlebt. Koninckx [26] hat hierfür den Begriff des LUF-Syndroms geschaffen (Luteinisierter Unrupturierter Follikel).

3. Ein *verzögertes Einsetzen der Lutealphase* mit einem treppenförmigen Anstieg der Basaltemperatur wird herkömmlich als Charakteristikum der Gelbkörperschwäche verstanden. Dies kann sehr wohl auch die Folge eines LUF-Syndroms sein, dessen verzögerte Progesteron-Sekretion ja durch den Luteinisierung-

inhibierenden Faktor erklärt wird. Ebenso ist denkbar, daß die Lutealphase als Folge einer verzögert ablaufenden Follikelreifung verspätet einsetzt (Vgl. Punkt 1). Schließlich könnte auch eine mangelhafte Ausstattung der Granulosazelle mit Gonadotropinrezeptoren [8] eine Rolle spielen. Alle genannten Erklärungen beschreiben jedoch keine unabhängigen Pathomechanismen, so daß ein verzögertes Einsetzen der Lutealphase sehr wohl auch ein Begleitsymptom des LUF-Syndroms oder der verkürzten Lutealphase sein kann.

4. Das *insuffiziente Corpus luteum im engeren Sinne* sollte gesondert betrachtet werden. Eine verminderte Progesteron-Sekretion kann Folge eines direkten Einflusses von Prolaktin oder LH-RH auf die Progesteron-Sekretion der Granulosaluteinzelle sein. Diese Zusammenhänge sind in vitro studiert worden und in Abb. 7-6 dargestellt. Danach wirken LH-RH und Prolaktin antagonistisch auf die 20 α-Hydroxy-Steroiddehydrogenase, die für die Verstoffwechselung von Progesteron in 20 α-Hydroxyprogesteron verantwortlich ist. Andererseits wird durch LH-RH auch die Progesteronsynthese direkt beeinflußt. Prolaktin wirkt sowohl über die LH-Rezeptoren als auch direkt über den Steroidmetabolismus auf die Höhe der Progesteron-Sekretion ein.

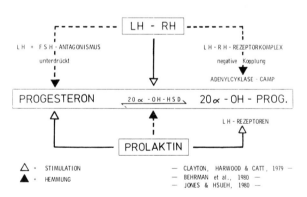

Abb. 7-6. In-vitro-Einfluß von LH-RH und Prolaktin auf den Progesteron-Stoffwechsel der Granulosa-Luteinzelle.

Es ist auch ein Zusammenhang zwischen einer verminderten Progesteron-Sekretion und der Entstehung der Endometriose postuliert worden [26].

Es fällt auf, daß unter Patientinnen mit unerklärter Infertilität sehr häufig ein LUF-Syndrom beobachtet wird. Desgleichen haben aber auch Patientinnen mit milder Endometriose sehr häufig unrupturierte luteinisierte Follikel [6], (Tabelle 7-5). Dies weicht statistisch signifikant von der

Tabelle 7-5 Häufigkeit luteinisierter unrupturierter Follikel (LUF) bei unerklärter Infertilität oder milder Endometriose

	Zahl der Pat.	davon Luf	Vergleich mit Kontrollen
unerklärte Infertilität	24	14	P < .05
milde Endometriose	13	10	P < .005
Kontrollen	16	1	

nach Brosens et al., 1981

Häufigkeit des LUF bei fertilen Frauen ab. Als Erklärung hierfür wird von Koninckx [26] die Beobachtung herangezogen, daß der nicht rupturierte Follikel den nach der Ovulation beobachteten Konzentrationsanstieg des Progesterons in dem Peritonealsekret vermissen läßt und damit die physiologischerweise durch retrograde Menstruation im Douglas vorhandenen viablen Endometriumzellen nicht an der Proliferation hindert. Weitere Untersuchungen müssen diese Zusammenhänge bestätigen.

Aus den unter 1 bis 4 ausgeführten Entstehungsmöglichkeiten einer Gelbkörperschwäche geht hervor, daß es sich hier in der Tat um ein Syndrom handelt, das einer sorgfältigen diagnostischen Aufschlüsselung bedarf.

Werden Patientinnen mit funktioneller Sterilität hinsichtlich ihrer Follikelreifung ultrasonographisch mit modernen Compound Scannern (RA 1 Siemens) untersucht, so fanden wir unter 58 Patientinnen 41, die nach den oben genannten Kriterien eine Corpus-luteum-Insuffizienz hatten:

In 29 Fällen war eine prolaktinogene Ursache zu erkennen, in 4 Fällen wurde eine Hypo- und in einem Falle eine Hyperthyreose erkannt, in 2 Fällen polyzystische Ovarien, in 3 Fällen eine hypothalamische Form der Ovarialinsuffizienz und schließlich blieben 19 Fälle ungeklärt. Ergänzende anamnestische Daten sind in Ta-

Tabelle 7-6 Ergebnisse der Follikulometrie bei funktioneller Sterilität: Diagnose der Ultraschalluntersuchungen

	N =	%
untersuchte Zyklen	74	100
Beurteilung:		
kein Follikelwachstum	16	21,6
irreguläres Follikelwachstum	20	27,0
reguläres Follikelwachstum mit Ruptur	11	14,8
reguläres Follikelwachstum ohne Rupturnachweis	14	18,9
polyzystische Degeneration	8	10,8
nicht beurteilbar	5	6,7

belle 7-6 aufgeführt. Insgesamt 74 Zyklen dieser Patientinnen wurden durch Ultraschall-Follikulometrie charakterisiert. Dabei stellte sich heraus, daß in 21,6% der Fälle kein Follikelwachstum beobachtet werden konnte, in weiteren 27% nur ein irreguläres Follikelwachstum. Besonders erstaunlich aber war, daß in nur knapp 15% dieser Patientinnen ein reguläres Follikelwachstum mit Ruptur sicher festgestellt werden konnte, während in nahezu 19% ein reguläres Follikelwachstum ohne Rupturnachweis blieb. Über 10% der Frauen wiesen polyzystisch veränderte Ovarien auf, in knapp 7% blieb das Follikelwachstum nicht eindeutig beurteilbar.

Aus diesen Beobachtungen geht hervor, welch große Bedeutung Störungen des Follikelwachstums im Zusammenhang mit dem klinischen Syndrom der Gelbkörperschwäche zukommt. Es drängt sich geradezu der Eindruck auf, die Gelbkörperschwäche sei bereits durch ein pathologisches Follikelwachstum prädeterminiert.
Betrachtet man die Entwicklung der dominanten Ovarialstrukturen der Frau, so steht man vor dem Problem eines limitierten experimentellen Zuganges. Es ist jedoch erstaunlich, welche auffallende Parallelität zum Zyklus der Primatin besteht. Deshalb sind in Tabelle 7-7 die dominanten Ovarialstrukturen als Vergleich zwischen Primatin und Frau aufgeführt. Hieraus ergibt sich eindeutig, daß eine völlige Identiät des Intervalls von Follikelwachstum bis zur Ovulation besteht und daß

Tabelle 7-7 Ontogenese dominanter Ovarialstrukturen am Beispiel von Primat und Mensch

Struktur	Primatin	Frau
Intervall Follikel-Wachstum → Ovulation	13–15 Tage*	13–15 Tage*
Selektion des dominanten Follikels	6. Zyklustag*	„Mitte" Follikelphase
Thekazell-Aufnahme von Fluorescein-HCG des dominanten Follikels (LH-Rezeptoren)	7. Zyklustag*	
venöse 17-β Östradiol-Sekretion des Corpus luteum bildenden Ovars	5.–7. Zyklustag*	
venöse Progesteronsekretion des Corpus-luteum-Ovars	24–48 h vor Ovulation	idem
Beginn der Luteolyse	23. Zyklustag*	idem
Hypophysektomie-Toleranz des Corpus L.	24 h post Ovulationem**	nach Transition Cl→Trophoblast in Gravidität

* di Zerega and Hodgen, 1981
** Asch et al., 1982

die Selektion des dominanten Follikels etwa um den 6. Zyklustag herum erfolgt. Auch die Entstehung der Rezeptorstrukturen des dominanten Follikels sowie die Sekretion von Östradiol und Progesteron im venösen Abfluß des Corpus luteum bildenden bzw. tragenden Ovars sind offenbar identisch, wenn man sich auf die Untersuchungen von Mikhail [28] bezieht. Von besonderer Bedeutung ist die kürzlich mitgeteilte Beobachtung von Asch et al. [2], daß Rhesusäffinnen, die 24 Stunden nach der Ovulation hypophysektomiert wurden, eine völlig stabile Lutealphase haben, die mit intakten Zyklen identisch ist. Die Autoren weisen darauf hin, daß nach ihren Primatenexperimenten ein Corpus luteum, das sich einmal gebildet hat, unabhängig von zirkulierenden LH-Spiegeln und in Abwesenheit des Hypophysenvorderlappens offenbar funktionsfähig ist. Diese Ergebnisse bestätigen In-vitro-Beobachtungen, nach denen Granulosaluteinzellen bei verschiedenen Spezies bis zu 2 Wochen Progesteron sezernieren können ohne LH- oder HCG-Stimulation [7]. Danach lassen sowohl unsere klinischen Beobachtungen über die Bedeutung des Follikelwachstums für die Lutealfunktion und funktionelle Fertilität wie auch die tierexperimentellen In-vitro- und In-vivo-Beobachtungen den Schluß zu, daß das Schicksal des Corpus luteum prädeterminiert ist durch die Ereignisse während der Follikelphase des Menstruationszyklus [8, 36, 51, 55, 58].

Eine solche Schlußfolgerung hat eine erhebliche Konsequenz für das klinische Management des Syndroms des gestörten Corpus luteum.

7.3 Klinisches Management

Progesteron-Substitution

Es lag nahe, die verminderte Progesteron-Sekretion durch eine Substitution zu behandeln. Verschiedene Autoren haben jedoch eine Progesteron-supprimierende Wirkung synthetischer Gestagene beobachtet und deshalb eine orale Gestagen-Behandlung verworfen [18]. Eine solche „luteolytische" Wirkung haben Progesteron oder 17 α-Hydroxyprogesteron jedoch nicht [1]. Aus diesem Grunde wurde die reine Progesteron-Substitution empfohlen. Die optimalen Dosen liegen bei 12,5 mg Progesteron i. m. oder 2 × 25 mg Progesteron pro die als Vaginalsuppositorium [21, 22, 30, 50]. Die Substitution erfolgt vom 3. Tag nach Basaltemperaturanstieg bis zum Beginn der nachfolgenden Menstruation bzw. Eintritt einer Schwangerschaft, mit Fortsetzen der Behandlung bis über die Transitionsphase hinaus (12. Schwangerschaftswoche). In entsprechend gelagerten Fällen ist die Behandlung bis zur 20. Schwangerschaftswoche empfohlen worden [22, 50]. Die mit dieser Behandlung erzielte Schwangerschaftsrate soll zwischen 42 und 50% liegen [22, 30, 50]. Eine

teratogene Wirkung kommt dem 17 α-Hydroprogesteronabkömmling sicherlich nicht zu [34].

HCG-Substitution

Nach den bis heute verbreiteten Vorstellungen, daß LH für die eutrophe Corpus-luteum-Funktion erforderlich sei [54], wurde das Corpus luteum mit HCG substituiert. Nach McNaughton [32] soll die Ätiologie eines Mangels an luteotroper Wirkung (LH-Mangel) jedoch sehr selten sein. Gebräuchlicherweise werden Dosen von 2500 I. E. HCG täglich [30] oder bis zu 5000 I. E. HCG jeden 2. Tag [20] injiziert und danach gehäuft „normale" Lutealphasen beobachtet. Nach Nillius [33] können gleiche Wirkungen durch 6000–9000 I. E. HCG unmittelbar post ovulationem und Wiederholung einer Injektion von 4500–6000 I. E. HCG nach einer Woche bzw. 500–1000 I. E. jeden 3. Tag während der gesamten Lutealphase erzielt werden. Alleinige HCG-Gabe bei Insuffizienz von Follikel-Lutealphase hat keine Effekte [11]. Nach den Untersuchungen von McNatty et al. [31] produzieren die Granulosazellen des sprungreifen Follikels etwa 24–36 Stunden vor der Ovulation zunehmende Mengen von Progesteron als Folge einer zunehmenden LH-Stimulation. Zu diesem Zeitpunkt, d. h. im ansteigenden Schenkel des mittzyklischen LH-Gipfels, treten erstmals größere LH-Mengen in den Follikel über, die dann die volle luteale Progesteron-Sekretion in Gang setzen.

Folgt man diesen Vorstellungen, so bietet sich an, eine HCG-Substitution bei defekter Lutealphase zum Zeitpunkt des ansteigenden Schenkels des mittzyklischen LH-Gipfels vorzunehmen, also sehr viel früher als bisher allgemein empfohlen. Die postovulatorische HCG-Substitution muß in ihrem therapeutischen Effekt begrenzt sein, da zu diesem Zeitpunkt das Schicksal des Gelbkörpers offenbar entschieden ist. Die HCG-Applikation snychron zum aufsteigenden LH-Gipfel sollte eher mit geringeren Dosen (bis zu 5000 I. E.) erfolgen, da wir bei sonographischer Beobachtung häufig nicht rupturierende Follikel mit höheren HCG-Dosen produzieren. Die früheren Beobachtungen der Entstehung des Überstimulationssyndroms unter dem Einfluß von HCG deuteten diesen Pathomechanismus bereits an [45].

Antiöstrogene

Die therapeutische Wirkung von Antiöstrogenen vom Typ des *Clomifen* (Dyneric®) bei der Behandlung der Corpus-luteum-Insuffizienz beruht auf der Durchbrechung der negativen Feedback-Homöostase zwischen endogenen Östrogenen und FSH. Dadurch wird der für eine adäquate Follikelreifung notwendige initiale FSH-Anstieg induziert. Der zusätzliche LH-Anstieg verstärkt die ovarielle Steroid-Synthese, die ihrerseits über eine positive Rückkoppelung den präovulatorischen Gonadotropin-Anstieg vermittelt. Allgemein werden Clomifen-Dosen von 50–150 mg pro die – im Mittel 100 mg pro die – für 5 Tage (5.–9. Zyklustag) verabreicht. Eine Verbesserung der Lutealfunktion ist mit dieser Behandlung in bis zu 60% der Fälle zu erzielen [13, 15]. Die Schwangerschaftsrate liegt bei 18,5–35% [13, 15, 37, 53], die Abortrate bei 11,5% [13]. Eine Clomifen-Therapie kann mit einer zusätzlichen HCG-Substitution in der o. a. Weise kombiniert werden. Neuere Statistiken über eine derartige Kombinationstherapie stehen aus; nach unserem klinischen Eindruck wird eine wesentliche Steigerung der Schwangerschaftsrate jedoch nicht erreicht.

Neben Clomifen wird auch das *Epimestrol* (Stimovul®) – ein synthetisches Derivat des Östriols – zur Behandlung der Corpus-luteum-Insuffizienz eingesetzt. In einer Dosis von 2,5–10 mg über 5–10 Tage während der Follikelreifungsphase hat es einen stimulierenden Einfluß auf die Gonadotropinfreisetzung [14]. In unserem Patientengut konnte mit dieser Therapie eine Normalisierung der Lutealphase in ca. 60% der Fälle erzielt werden [5]. Über gleiche Ergebnisse berichten Meckies et al. [27]. Umfassende Statistiken über Schwangerschaftsraten bei der Corpus-luteum-Insuffizienz stehen aus.

Ähnlich wie Clomifen wirkt auch das *Cyclophenil*, das als Fertodur® erhältlich ist. Cyclophenil wird in einer Dosis von 400–600 mg pro die 5–10 Tage verabreicht; es wurden Schwangerschaftsraten von 13–28% [37, 46] beobachtet. Der Erfolg einer Cyclophenil-Behandlung ist um so größer, je höher die endogene Östradiol-Konzentration bei Therapiebeginn ist, d. h. je geringer die funktionelle Störung ausgeprägt ist [46]. Die erzielten Schwangerschaftsraten sind bei genauer Prüfung überwiegend der Patientinnengruppe mit hohem Östrogenisierungsgrad zuzuschreiben. Ähnliche Zusammenhänge wurden im eigenen Krankengut bei der Behandlung mit Epimestrol gefunden [5].

Bromocriptin

Entsprechend unseren Beobachtungen einer Korrelation der erhöhten Prolaktin-Sekretion nach Metoclopramidstimulus (10 mg Paspertin® i. v., PRL-Bestimmung vor und 25 min nach Inj.) und verstärkter spontaner nokturnaler Prolaktin-Freisetzung haben wir die Hyperprolaktinämie sowohl nach der basalen als auch nach der stimulierten Prolaktin-Sekretion definiert (Schneider & Bohnet [40]); (Tabelle 7-8).

Tabelle 7-8 Prolaktinogene Corpus-luteum-Insuffizienz: Einteilung der Gruppen nach der Höhe der Prolaktinwerte (basal und stimuliert)

| Gruppe | Prolaktin (μU/ml M R C 222/71) | |
	Basal	Stimuliert (nach 10 mg MTCL i. v.)
A	$\lesssim 500$	$\lesssim 6000$
B	$\lesssim 500$	> 6000
C	> 500	–

Infertile Patientinnen mit der klinischen Diagnose Corpus-luteum-Insuffizienz wurden in 3 Kategorien eingestuft. Die Kategorie A mit normalen basalen Prolaktinspiegeln; die Kategorie B mit normalen basalen Prolaktinspiegeln, aber einer stimulierten Prolaktin-Sekretion über 6000 μE/ml oder 150 pg/ml – diese Patientinnen haben eine

Tabelle 7-9 Behandlungsschema der Corpus-luteum-Insuffizienz

1. Clomifen in 3 Folgezyklen
   a. 50 mg Tag 5–9 1 × 1/die 1. Zyklus
   b. 50 mg Tag 5–9 2 × 1/die 2. + 3. Zyklus

2. Bromocriptin Dauertherapie mit oder ohne Clomifen
   a. Bromocriptin 1,25–5,0 mg
   b. Clomifen 50 mg Tag 5–9 2 × 1/die
      + Bromocriptin 1,25–5,0 mg

Tabelle 7-10 Prolaktinogene Corpus-luteum-Insuffizienz: Behandlungsergebnisse mit Bromocriptin

Σ n = 90	Gruppe					
	A	(n = 24)	B	(n = 27)	C	(n = 49)
	Versagen	Schwangerschaft	Versagen	Schwangerschaft	Versagen	Schwangerschaft
n	15	9	13	4	26	23
% von Σ	16,6	10	14,4	4,4	28,8	25,5
Schwangerschaftsrate (%)		41,6		23,5		46,9
Abortrate (%)		θ		θ		13,8

nächtlich verstärkte Prolaktin-Sekretion, deshalb wurden sie von uns auch als klinisch latente Hyperprolaktinämie eingestuft – und schließlich in die Kategorie mit erhöhten basalen Prolaktinspiegeln über 5000 µE/ml. Diese Patientinnen wurden zunächst über drei aufeinander folgende Zyklen mit Clomifen behandelt; die Erfolglosigkeit der Therapie wies auf die zugrunde liegende Prolaktinstörung hin. In der Folge wurde entweder mit Bromocriptin allein, und falls dies erfolglos blieb, in Kombination mit Clomifen behandelt (Tab. 7-9). Die Ergebnisse dieser Clomifen- und Bromocriptin-Behandlung der prolaktinogenen Lutealinsuffizienz sind in Tab. 7-10 dargestellt. Diese Tabelle zeigt die Verteilung der Patientinnen auf die Gruppen A, B und C und weist die erzielten Schwangerschaften sowie die kalkulierten Schwangerschaftsraten aus. Es wurden nur solche Schwangerschaften berücksichtigt, die während der Behandlung oder innerhalb von sechs Monaten nach Absetzen der Behandlung eintraten.

Aborte wurden nur in der hyperprolaktinämischen Gruppe in einer Frequenz von 13,8% beobachtet. Die Gesamtschwangerschaftsrate lag bei 40%. Unter den gewählten Selektionskriterien lag die Schwangerschaftsrate der normoprolaktinämischen Gelbkörperschwäche (Gruppe A mit 41,6%) in der gleichen Größenordnung wie die der hyperprolaktinämischen Gruppe (Gruppe C mit 46,9%). Die Schwangerschaftsrate der Patientinnen mit latenter hyperprolaktinämischer Corpus-luteum-Insuffizienz lag höher (Gruppe B mit 23,5%) als erwartet im Verhältnis zu den unbe-

handelten Kontrollen; dies ist jedoch nur der Fall, wenn bei der Definition der Gruppe B ein Metoclopramid-Stimulationswert von über 6000 µE/ml Prolaktin berücksichtigt wird. Werden die Metoclopramid-Stimulationswerte des Prolaktin aufgeschlüsselt (Tabelle 7-11), so beobachten wir eine

Tabelle 7-11 Prolaktinogene Corpus-luteum-Insuffizienz nach dem Metoclopramid-Response

Therapieergebnis (Bromocriptin – Clomifen)	MTCL-Response			
	≥6000	≥5000	≥4000	<4000
Schwangerschaft n =	4	9	11	1
Versagen n =	13	16	21	7
Gesamt Σ n =	17	25	33	8
Schwangerschaftsrate (%)	23,5	36,0	36,3	12,5

ansteigende Schwangerschaftsrate bei Frauen mit einer Prolaktin-Reaktion zwischen 4000 und 6000 µE/ml. Die Schwangerschaftsraten wurden aufgeführt in bezug auf die unterschiedliche Prolaktin-Reaktion der Gruppen A und B. Unter diesen Bedingungen wird eine vergleichbar hohe Schwangerschaftsrate (etwa 36%) bei Patientinnen innerhalb der Limits über 4000 und über

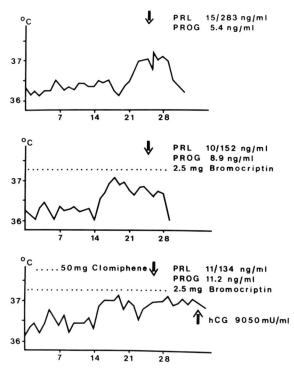

PRL 15/283 ng/ml
PROG 5.4 ng/ml

PRL 10/152 ng/ml
PROG 8.9 ng/ml
2.5 mg Bromocriptin

50mg Clomiphene
PRL 11/134 ng/ml
PROG 11.2 ng/ml
2.5 mg Bromocriptin
hCG 9050 mU/ml

Abb. 7-7. Normalisierung der Lutealfunktion während einer Bromocriptin-Behandlung bei einer Patientin mit latenter Hyperprolaktinämie und Eintritt einer Schwangerschaft nach zusätzlicher Clomifengabe (Bohnet, pers. Mitteilung).

5000 µE/ml Prolaktin-Response auf Metoclopramid beobachtet. Die Schwangerschaftsrate von 23,5% bei Patientinnen mit einem Prolaktin-Response über 6000 µE/ml spiegelt einen verminderten therapeutischen Erfolg wider bei Patientinnen mit hoher hypophysärer Prolaktin-Reserve. In der normoprolaktinämischen Gruppe, die definiert ist durch ein Limit von 4000 µE/ml Response, wird die geringste Schwangerschaftsrate von 12,5% gefunden. Dies liegt in der Größenordnung der spontanen Schwangerschaftsrate vorbehandelter und langjährig infertiler Patientinnen.
Aus praktischen klinischen Gründen wird deshalb empfohlen, alle infertilen Patientinnen mit einem Metoclopramid-induzierten Prolaktin-Response über 4000 µE/ml als Kandidaten für eine Behandlung mit dem Dopaminagonisten anzusehen, unabhängig von den basalen Prolaktinspiegeln. Hieraus resultiert unsere generelle Schlußfolgerung, nach erfolgloser Clomifen-Therapie über 3

Zyklen eine Kombinationsbehandlung mit Bromocriptin folgen zu lassen [43].

Eine kasuistisches Beispiel für diese Therapiesequenz ist in Abb. 7-7 dargestellt (Bohnet, pers. Mitteilung). Eine Patientin mit einem deutlich verzögerten Basaltemperaturanstieg, einer hyperthermen Basaltemperaturphase von weniger als 10 Tagen und Progesteron-Werten bis maximal 5,4 ng/ml hat normale basale und erhöhte stimulierte Prolaktinspiegel (Kategorie B). Nach Behandlung mit Bromocriptin wird die Patientin normoprolaktinämisch, der Shift der Basaltemperaturkurve wird auf den 14. Zyklustag vorverlagert, die Dauer der hyperthermen Basaltemperaturphase normalisiert sich, es werden höhere Progesteronspiegel bis zu 8,9 ng/ml gemessen. Jedoch erst nach der Kombinationsbehandlung von Clomifen und Bromocriptin konzipiert die Patientin.

Gonadotropine

Bei der Behandlung anovulatorischer Patientinnen mit Gonadotropinen werden Schwangerschaftsraten zwischen 50 und 60% beobachtet; bei Frauen mit Corpus-luteum-Insuffizienz liegen diese Raten jedoch nur bei 24% [17]. In letzterer Gruppe ist die Gonadotropin-Behandlung zusätzlich mit einem höheren Risiko der ovariellen Überstimulierung belastet [16]. Offenbar trägt die in den heute verfügbaren Gonadotropin-Präparaten enthaltene LH- und FSH-Aktivität den Bedürfnissen einer adäquaten Follikelreifung bei Patientinnen mit Corpus-luteum-Insuffizienz nicht ausreichend Rechnung. Deshalb werden neuerdings Präparate mit überwiegender FSH-Aktivität klinisch erprobt, von deren Anwendung eine Reduktion der Komplikationsrate sowie eine Erhöhung der Schwangerschaftsrate erhofft wird [44]. Entsprechende Erfahrungsberichte stehen jedoch aus.

LH-Releasinghormon

Die Beobachtung einer höheren Frequenz und geringeren Amplitude der LH-Oszillation während der insuffizienten Lutealphase sagt nichts aus über eine ursächliche Bedeutung einer neuroendokrinen Fehlsteuerung für die Entstehung der Gelbkörperschwäche. Es kann ebenso die verminderte Progesteron-Sekretion verantwortlich sein für eine mangelhafte Rückkoppelung des Progesteron auf die endogene LH-RH-Sekretion. Beim Menschen ist eine direkte hypothalamische Wirkung

Abb. 7-8. Normalisierung der lutealen Progesteron-Sekretion bei einer Patientin mit Corpus-luteum-Insuffizienz während einer frequenz-variierten pulsatilen LH-RH-Substitution mittels Mini-Pumpe (Auto-Syringe). Angabe der Frequenz-Intervalle in Minuten (min) und Stunden (h), 12 µg LH-RH pro Puls. Am Ende des 2. Zyklus, während der Corpus-luteum-Regression (Tag 23), Ersetzen der Pumpe durch Nasalspray (200 µg 4stündlich).

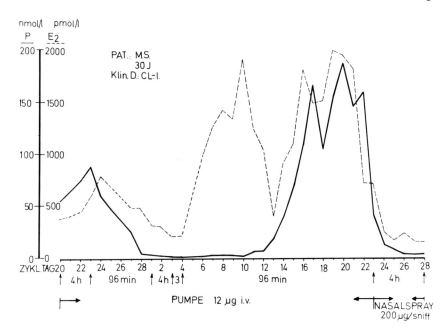

des Progesteron dadurch erwiesen, daß LH-RH-Bolusinjektionen zu zusätzlichen LH-Oszillationen zwischen den normalen drei- bis vierstündigen Intervallen führen; dieses könnte nicht der Fall sein, wenn Progesteron die Gonadotrophen des Hypophysenvorderlappens hemmen würde [41]. Eine pulsatile LH-RH-Substitution ist möglicherweise in der Lage, die endogene Frequenz zu beeinflussen. Dies könnte z. B. dadurch geschehen, daß ein substituierter LH-Puls wegen des darauf folgenden Refraktärverhaltens des gonadotropen Hypophysenvorderlappens den zu erwartenden endogenen Puls verdrängt. In der Summation könnten sich je nach Substitutionsrhythmus höher- oder niederfrequente LH-Oszillationen einstellen. Die Amplitudenmodulation ist ohnehin Frequenz-gekoppelt und bedarf keiner gesonderten Berücksichtigung bei der Festlegung der LH-RH-Dosis.

Erste Therapieversuche mit einer pulsatilen, Pumpen-assistierten Substitution von 12 µg LH-RH pro Puls in Frequenz-variierten Intervallen (Abb. 7-8) zeigen, daß in der Tat eine Patientin (M. S., 30 Jahre, Corpus-luteum-Insuffizienz mit verkürzter Basaltemperaturkurve und deutlichem Progesterondefizit) eine Normalisierung der Follikelreifung und damit eine eutrophe Gelbkörperfunktion erfährt. Wir konnten auf diese Weise bisher drei Schwangerschaften bei 17 behandelten

Patientinnen mit Gelbkörperschwäche beobachten. Die Entwicklung dieses Therapieprinzips, das auf eine Frequenzmodulation der LH-Oszillationen abzielt, bleibt abzuwarten.

7.4 Schlußbetrachtung

Die Gelbkörperschwäche ist die häufigste Ursache der funktionellen weiblichen Sterilität. Sie beinhaltet deshalb für den klinisch-wissenschaftlich orientierten und praktisch tätigen Gynäkologen eine besondere Herausforderung. Unsere Kenntnisse über die Entstehung der Gelbkörperschwäche haben die traditionelle Vorstellung von einer prädeterminierten Gelbkörperfunktion des Menschen bekräftigt. Offenbar entscheidet sich das Schicksal des Gelbkörpers präovulatorisch. Deshalb kann eine Behandlung auch nur während der Rekrutierungs- und Selektionsphase des dominanten Follikels ansetzen. Am besten bewährt haben sich die Prinzipien der Antiöstrogen-Behandlung mit Clomifen, Epimestrol und Cyclophenil bzw. mit dem Dopaminagonisten Bromocriptin bei den prolaktinogenen Formen. Die Gonadotropin-Behandlung hat die in sie gesetzten Erwartungen nicht erfüllt. Eine Progesteron-Substitution kann nicht als Kausaltherapie angesehen werden und ist deshalb in ihrem Erfolg von vornherein deutlich limitiert. Die Entwicklung einer neurohormonalen Therapie mit LH-RH bleibt abzuwarten.

Literatur

[1] Aksel, S., Jones, G. S.: Effect of progesterone and 17-hydroxyprogesterone caproate on normal luteal function. Am. J. Obstet. Gynecol. 118 (1974) 466.

[2] Asch, R. H., Abou-Samra, M., Braunstein, G. D., Pauerstein, C. J.: Luteal function in hypophysectomized rhesus monkeys. J. Clin. Endocrinol. Metab. 55 (1982) 154.

[3] Behrman, H. R., Preston, S. L., Hall, A. K.: Cellular mechanism of the antigonadotropic action of luteinizing hormone-releasing hormone in the corpus luteum. Endocrinology 107 (1980) 656.

[4] Bettendorf, G., Breckwoldt, M., Czygan, P. J.: Klinisch-experimentelle Untersuchungen mit Clomifen. Geburtsh. u. Frauenheilk. 25 (1965) 673.

[5] Bohnet, H. G., Hilland, U., Hanker, J. P., Schneider, H. P. G.: Epimestrol in der Behandlung der normoprolaktinämischen Corpus luteum-Insuffizienz. Geburtsh. u. Frauenheilk. 40 (1980) 926.

[6] Brosens, I., Koninckx, P. R., Boeckx, W.: Endometriosis. Clinics in Obstetrics and Gynaecology, Vol. 8, No. 3 (1981) 639.

[7] Channing, C. P.: Influence of the in vivo and in vitro hormonal enviroment upon luteinization of granulosa cells in tissue culture. Rec. Prog. Horm. Res. 26 (1970) 589.

[8] Channing, C. P., Anderson, L. D., Batta, S. K.: Follicular growth and development. Clinics in Obstetrics and Gynaecology, Vol. 5, No. 2 (1978) 375.

[9] Clayton, R. N., Harwood, J. P., Catt, K. J.: Gonadotropin-releasing hormone analogue binds to luteal cells and inhibits progesterone production. Nature 282 (1979) 90.

[10] Clifton, D. K., Steiner, R. A.: A new generalized method for analyzing episodic hormone secretion. Proc. of the 63rd Annual Meeting of the Endocrine Society, Abstract 940, Cincinnati, USA 1981.

[11] Cooke, I. D., Pearce, M. A., Davies, K., Campbell, H.: Results of treatments of infertile women with defective luteal phases by human menopausal gonadotropin and human chorionic gonadotrophin. J. Reprod. and Fertil. 33 (1973) 355.

[12] Coutts, J. R. T., Fleming, R., Carswell, W., Black, W. P., England, P., Craig, A., McNaughton, M. C.: The defective luteal phase. In: Jacobs H. S. (ed.): Advances in Gynaecological Endocrinology. Proc. of the 6th study group of the Royal Coll. Obstetricians and Gynaecologists 65 (1978).

[13] Garcia, J., Jones, G. S., Wentz, A. C.: The use of clomiphene citrate. Fertil. Steril. 28 (1977) 707.

[14] Genazzani, A. R., Faccinetti, F., v. de Leo, E., Piccolino, F., Franchi, D., Parrini, P., Kicovic, P. M.: Effect of epimestrol on gonadotropin and prolactin levels and response to luteinizing hormone-releasing hormone/thyrotropin-releasing hormone in secondary amenorrhea and oligomenorrhea. Fertil. Steril. 30 (1978) 654.

[15] Gronau, A., Lehmann, F., Leidenberger, F., Bettendorf, G.: Ergebnisse der Routinetherapie mit Clomiphen. Geburtsh. u. Frauenheilk. 38 (1978) 775.

[16] Insler, V.: Zum Problem der Gonadotropinbehandlung. Symposion über Gonadotropin-Therapie, Moderator: G. Bettendorf. Geburtsh. u. Frauenheilk. 36 (1976) 1025.

[17] Insler, V., Lunenfeld, B.: Diagnose und Therapie endokriner Fertilitätsstörungen der Frau. Grosse Verlag, Berlin 1977.

[18] Johannson, E. D. B.: Depression of the progesterone levels in plasma in women treated with synthetic gestagens after ovulation. Acta Endocrinol. 68 (1971) 779.

[19] Jones, G. S., Madrigal-Castro, V.: Hormonal findings in association with abnormal corpus luteum function in the human: The luteal phase defect. Fertil. Steril. 21 (1970) 1.

[20] Jones, G. S., Aksel, S., Wentz, A. C.: Serum progesterone values in the luteal phase defects. Effect of chorionic gonadotropin. Obstetrics and Gynecology 44 (1) (1974) 26.

[21] Jones, G. S.: The luteal phase defect. Fertil. Steril. 27 (1976) 351.

[22] Jones, G. S.: Editorial comment. Obstet. Gynecol. Survey 32 (1977) 104.

[23] Jones, P. B. C., Hsueh, A. J. W.: Direct inhibitory effect of gonadotropin-releasing hormone upon luteal luteinizing hormone receptor and steroidogenesis in hypophysectomized rats. Endocrinology 107 (1980) 1930.

[24] Kaiser, R., Geiger, W., Künzig, H. J., Schulze, H. O.: Hormonanalytische Untersuchungen über den Zyklus von Mädchen in der Adoleszenz. Arch. Gynäk. 220 (1976) 281.

[25] Klinefelter, H. F. jr., Albright, F., Griswold, G.: Experience with a quantitative test for normal or decreased amounts of follicle stimulating hormone in the uterus in endocrinological diagnosis. J. Clin. Endocrinol. Metab. 3 (1943) 529.

[26] Koninckx, P. R.: New aspects of ovarian function in man and in rat. Thesis for the degree of „geaggregeerde van het hoger onderwijs", Katholieke

Universiteit Leuven, Fakulteit Geneeskunde, België 1981.

[27] Meckies, J., Leo-Rossberg, I., Felsharrt, R., Moltz, L., Hammerstein, J.: Behandlung steriler Frauen mit Epimestrol. Dtsch. Med. Wschr. 101 (1976) 1711.

[28] Mikhail, G.: Hormone secretion by the human ovary. Clinics in Obstetrics and Gynaecology 10 (1967) 29.

[29] v. Mikulicz-Radecki, F., Kausch, E.: Beziehungen zwischen Kohabitation und Gravidität in jugendlichem Alter und der daraus erkannte physiologische Follikelzyklus beim Mädchen. Zbl. Gynäk. 39 (1935) 2290.

[30] Moszkowski, E., Woodruff, J. D., Jones, G. S.: The inadequate luteal phase. Am. J. Obstet. Gynecol. 83 (1962) 363.

[31] McNatty, K. P., Hunter, W. M., McNeilly, A. S., Sawers, R. S.: Changes in the concentration of pituitary and steroid hormones in the follicular fluid of human Graafian follicles throughout the menstrual cycle. Endocrinology 64 (1975) 555.

[32] McNaughton, M. C., Fleming, R., Carswell, W., Black, W. P., England, P., Craig, A., Coutts, J. R. T.: Treatment of the defective luteal phase. In: Jacobs H. S. (ed.): Advances in Gynaecological Endocrinology. Proc. of the 6th study group of the Royal Coll. Obstetricians and Gynaecologists 92 (1978).

[33] Nillius, S. J.: Zum Problem der Gonadotropinbehandlung. Symposion über Gonadotropin-Therapie, Moderator: G. Bettendorf. Geburtsh. u. Frauenheilk. 36 (1976) 1039.

[34] Nocke, W.: Sind weibliche Sexualsteroide teratogen? Gynäkologe 11 (1978) 119.

[35] Noyes, R. W., Hertig, A. T., Rock, J.: Dating the endometrial biopsy. Fertil. Steril. 1 (1950) 3.

[36] Ross, G. T., Hillier, S. G.: Luteal maturation und luteal phase defect. Clinics in Obstetrics and Gynaecology 5 (1978) 391.

[37] Schmidt-Elmendorff, H., Kämmerling: Vergleichende klinische Untersuchungen von Clomiphen, Cyclophenil und Epimestrol. Geburtsh. u. Frauenheilk. 37 (1977) 531.

[38] Schneider, H. P. G., Keller, E., Hanker, J. P., Bohnet, H. G., Friedrich, E., Wyss, H. I., Schindler, A. E.: Clinical use of LH-RH in hypothalamic amenorrhea. Prog. Reprod. Biol. 2 (1977) 180.

[39] Schneider, H. P. G., Bohnet, H. G.: Hyperprolaktinämische Amenorrhoe und Anovulation. Gynäkologe 10 (1977) 84.

[40] Schneider, H. P. G., Bohnet, H. G.: Die hyperprolaktinämische Ovarialinsuffizienz. Gynäkologe 14 (1981) 104.

[41] Schneider, H. P. G., Hanker, J. P., Nieschlag, E.: Die hypothalamische Amenorrhoe. In: Gegensätzliche Auffassungen in Geburtshilfe und Gynäkologie. IV. Int. Münsteraner Gespräch, F. K. Beller u. K. H. Schweppe (Hrsg.), 275. Karl Braun Verlag, Karlsruhe 1982.

[42] Schneider, H. P. G., Goeser, R., Cirkel, U.: Prolactin and the inadequate corpus luteum. In: Lisuride and other Dopamine Agonists, D. B. Callne, R. Horowski, R. J. McDonald, W. Wuttke (eds.). Raven Press, New York 1982 (in press).

[43] Schneider, H. P. G., Goeser, R., Cirkel, U.: Prolactin and luteal insufficiency. Revue Medicale de Bruxelles 1982 (in press).

[44] Schoemaker, J., Wentz, A. C., Jones, G. S., Dubin, N. H., Sapp, K. C.: Stimulation of follicular growth with „pure" FSH in patients with anovulation and elevated LH-levels. Obstet. Gynecol. 51 (1978) 270.

[45] Scommegna, A., Lash, S. R.: Ovarian overstimulation, massive ascites, and singleton pregnancy after clomiphene. Jama 207 (1969) 753.

[46] Sengupta, B. S.: Defective luteal phase – measurement and evaluation of the ovarian hormone before and during cyclofenil (bis-p-acetoxyphenyl) cyclo-hexylidenemethane) (coumpound 6066) treatment. West Indies Med. J. 25 (1976) 107.

[47] Shapiro, A. G.: New treatment for the inadequate luteal phase. Obstet. Gynecol. 40 (1972) 826.

[48] Sherman, B. M., Korenman, S. G.: Measurement of plasma LH, FSH, estradiol and progesterone in disorders of the human menstrual cycle: the short luteal phase. J. Clin. Endocrinol. Metab. 38 (1974) 89.

[49] Sherman, B. M., Korenman, S. G.: Measurement of serum LH, FSH, estradiol and progesterone in disorders of the human menstrual cycle: the inadequate luteal phase. J. Clin. Endocrinol. Metab. 39 (1974) 145.

[50] Soules, M. R., Wiebe, R. H., Aksel, S., Hammond, C. B.: The diagnosis and therapy of luteal phase deficiency. Fertil. Steril. 28, (1977) 1033.

[51] Stouffer, R. L., Hodgen, G. D.: Induction of luteal phase defects in rhesus monkeys by follicular fluid administration at onset of the menstrual cycle. J. Clin. Endocrinol. Metab. 51 (1980) 669.

[52] Strott, C. A., Cargille, C. M., Ross, G. T.: The short luteal phase. J. Clin. Endocrinol. Metab. 30 (1970) 246.

[53] Taubert, H. D., Jürgensen, O.: Behandlung der anovulatorischen Sterilität mit Clomiphen. Zbl. Gynäk. 94 (1972) 1043.

[54] Van de Wiele, R. L., Bogumil, J., Dyrenfurth, I., Ferin, M., Jewelewicz, R., Warren, M., Rizkallah, R., Mikhail, G.: Mechanisms regulating the menstrual cycle in women. Rec. Prog. Horm. Res. 26 (1970) 63.

[55] Wilks, J. W., Hodgen, G. D., Ross, G. T.: Luteal phase defects in the rhesus monkey: significance

of serum FSH: LH rations. J. Clin. Endocrinol. Metab. 43 (1976) 1261.

[56] Wyss, H. I., del Pozo, E., Huber, P., Eppenberger, U., Werner, I., Campana, A.: Corpus-luteum-Insuffizienz bei Hyperprolaktinämie. Gynäkologie 10 (1977) 109.

[57] Yussman, M. A., Taymor, M. L.: Serum levels of FSH and LH and of plasma progesterone related to ovulation by corpus luteum biopsy. J. Clin. Endocrinol. Metab. 30 (1970) 396.

[58] DiZerega, G. S., Hodgen, G. D.: Folliculogenesis in the primate ovarian cycle. Endocrine Reviews 2, 1 (1981) 27.

8. Internistisch-endokrine Ursachen der Sterilität

K. v. Werder und O. A. Müller

Endokrine Störungen, die zur Sterilität führen, können durch ovarielle Erkrankungen, durch Erkrankungen im Bereich des Hypothalamus-Hypophysen-Systems bzw. der Nebennierenrinde und der Schilddrüse hervorgerufen sein (Tabelle 8-1).

Tabelle 8-1 Endokrine Ursachen der Sterilität

1. ovarielle Erkrankungen
2. hypothalamisch-hypophysäre Erkrankungen
3. Hyperkortizismus-Hyperandrogenismus-Morbus Addison
4. Hyperthyreose/Hypothyreose

Ovarielle Erkrankungen und hypothalamische Funktionsstörungen des weiblichen Gonadensystems fallen vornehmlich in das Fachgebiet des endokrinologisch ausgerichteten Gynäkologen und sind an anderer Stelle abgehandelt (s. die Beiträge 2, 3, 5, 6, 7). Bei hypophysären Erkrankungen ist hingegen eine internistisch-endokrinologische und neuroradiologisch-neurochirurgische Diagnostik erforderlich. Die Diagnostik und Therapie von Nebennieren- und Schilddrüsenfunktionsstörungen obliegt ausschließlich dem Internisten.

Im folgenden werden die internistisch-endokrinen Ursachen der Sterilität, sowie deren Diagnostik und Therapie abgehandelt.

Im Gegensatz zum sog. „steady-state"-Prinzip der endokrinen Regulation des Stoffwechsels (z. B. Glucose-Homöostase) ist das reproduktive System der Frau einem kontinuierlichen morphologischen, biochemischen und funktionellen Wandel unterworfen, der sich im zyklischen Verhalten der ovariellen Struktur, dem Hormonzyklus und in dem Wechsel zwischen positivem und negativem Feedback der Östrogene offenbart. In dem Moment, in dem dieses System in die „steady-state"-Situation gelangt, resultiert eine anovulatorische Phase, in der Regel mit Amenorrhoe oder Oligomenorrhoe einhergehend. Dieses kann durch direkte Störung der gonadalen Hormone des Hypothalamus, der Hypophyse oder des Ovars bedingt sein. Darüber hinaus kann das System funktionell durch vermehrt sezernierte Hormone, die nicht direkt mit der Hypothalamus-Hypophysen-Ovar-Achse involviert sind, wie z. B. durch Prolaktin und Wachstumshormon, gestört werden. Ferner führen Störungen des Steroid-Metabolismus, Veränderungen der Bindung der Sexualhormone an ihre Transportproteine, oder eine extra-ovarielle Steroidhormon-Produktion zu einer Störung der Regulation der zyklischen Funktion der Zentralnervensystem-Hypophysen-Eierstock-Achse.

8.1 Hypothalamische und hypophysäre Erkrankungen (Tabelle 8-2)

Neben der funktionellen Störung der *hypothalamischen* Amenorrhoe, mit Verlust der Gonadotropin-Releasing-Hormon (GnRH)-Pulsatilität [9], gibt es einen idiopathischen GnRH-Mangel – z. T. mit Riechstörungen vergesellschaftet (Kallmann-Syndrom [23] – welches zu einer primären Amenorrhoe führt. Kraniopharyngeome können auch zu einer hypothalamisch bedingten primären oder sekundären Amenorrhoe führen. Dermoidzysten und suprasselläre Meningeome, die sich in der Regel erst später entwickeln, sind seltener Ursachen der Amenorrhoe, wobei diese in der Regel sekundär ist.

Tabelle 8-2 Hypothalamisch-hypophysäre Erkrankungen

Hypothalamus
1. hypothalamische Amenorrhoe (Fehlen der LH-Pulsatilität)
2. idiopathischer Gn-RH-Mangel
3. Kallmann-Syndrom
4. Kraniopharyngeome, hypothalamische Raumforderungen

Hypophyse
1. HVL-Insuffizienz
   a) idiopathisch
   b) selläre Raumforderung
   c) Nekrose (Sheehan-Syndrom)
2. Prolaktinome
3. Akromegalie
4. Morbus Cushing

Bei den *hypophysären* Erkrankungen führen einmal raumfordernde Prozesse durch Kompression des Hypophysenvorderlappen (HVL)-Gewebes zu einer HVL-Insuffizienz und damit zum hypogonadotropen Hypogonadismus. Im Gegensatz zur funktionellen hypothalamischen Amenorrhoe finden sich hier erniedrigte Gonadotropine, die auch nach mehrfacher Stimulation mit GnRH nicht ausreichend ansteigen – bei gleichzeitig erniedrigtem Östrogenspiegel bzw. den klinischen Zeichen des Östrogenmangels (Abb. 8-1).

Eine solche HVL-Insuffizienz wird nicht selten nach radikaler Operation eines Hypophysenadenoms beobachtet [5], was bei der chirurgischen Behandlung von Prolaktinomen zu beachten ist (Abb. 8-2). In diesem Fall hatte die transsphenoidale Operation mit zusätzlicher Kryotherapie zu einer Normalisierung der Gesichtsfelder und einer temporären Normalisierung der Prolaktinspiegel geführt. Allerdings mußte eine komplette HVL-Insuffizienz in Kauf genommen werden, die zu einer Persistenz der initial hyperprolaktinämischen, jetzt organisch-hypogonadotropen Amenorrhoe führte. Das Ziel der chirurgischen Behandlung großer Prolaktinome bei Patientinnen mit Kinderwunsch ist deshalb weniger die radikale Entfernung des Prolaktinoms und Normalisierung der Prolaktinspiegel, sondern die Reduktion des Prolaktinomvolumens zur Vermeidung von Komplikationen während der Schwangerschaft, wobei postoperativ persistierend erhöhte Prolaktinspiegel durch die medikamentöse Therapie praktisch immer normalisiert werden können [16, 19]. Das Beispiel einer Patientin mit postoperativ immer noch deutlich erhöhten Prolaktinspiegeln von 40 000 µE/ml, die trotzdem – nach allerdings langer und hoch dosierter Bromocriptin-Therapie – schwanger wurde, zeigt die Abb. 8-3.

Die *Therapie* der hypothalamisch-hypophysären gonadotropen Insuffizienz hat sich demnach nach der *Lokalisation der primären Störung* zu richten, die durch die endokrinologische Funktionsdiagnostik in der Regel geklärt werden kann (Tab. 8-3). Bci intakter Hypophyse ist prinzipiell die pulsatile GnRH-Therapie möglich [10], wohingegen bei einer hypophysären Schädigung der gonadotropen Zellen allein die Gonadotropin-Therapie (s. Beitrag 4) in Frage kommt.

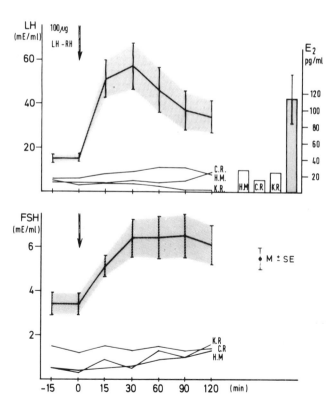

Abb. 8-1. Stimulation von LH und FSH durch Gonadotropin-Releasing-Hormon (LH-RH) bei 30 gesunden Kontrollpatientinnen und 3 Patientinnen mit hypophysärer Raumforderung und hypogonadotropem Hypogonadismus.

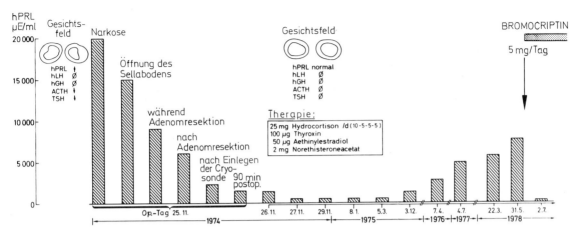

Abb. 8-2. Intra- und postoperative Prolaktinspiegel bei einer 28jährigen Patientin mit Makroprolaktinom und suprasellärer Adenomextension. Obwohl die Prolaktinspiegel intermittierend völlig normalisiert wurden, hat der radikale Eingriff zu einer kompletten und substitutionsbedürftigen Hypophysenvorderlappen-Insuffizienz geführt. Der spätere Prolaktinanstieg ist übrigens ein Hinweis für das Auftreten eines Adenom-Rezidivs (von Werder et al. [19]).

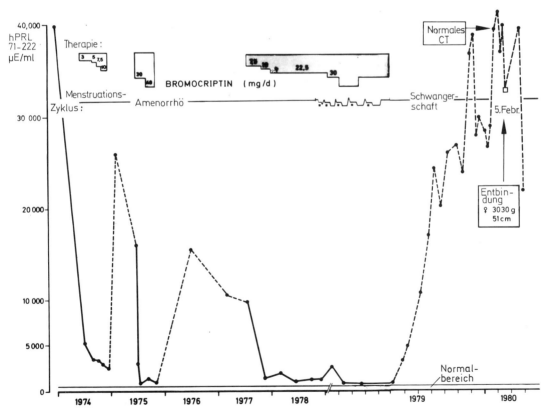

Abb. 8-3. Prolaktinspiegel bei einer 26jährigen Patientin mit Makroprolaktinom und persistierender Hyperprolaktinämie nach transsphenoidaler Operation 1971. Mehrere Monate Bromocriptin-Behandlung führten initial zu keiner Normalisierung der Prolaktinspiegel. Erst der 3. Versuch führte zu ovulatorischen Zyklen, mit anschließender unauffälliger Schwangerschaft (v. Werder et al. [19]).

Tabelle 8-3

	LH	FSH	PRL	Androgene	E_2
Hypothalamische Amenorrhoe	n	n	n	n	erniedrigt
HVL-Insuffizienz	erniedrigt (auch nach	erniedrigt Stimulation)	n (vermind. Stimul.)	n	erniedrigt
Hyperprolaktinämie	n (Stimulation	n variabel)	erhöht	n od. leicht erhöht	n od. erniedrigt
Polyzystische Ovarien	erhöht	n	n (verstärkt stim.)	erhöht	n od. erhöht
Ovarialinsuffizienz	erhöht	erhöht	n	n	erniedrigt

Neben der hypophysären Raumforderung als Ursache des hypogonadotropen Hypogonadismus können auch *endokrin aktive Hypophysenadenome* ohne signifikante Raumforderung (Mikroadenome) zu einer funktionellen Beeinträchtigung der Gonadotropin-Sekretion führen (s. Tabelle 8-2). So führt die *Hyperprolaktinämie* über die Unterdrückung der LH-Pulsatilität [3], zu einem funktionellen Hypogonadismus, der nach Normalisierung der Prolaktinsekretion voll reversibel ist [6, 19, 23]. Dabei scheint es sich um einen spezifischen Effekt des laktogenen Hormons zu handeln, der wahrscheinlich durch eine Stimulation des hypothalamischen Dopamin-Stoffwechsels zustande kommt [4]. Auch bei der Wachstumshormon-Mehrsekretion, der Akromegalie, werden praktisch immer Menses-Anomalien, in 43% eine Amenorrhoe, beobachtet [20] (Tabelle 8-4). Im Gegensatz zu allen anderen Spezies, hat das humane Wachstumshormon eine laktogene und dadurch auch anti-gonadotrope Aktivität, die sich auch in der Rezeptoraktivität, die dem Prolaktin vergleichbar ist, offenbart (Abb. 8-4).

Die Verdachtsdiagnose *Akromegalie* wird aufgrund der typischen Stigmata, mit Akrenvermehrung, Schweißneigung und Karpaltunnelsyndrom, gestellt (s. Tabelle 8-4). Die Diagnose wird anhand der erhöhten Wachstumshormonspiegel, die sich unter einer oralen Glucose nicht supprimieren lassen, gesichert [18]. Typisch und für die Diagnosestellung hilfreich ist der häufig inappropriate Anstieg der Wachstumshormonspiegel nach TRH und GnRH [21]. Röntgenologisch finden sich bei der Akromegalie praktisch immer die Zeichen des Hypophysentumors, mit Vergrößerung der Sella, dazu am Schädel die Verdickung der

Tabelle 8-4 Häufigkeit der pathologischen Befunde bei Akromegalie (modifiziert nach von Werder).

	%		%
Akrenvergrößerung	100	Galaktorrhoe	5
Sellaveränderung	98	Karpaltunnel-Syndrom	31
Sehstörungen (Chiasma-Syndrom)	25	Gelenkbeschwerden	22
Photophobie	40	pathologische Glucose-Toleranz	67
Hyperhidrosis	49	Struma	65
Hypertrichosis	27 (bei Frauen)	Urethra-Prolaps, Darmprolaps	(vereinzelt)
Gewichtszunahme	70	Hypertonie	51
Mensesanomalien	fast 100	EKG-Veränderungen	38
Amenorrhoe	43	Kardiomegalie	40
Störung von Libido und Potenz	59 (bei Männern)	psychische Veränderungen	25

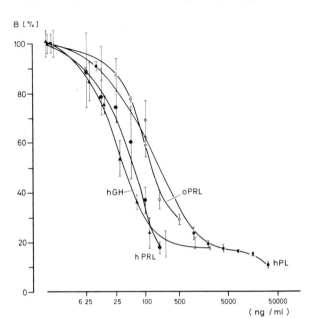

Abb. 8-4. Spezifische Bindung laktogener Hormone an das Rezeptorprotein der Mamma schwangerer Kaninchen. Humanes Wachstumshormon (hGH) ist genauso aktiv wie humanes Prolaktin (hPRL). (Aus J. Schopohl, Dissertation, Univ. München, 1981).

charakteristische Weichteilvermehrung. Leider wird die Akromegalie häufig erst nach langer Latenz diagnostiziert (Abb. 8-5), wenn schon irreversible Spätkomplikationen der Erkrankung (Viszeromegalie, akromegale Arthropathie, manifester Diabetes mellitus) eingetreten sind. Die Therapie besteht in einer operativen Entfernung des Wachstumshormon-sezernierenden Adenoms, wobei die therapeutischen Ergebnisse vornehmlich durch die Größe des Adenoms und die präoperativen Wachstumshormonspiegel beeinflußt werden. Bei intrasellären Adenomen, mit Wachstumshormonspiegeln unter 50 ng/ml, ist mit einer Normalisierungsrate von 80–90% zu rechnen [5].

Alternativ kommt eine Behandlung mit Bromocriptin in Frage. Im Gegensatz zur Hyperprolaktinämie, ist die Bromocriptin-Behandlung bei Patientinnen mit Akromegalie weniger effektiv. Mit einer Normalisierungsrate von 30% ist zu rechnen [6], so daß diese Therapie nicht als Primärtherapie eingesetzt werden sollte. Die medikamentöse Therapie der Akromegalie ist hingegen indiziert bei postoperativ persistierender Wachstumshormon-Mehrsekretion. Abb. 8-6 zeigt eine Patientin mit Akromegalie und sekundärer Amenorrhoe, bei der die postoperativ persistierende Wachstumshormon-Mehrsekretion durch Bromocriptin

Tabula interna, die Hypertrophie des Sinus frontalis und die ausladende Mandibel, sowie an der Hand die Vergrößerung des Sesambeins und die

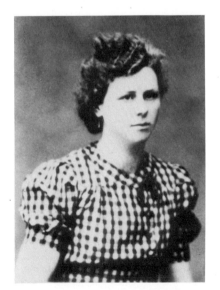 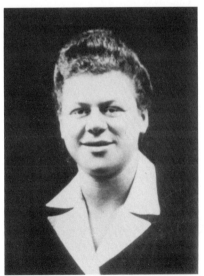 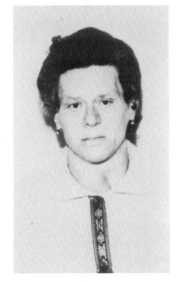

Abb. 8-5. Phänotypische Veränderungen bei einer Patientin mit Akromegalie. Wie der Vergleich der Bilder zeigt, liegt der Ausbruch der Erkrankung zwischen 1945 und 1947. Die Diagnose wurde allerdings erst 1973 bei einer Schilddrüsenfunktionsuntersuchung (wegen Struma) gestellt.

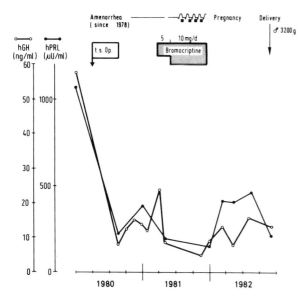

Abb. 8-6. Schwangerschaft bei einer 26jährigen Patientin mit Akromegalie nach transphenoidaler Operation und anschließender Bromocriptin-Therapie. Unter Bromocriptin kam es zu einem weiteren Abfall der postoperativ noch erhöhten Wachstumshormon (hGH)-Spiegel, wobei die erhöhten Prolaktinspiegel durch die Operation schon normalisiert waren. Die sekundäre Amenorrhoe (seit 1978 bestehend) wurde durch die weitere Senkung der hGH-Spiegel aufgehoben, die Patientin wurde schwanger, der Verlauf der Schwangerschaft war komplikationslos. Auffälligerweise kam es zu keinem Anstieg der Prolaktinspiegel, wie es in der Regel bei erfolgreich operierten Prolaktinom-Patientinnen gesehen wird.

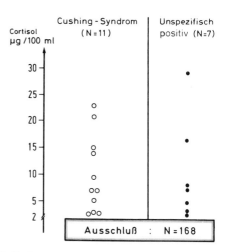

Abb. 8-7. Dexamethason-Hemmtest. Die Cortisolspiegel um 9 Uhr morgens, nach Gabe von 2 mg Dexamethason am Vortag um 22 Uhr, sollten supprimiert, d. h. unter 2 µg%, liegen. Bei fehlender Suppression ist an ein Cushing-Syndrom zu denken, das hier bei 11 Patienten durch weitere Diagnostik gesichert werden konnte (Scriba et al. [17]).

normalisiert werden konnte, worauf eine unkompliziert verlaufende Schwangerschaft eintrat.

Auch das *Cushing-Syndrom* führt in 90% der Fälle zur chronischen Anovulation, mit sekundärer Amenorrhoe bzw. Oligomenorrhoe [12], wobei einmal das Cortisol selbst, zum anderen die häufig mitsezernierten androgenen Nebennierenrinden-Steroide zu einer Suppression der Gonadotropine führen können. Das klassische Cushing-Syndrom geht mit den typischen Stigmata, wie Vollmondgesicht, Büffelhöcker, Stammfettsucht und Muskelatrophie, einher. Aber auch bei Patientinnen mit sekundärer Amenorrhoe und nur diskreten Zeichen des Kortikoid-Exzesses, mit Hypertonie, leichter Verletzbarkeit des Gewebes

und geringer Veränderung der Fazies, sollte nach einem Cushing-Syndrom gefahndet werden [12]. Zu diesem Zweck dient der Dexamethason-Kurztest, bei dem der Cortisolspiegel nach Gabe von 2 mg Dexamethason um 22 Uhr, am nächsten Morgen um 9 Uhr bestimmt wird [15].

Unter 168 Patienten fanden wir in einem Jahr 11 Patienten, bei denen keine Suppression des Cortisolspiegels gesehen wurde und bei denen durch höher dosierte Dexamethason-Gaben ein Cushing-Syndrom gesichert werden konnte [17]. Bei 7 war der Dexamethason-Kurztest, der nur als Screening-Test angesehen werden kann, falsch positiv (Abb. 8-7).

Nach Sicherung des Cortisol-Exzesses erfolgt die Differential-Diagnose des Cushing-Syndroms, das einmal durch ein Nebennierenadenom, oder aber durch einen hypothalamisch-hypophysären ACTH-Exzeß hervorgerufen sein kann. Weitere Ursachen sind die ektopische ACTH-Bildung bei in der Regel malignen Tumoren, die ektopische CRF-Bildung oder die Kortikoid- bzw. ACTH-Therapie (Abb. 8-8). Die Messung der ACTH-Spiegel erlaubt die Differentialdiagnose zwischen Nebennierenadenom und dem hypothalamisch-hypophysären Cushing [13]. Im ersten Fall sind die ACTH-Spiegel supprimiert, beim hypothalamisch-hypophysären Cushing erhöht oder im oberen Normbereich, bei Patienten mit ektopischem ACTH-Syndrom zum Teil extrem erhöht (Abb. 8-9).

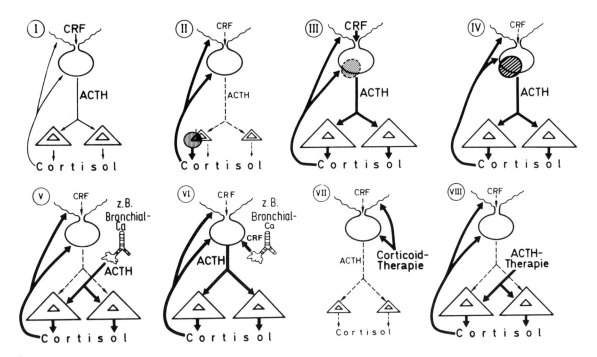

△

Abb. 8-8. Ursachen des Cushing-Syndroms [13]).

I. Normale Regulation zwischen Hypothalamus (CRF-Sekretion), Hypophyse (ACTH-Sekretion) und Nebennierenrinde (Cortisolsekretion).

II. Autonomer Nebennierenrindentumor.

III. Hypothalamisch bedingte (CRF-Mehrsekretion), beidseitige Hyperplasie der Nebennieren mit oder ohne Hypophysenadenom.

IV. Autonomer ACTH-produzierender Hypophysentumor mit beidseitiger Hyperplasie der Nebennieren.

V. Ektopische ACTH-Sekretion, z. B. durch ein Bronchialkarzinom.

VI. Ektopische CRF-Sekretion.

VII. Kortikoidtherapie mit konsekutiver Nebennierenatrophie.

VIII. ACTH-Therapie mit Hemmung der endogenen ACTH-Sekretion.

Abb. 8-9. ACTH-Spiegel bei Patienten mit Cushing-Syndrom. Patienten mit einem hypothalamisch-hypophysären Cushing-Syndrom (zentral) haben hoch normale oder erhöhte ACTH-Spiegel, Patienten mit einem Nebennierenrindenadenom supprimierte ACTH-Spiegel. Bei Patienten mit ektopischen ACTH-Syndrom (paraneoplastisch) sind die ACTH-Spiegel besonders stark erhöht (logarithmischer Maßstab) (Müller und Fahlbusch [14]).

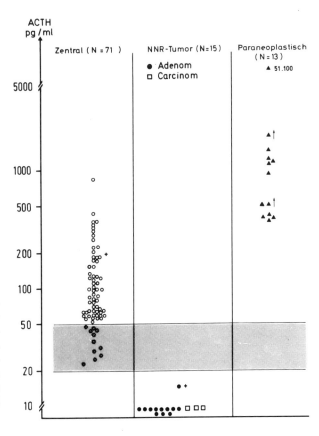

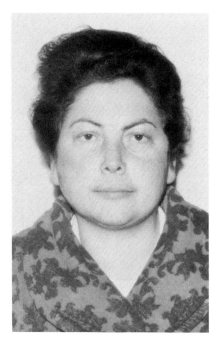

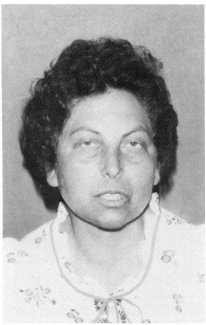

Abb. 8-10. Patientin mit floridem Cushing-Syndrom (hypothalamisch-hypophysär, oben) vor der beidseitigen Adrenalektomie. 7 Jahre nach der Adrenalektomie ist es zu einer auffälligen dunklen Pigmentierung gekommen, radiologisch fand sich eine vergrößerte Sella turcica mit suprasellärer Extension, die ACTH-Spiegel sind extrem auf über 50 ng/ml angestiegen, ein Nelson-Syndrom (autonomer ACTH-produzierender, häufig invasiv wachsender Hypophysentumor) dokumentierend.

Die *Therapie des Nebennierenadenoms* ist die unilaterale Adrenalektomie, wobei wegen der persistierenden Suppression der kontralateralen Nebennierenfunktion eine Hydrocortison-Substitution gelegentlich über Jahre, ja Jahrzehnte, zu erfolgen hat, bevor die Hypothalamus-Hypophysen-Nebennierenrinden-Achse wieder ihre normale Funktion aufnimmt. Die bilaterale Adrenalektomie war bis vor 10 Jahren die Therapie der Wahl. Da in 10% der Fälle mit einem Nelson-Syndrom, einem ACTH-produzierenden Tumor nach Adrenalektomie [12] zu rechnen ist (Abb. 8-10), ist jetzt die transsphenoidale Operation, mit Ziel der selektiven Mikroadenomektomie, die Therapie der Wahl [14]. Die Mikroadenomektomie führt in 70% der Fälle zu einer kompletten klinischen und biochemischen Remission, mit Wiederauftreten normaler ovarieller Zyklen; in 30% ist das Therapieergebnis unbefriedigend, so daß doch noch eine bilaterale Adrenalektomie angeschlossen werden muß [14]. Auch danach normalisiert sich die Sexualfunktion vollständig. Bei etwa 5% läßt sich kein Mikroadenom entdecken, so daß eine hypothalamische Genese, mit hypophysärer Hyperplasie der kortikotrophen Zellen, angenommen werden muß (s. Abb. 8-8). Für diese wahrscheinliche, aber immer noch hypothetische Differentialdiagnose gibt es keine präoperative Funktionsdiagnostik.

8.2 Nebennierenrindenerkrankungen

Neben dem Cushing-Syndrom, das oben schon abgehandelt wurde, führt die primäre Nebennierenrinden-Insuffizienz, der *Morbus Addison,* in 25% der Fälle zu einer Sterilität, die auch nach Cortisol-Substitution persistiert [7]. Hier handelt es sich um ein autoimmunes Geschehen, bei dem nicht nur Antikörper gegen Steroid-produzierende Zellen der Nebennierenrinde, sondern auch des Ovars nachgewiesen werden können, was zu einer immunologisch bedingten, primären Ovarialinsuffizienz führt. So sind Antikörper gegen die Theca interna des Corpus luteum beschrieben worden [1]. Irvine et al. (1968) [8] fand eine gute Korrelation zwischen nachweisbaren Antikörpern gegen Steroidhormon-produzierende Zellen und vorzeitiger Ovarial-Insuffizienz. Von McNatty et al. (1975) [11] wurden Antikörper in Seren von Addison-Patienten entdeckt, die eine zytotoxische Aktivität gegenüber in vitro kultivierten Granulosa-Zellen aufwiesen.

8.3 Schilddrüsenerkrankungen

Erkrankungen der Schilddrüse sind ebenfalls häufig Ursache einer Sterilität. Dies gilt sowohl für die Über- als auch für die Unterfunktion der Schilddrüse.

Tabelle 8-5 Ursachen der Anovulation bei Schilddrüsenerkrankungen

Hyperthyreose		Hyperthyreose	
Sexualhormon-bindendes Globulin	erhöht	Sexualhormon-bindendes Globulin	erniedrigt
Testosteron	erhöht	Testosteron	erhöht
Östradiol	erhöht	Östradiol	erhöht
Östron	erhöht	Östriol	erhöht
		Prolaktin (endogene TRH-Sekretion)	erhöht

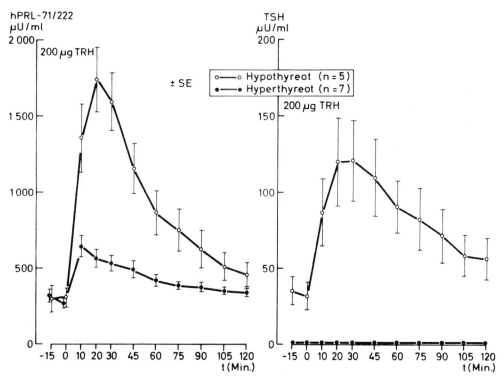

Abb. 8-11. TRH-Test bei Patienten mit Hyper- und Hypothyreose. Bei Patienten mit primärer Hypothyreose fanden sich nach TRH-Applikation signifikant höhere Prolaktinspiegel als bei den hyperthyreoten Patienten, während sich die basalen Prolaktinspiegel nicht unterschieden. Der TSH-Basalspiegel war hingegen bei den hypothyreoten Patienten eindeutig erhöht, bei den hyperthyreoten Patienten war die TSH-Sekretion vor und nach TRH supprimiert (v. Werder [20]).

Bei der *Hyperthyreose* ist der Spiegel des Sexual-hormon-bindenden Globulins (SHBG) erhöht, was zu einer Verringerung der metabolischen Clearance von Androgenen und Östrogenen führt [23]. Dazu wird Testosteron vermehrt in Andro-stendion bzw. Östradiol und Östron konvertiert, was zu einer erhöhten Konzentration der jeweiligen freien Hormone führt (Tabelle 8-5). Dieses wiederum führt zu einer Störung der pulsatilen LH-Sekretion, die eine essentielle Voraussetzung für eine normale Follikelreifung darstellt [9].

Bei der *Hypothyreose* ist der SHBG-Spiegel erniedrigt. Auch wird Androstendion vermehrt zu Testosteron, Östradiol und Östriol konvertiert (s. Tabelle 8-5), was wiederum zu einer Störung des hochempfindlichen Rückkopplungsmechanismus zwischen Steroiden und Gonadotropin-Sekretion, und damit zur Anovulation führt. Ferner finden sich bei der primären Hypothyreose gelegentlich erhöhte Prolaktinspiegel, als Folge der vermehrten endogenen TRH-Freisetzung [6]. Aus diesem Grund sollten bei jeder Hyperprolaktinämie mäßigen Ausmaßes die peripheren Schilddrüsenhormone und die TRH-stimulierte TSH-Sekretion untersucht werden [19, 22]. In der Regel sind die Prolaktinspiegel bei hypothyreoten Patienten im Normbereich, steigen aber nach TRH-Applikation, besonders im Vergleich zu hyperthyreoten Patienten, überschießend an (Abb. 8-11).

Nach Therapie der Hyper- bzw. Hypothyreose kommt es zu einer Normalisierung der Ovarialfunktion, wobei bei hypothyreoten Patienten darauf geachtet werden muß, daß während der anschließenden Schwangerschaft aufgrund des Anstieges des Thyroxin-bindenden Globulins (TBG) der Schilddrüsenhormonbedarf zunimmt [2]. Obwohl blande nodöse Strumen, besonders kalte Knoten, keinen Sterilitätsgrund darstellen, sollte die Dignität des Knotens in jedem Fall vor einer Schwangerschaft durch Szintigrafie, Sonografie und eine Punktion abgeklärt werden und ggf. einer operativen Therapie zugeführt werden.

Der Insulin-pflichtige *Diabetes mellitus* ist keine Sterilitätsursache oder sollte zumindestens bei guter Einstellung keine sein. Es handelt sich allerdings in jedem Fall um Risikoschwangerschaften, bei denen der betreuende Arzt während der Gravidität besonders gefordert ist. Dies gilt praktisch für alle der oben besprochenen endokrinen Störungen, bei denen die Behandlung nicht mit der Erfüllung des Schwangerschaftswunsches endet, sondern häufig auch während der Schwangerschaft an die hormonellen Veränderungen adaptiert werden muß.

Literatur

[1] Anderson, J. R., Goudie, R. B., Gray, K., Stuart-Smith, D. A.: Immunological features of idiopathic Addison's disease: An antibody to cells producing steroid hormones. Clin. Exp. Immunol. 3 (1968) 107.

[2] Bernutz, C., Hänsle, W. O., Horn, K., Pickardt, R., Scriba, P. C., Fink, E., Kolb, H., Tschesche, H.: Isolation, characterization and radioimmunoassay of corticosteroid binding globulin (CBG) in human serum. Clinical significance and comparison to thyroxine binding globulin. Acta endocr. 92 (1979) 370.

[3] Bohnet, H. G., Dahlen, H. G., Schneider, H. P. G.: Hyperprolactinemic anovulatory syndrome. J. Clin. Endocr. Metab. 42 (1976) 132.

[4] Evans, W. S., Cronin, M. J., Thorner, M. O.: Hypogonadism in hyperprolactinemia: Proposed mechanisms In: Frontiers in Neuroendocrinology, W. F. Gangong, L. Martini (eds.), p. 77. Raven Press, New York 1982.

[5] Fahlbusch, R.: Surgical treatment of pituitary adenomas. In: The pituitary. Beardwell, C., Robertson, G. L. (eds.), p. 76. Butterworth, London, Boston 1981.

[6] Flückiger, E., del Pozo, E., von Werder, K.: Prolactin. Physiology, pharmacology and clinical findings. Monographs on Endocrinology, Springer Verlag, Heidelberg, New York 1982.

[7] James, V. H. T. (ed.): The adrenal gland. Raven Press, New York 1979.

[8] Irvine, W. J., Chan, M. M. W., Scarth, L., Kolb, F. O., Hartog, M., Bayliss, R. I. S., Drury, M. I.: Immunological aspects of premature ovarian failure associated with idopathic Addison's disease. Lancet, 2 (1968) 883.

[9] Leyendecker, G.: The pathophysiology of hypothalamic ovarian failure. Europ. J. Obstet. Gynec. Reprod. Biol. 913 (1979) 175.

[10] Leyendecker, G., Wildt, L., Hausmann, M.: Pregnancies following chronic intermittent (pulsatile) administration of Gn-RH by means of a portable pump („Zyklomat") – a new approach to the

treatment of infertility in hypothalamic amenorr-hea. J. Clin. Endocr. Metab. 51 (1981) 1214.

[11] McNatty, K. P., Short, R. V., Barnes, E. W., Irvine, W. J.: The cytotoxic effect of serum from patients with Addison's diasease and autoimmune ovarian failure on human granulosa cells in culture. Clin. Exp. Immunol. 22 (1975) 378.

[12] Müller, O. A.: Cushing Syndrom. Ausschluß und Differentialdiagnose. Zeitschr. f. Allgemeinmed. 53 (1977) 1457.

[13] Müller, O. A.: ACTH im Plasma: Bestimmungs-methoden und klinische Bedeutung. Thieme Copythek, Stuttgart 1980.

[14] Müller O. A., Fahlbusch, R.: Zentrales Cushing-Syndrom: Therapie und Verlauf. Verh. dtsch. Ges. Inn. Med. 88 (1982).

[15] Müller, O. A., Werder, K. v.: Diagnostik bei Hypophysentumoren. Med. Klinik 72 (1977) 1563.

[16] Rjosk, H.-K., Fahlbusch, R., Werder, K. v.: Influence of pregnancies on prolactinomas. Acta endocr. (kbh.) 100 (1982) 337.

[17] Scriba, P. C., Müller, O. A., Fahlbusch, R.: Hypothalamisch-hypophysäres Cushing-Syndrom. Verh. dtsch. Ges. Inn. Med. 86 (1980) 51.

[18] Werder, K. von, Bottermann, P., Hartmann, P., Schwarz, K.: Die Bedeutung der oralen Glukosebelastung bei der Diagnose der Akromegalie. Med. Klinik 67 (1972) 1398.

[19] Werder, K. von, Eversmann, T., Rjosk, H.-K., Fahlbusch, R.: Treatment of hyperprolactinemia. In: Frontiers in Neuroendocrinology, W. F. Ganong, L. Martini (eds.), p. 123. Raven Press, New York 1982.

[20] Werder, K. von: Wachstumshormon und Prolaktinsekretion des Menschen. Physiologie und Pathophysiologie. Urban & Schwarzenberg, München 1975.

[21] Werder, K. von, Fahlbusch, R.: GnRH and TRH stimulated hGH secretion in active and inactive acromegaly. In: Hypothalamic hormones. W. Voelter, D. Gupta (eds), p. 677. Verlag Chemie, Weinheim, New York 1978.

[22] Werder, K. von, Rjosk, H. K.: Menschliches Prolaktin. Klin. Wschr. 57 (1979) 1.

[23] Yen, S. S. C., Jaffe, R. B.: Reproductive Endocrinology. W. B. Saunders, Philadelphia, London, Toronto 1978.

9. Der zervikale Faktor in der Sterilität

V. Insler und M. Glezermann

Im Rahmen der physiologischen Reproduktionsprozesse erfüllen der Gebärmutterhals und seine Sekretion komplexe Funktionen. Die Samenzellen finden hier Schutz gegenüber dem ungünstigen Milieu in der Vagina. Es erfolgt keine Phagozytose, und die notwendigen Energiequellen stehen zur Verfügung. In der periovulatorischen Phase des Zyklus wird der Samenzellentransport im Gebärmutterhals gefördert. Außerhalb dieser Phase wird er verhindert. Außerdem dient der Gebärmutterhals als Reservoir für die Samenzellen und hat schließlich die Fähigkeit, morphologisch abnorme Samenzellen auszufiltern [7]. Für solche Aufgaben ist die Cervix uteri hervorragend ausgestattet. Das Epithel der Endozervix bildet ein kompliziertes System von Einstülpungen und Fältelungen, die sog. Krypten, welche in ihrer Gesamtheit einen großen Raum für die Speicherung von Samenzellen darstellen. Der von den Epithelzellen sezernierte Schleim ist dafür ein ausgezeichnetes Medium.

9.1 Experimentelle Untersuchungen zur Physiologie der Zervix

Für ein besseres Verständnis dieses Systems ergibt sich eine Reihe von Fragen:

a) Wie groß ist die Zahl der Zervixkrypten entlang dem Endozervikalkanal, und verändern sich Zahl und Größe der Krypten bei unterschiedlichen hormonalen Bedingungen?

b) Steht die Speicherkapazität der Zervix und die Dauer der Speicherung von Samenzellen in den Krypten unter der Kontrolle ovarieller Hormone?

c) Ist die durchschnittliche Zahl der im unteren und oberen Zervikalbereich gespeicherten Samenzellen vergleichbar oder bestehen hier Unterschiede?

d) Werden normale und abnorm konfigurierte Samenzellen im zervikalen Speicherraum in vergleichbarer Zahl und Zeitdauer gespeichert?

Zur Beantwortung dieser Fragen haben wir kürzlich eine Studie durchgeführt, in deren Verlauf die Uteri von 29 Frauen untersucht wurden [4]. Die Exstirpation des Uterus war in jedem Fall wegen einer gutartigen Gebärmuttererkrankung indiziert.

Nach eingehender Aufklärung über das Projekt und nach Erhalt des Einverständnisses der Teilnahme seitens der Patientinnen, erhielten 17 Frauen täglich 75 mcg Ethinylestradiol und 12 Frauen täglich 5 mg Medroxyprogesteronacetat oral. Diese Substanzen wurden 5–7 Tage verabreicht. Zu einem vorbestimmten präoperativen Zeitpunkt wurden 18 Frauen mit normalem und 7 Frauen mit abnormalem Sperma künstlich inseminiert. Den Samen erhielten wir von gesunden Spendern und von Patienten mit bekannter Samenpathologie. Als normalen Samen definierten wir ein Ejakulat mit einem Volumen zwischen 2 und 6 ml, einer Samenzellkonzentration von mindestens 60 Millionen Zellen pro ml, einer Mobilitätsrate über 60% und mit weniger als 30% abnormen Zellformen. Als abnormal definierten wir Ejakulate mit einem Volumen von kleiner als 1 ml oder größer als 7 ml, einer Samenzellkonzentration unter 20 Millionen pro ml, einer Mobilitätsrate von weniger als 30% und mit abnorm konfigurierten Samenzellen über 40%. Die Inseminationen erfolgten perizervikal innerhalb von 90 Minuten nach der Produktion des Ejakulates. Bei 10 Frauen erfolgten sie 2 Stunden, bei 6 Frauen 24 Stunden und bei 9 Frauen 48 Stunden vor der operativen Entfernung des Uterus. Unmittelbar nach dem Eingriff wurde das Präparat in Formaldehyd fixiert. Innerhalb von 24 Stunden wurde die Zervix vom Corpus uteri im Bereich des inneren Muttermundes durchtrennt (Abb. 9-1). Anschließend wurde der Gebärmutterhals in 3 gleiche Teile geschnitten, die obere Zervix, die mittlere Zervix und die untere Zervix.

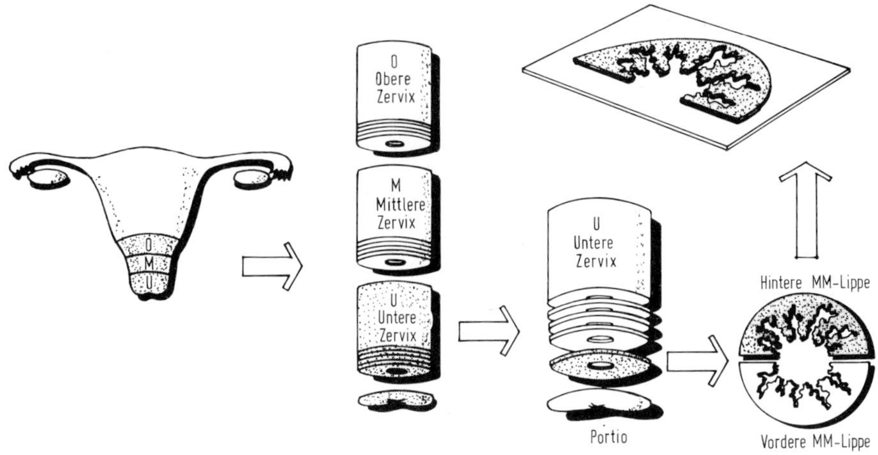

Abb. 9-1. Schematische Darstellung der Arbeitsgänge für die histologische Verarbeitung des Gebärmutterhalses. (Aus Insler, V., Glezermann, M., Zeidel, L., Bernstein, D., Misgar, N.: Sperm storage in the human cervix. Fertil. Steril. 33 (1980), 288.)

Von der oberen und unteren Zervix wurden beginnend am distalen Ende Serienschnitte hergestellt. Jede 10. Scheibe (6μ dick) wurde untersucht. Von jedem Segment wurden 10 Schnitte dieser Art ausgewertet. Insgesamt wurden also von der oberen und unteren Zervix Blöcke von jeweils 600 μ Dicke untersucht. Nach Färbung mit Eosin-Hämatoxilin erfolgte die Auswertung bei 50,4facher Vergrößerung auf einem Bildschirm. Alle Krypten, welche eine eindeutige Öffnung in den Zervikalkanal aufwiesen, wurden gezählt. Ihre Zirkumferenz wurde mit Hilfe eines Kartographen gemessen. Die Krypten wurden in 4 Größenklassen aufgeteilt: Kleine Krypten (1–4,9 mm), mittlere Krypten (5–19 mm), große Krypten (20–100 mm), Riesenkrypten (über 100 mm). Zahl und Umfang der einzelnen Krypten wurden für die obere und untere Zervix getrennt ermittelt. Außerdem wurde der Prozentsatz der „kolonisierten" Krypten bestimmt, d. h. solcher Krypten, welche Samenzellen enthielten. Weiterhin wurde durch Zählung der Samenzellen pro kolonisierter Krypte die „Samenzelldichte" ermittelt. Die Ergebnisse wurden auf die Gesamtlänge des Endozervikalkanals extrapoliert. Verglichen wurden
1. die beiden Prämedikationsgruppen,
2. die obere und untere Zervix,

3. die Befunde bei Patientinnen, welche mit normalem und mit abnormem Samen inseminiert worden waren.
Die Ergebnisse wurden statistisch ausgewertet.

9.2 Der endozervikale Speicherraum und seine hormonale Kontrolle

Die Größe des Speicherraums für Samenzellen im Zervikalkanal ergibt sich aus der Zahl und dem Umfang der Gesamtmenge der Endozervikalkrypten. Tabelle 9-1 informiert über die durchschnittliche Anzahl der Krypten pro Dünnschnitt. Die Ergebnisse für Patientinnen, welche mit Östrogenen und welche mit Gestagenen vorbehandelt wurden, sind getrennt aufgeführt. Bei den mit Östrogenen behandelten Patientinnen fanden sich signifikant mehr kleine und Riesenkrypten im oberen Zervikalbereich, während der untere Zervixabschnitt signifikant mehr große Krypten auf-

Tabelle 9-1 Durchschnittliche Anzahl der Zervikalkrypten pro Dünnschnitt aus dem Gebärmutterhals von Frauen, welche mit Östrogenen oder Gestagenen vorbehandelt wurden (U = Unterzervix; O = Oberzervix; S = Statistische Signifikanz; NS = Nicht signifikant; SEM = Standard error of the mean)

| | Kleine Krypten | | | Mittlere Krypten | | | Große Krypten | | | Riesenkrypten | | | Alle Krypten | | |
	U	O	S	U	O	S	U	O	S	U	O	S	U	O	S
Östrogene	0,7	1,5	<0,005	2,0	2,1	NS	2,4	1,8	<0,001	0,3	0,4	<0,2	5,4	5,8	NS
SEM	0,1	0,1		0,1	0,1		0,1	0,1		0,03	0,05		0,2	0,2	
Gestagene	0,9	1,0	NS	1,9	1,9	NS	1,8	1,3	<0,001	0,4	0,2	<0,005	5,0	4,0	<0,001
SEM	0,04	0,2		0,1	0,1		0,1	0,1		0,04	0,03		0,17	0,16	
S (p)	NS	<0,001		NS	<0,05		<0,001	<0,001		<0,5	<0,001		NS	<0,001	

Tabelle 9-2 Mittlerer Umfang der Zervikalkrypten pro Dünnschnitt aus dem Gebärmutterhals von Frauen, welche mit Östrogenen oder Gestagenen vorbehandelt wurden (U = Unterzervix; O = Oberzervix; S = Statistische Signifikanz; NS = Nicht signifikant; SEM = Standard error of the mean)

| | Kleine Krypten | | | Mittlere Krypten | | | Große Krypten | | | Riesenkrypten | | | Alle Krypten | | |
	U	O	S	U	O	S	U	O	S	U	O	S	U	O	S
Östrogene	2,1	3,4	<0,001	21,3	21,4	NS	112,5	82,6	<0,001	37,2	69,2	<0,005	173,2	174,6	NS
SEM	0,24	0,27		0,12	0,98		4,45	3,74		3,66	9,2		5,59	10,65	
Gestagene	2,1	2,0		21,4	17,1	<0,01	80,1	62,7	<0,01	69,2	31,6	<0,001	180,2	113,6	<0,001
SEM	0,2	0,2		1,2	1,1		5,0	3,8		6,2	4,1		9,1	4,6	
S (p)	NS	<0,001		NS	<0,005		<0,001	<0,001		<0,001	<0,005		NS	<0,001	

wies. Krypten der mittleren Größenordnung waren gleichmäßig über den gesamten Zervikalkanal verteilt. Bei den mit Gestagenen vorbehandelten Frauen wurden im Zervikalabschnitt mehr große und Riesenkrypten gezählt, während kleine und mittlere Krypten gleichmäßig über die gesamte Länge des Zervikalkanals verteilt waren. Insgesamt enthielt der untere Zervikalkanalabschnitt mehr Krypten als der obere.

Tabelle 9-2 zeigt, daß bei den mit Östrogenen vorbehandelten Frauen der mittlere Umfang der kleinen und Riesenkrypten im oberen Zervikalsegment signifikant größer war als im unteren. Große Krypten wiesen hingegen im unteren Zervikalabschnitt einen größeren Gesamtumfang auf als im oberen. Bei den mit Gestagenen vorbehandelten Frauen war der durchschnittliche Umfang der kleinen Krypten in beiden Zervikalsegmenten vergleichbar. Hingegen fanden sich im unteren Zervikalbereich mehr mittlere, große und Riesenkrypten als im oberen.

Die Extrapolierung der an den einzelnen Gewebsschnitten gemessenen Daten ergab für den gesamten Gebärmutterhalskanal der mit Östrogen vorbehandelten Frauen eine Gesamtlänge der Krypten von 172,5 m bei durchschnittlich 28 000 Krypten pro Zervix. Für die mit Gestagenen vorbehandelten Frauen ergab sich eine Gesamtlänge der Krypten von 147,7 m bei durchschnittlich 23 000 Krypten pro Gebärmutterhals.

Zusammengefaßt ergibt sich aus unseren Daten in Tabelle 9-1 und 9-2, daß Östrogene sich sowohl in Hinsicht auf die Zahl als auch die Größe der Krypten in der Cervix uteri bei der Frau auswirken. Die hormonalen Auswirkungen auf die verschiedenen Zervikalbereiche sind allerdings unterschiedlich. Während die Östrogenauswirkungen an den unteren Anteilen des Gebärmutterhalses verhältnismäßig gering sind, ist der hormonale Einfluß in den oberen Anteilen sehr deutlich. Unter Östrogeneinfluß kommt es hier zu einer Vermehrung der Gesamtzahl der Krypten, insbesondere der großen und Riesenformen. Die Unterschiede zwischen den beiden Prämedikationsgruppen der Östrogene und Gestagene sind statistisch hoch signifikant.

9.3 Die Zahl der Samenzellen im Zervikalkanal

Bedenkt man, daß bei einer normalen Ejakulation hunderte Millionen Samenzellen in die Vagina gelangen, so ist die Zahl der im Gebärmutterhals gespeicherten Samenzellen erstaunlich gering. In Abhängigkeit vom Zeitintervall zwischen Insemination und Operation haben wir eine Gesamtzahl von etwa 30 000 bis 200 000 Samenzellen pro Zervix errechnet (Tabelle 9-3). Nach Prämedikation von Östrogenen und Verwendung eines normalen Samens blieb die Anzahl der Samenzellen im endozervikalen Speicherraum für die ersten 24 Stunden nahezu unverändert. Im Verlauf der nächsten 24 Stunden fiel die Samenzellkonzentration in der Endozervix um etwa zwei Drittel ab. Nach Prämedikation von Gestagenen und Verwendung von normalem Samen zur Insemination fiel die Samenzelldichte bereits 2 Stunden nach der Insemination signifikant ab (Tabelle 9-3).

Tabelle 9-3 Samenzelldichte im Gebärmutterhals bei unterschiedlichen hormonalen Bedingungen. (+) Inseminations/Operationsintervall

Prämedikation	Stunden[+]	Inseminierter Samen	
		Normal	Abnormal
Östrogene	2	150 000	19 000
	24	181 000	4 000
	48	53 250	
Gestagene	2	47 000	
	24	3 000	
	48	7 000	

Die geringste Anzahl der Samenzellen fand sich im Gebärmutterhals jener Patientinnen, welche mit pathologischem Samen inseminiert wurden, auch dann, wenn Östrogene prämediziert worden waren. 2 Stunden nach der Insemination fanden sich durchschnittlich 20 000 und nach 24 Stunden nur noch vereinzelt Samenzellen.

9.4 Schlußfolgerungen aus experimentellen Untersuchungen zur Physiologie der Zervix

Folgende Schlußfolgerungen können gezogen werden:

1. Da die gesamte Länge des Zervikalkanals nahezu gleichzeitig von Samenzellen bevölkert wird, dürfte die Durchführung des fraktionierten Postkoitaltestes überflüssig sein.

2. Die Samenzellinvasion der Endozervix und die Speicherung der Samenzellen hängt von mehreren Faktoren ab: Größe des Speicherraums, Zusammensetzung des Zervikalschleims und Qualität der Samenzellen. Östrogene vergrößern die Speicherkapazität für Samenzellen in der Endozervix signifikant. Gewisse Kryptenkategorien, welche sich nach der Größe definieren lassen, werden bevorzugt von Samenzellen kolonisiert. Steht der Gebärmutterhals unter Gestageneinwirkung, so bleibt die Kolonisation nur für eine sehr kurze Zeitspanne bestehen. 24 und 48 Stunden nach der Insemination können nur noch vereinzelte Samenzellen vorgefunden werden. Steht der Gebärmutterhals hingegen unter Östrogeneinwirkung, so hält die Kolonisation der Krypten viel länger an. Auch hier sind es vor allem die großen und Riesenkrypten, welche den eigentlichen und wichtigsten Speicherraum darstellen. Vergleicht man die Samenzelldichte pro Krypte im Gebärmutterhals von Frauen, welche mit Östrogenen vorbehandelt wurden, und solchen, welche mit Gestagenen vorbehandelt wurden, ergibt sich folgendes: In jeder Größenkategorie ist die Samenzelldichte deutlich größer, wenn der Insemination eine Prämedikation mit Östrogenen vorausgegangen war. In jedem Fall ist aber die Samenzelldichte in den großen und Riesenkrypten größer als in den kleineren Krypten (Abb. 2),

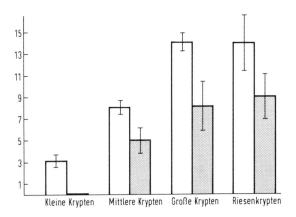

Abb. 9-2. Durchschnittliche Zahl der Samenzellen pro kolonisierter zervikaler Kryptkategorie nach Insemination mit normalem Samen. Helle Kolonnenprämedikation mit Östrogenen. Dunkle Kolonnenprämedikation mit Gestagenen. (Aus Insler, V., Glezermann, M., Zeidel, L., Bernstein, D., Misgar, N.: Sperm storage in the human cervix. Fertil. Steril. 33 (1980), 288.)

Zusammengefaßt kann also gesagt werden, daß Östrogene die zervikale Speicherkapazität für Samenzellen mit Hilfe dreier Mechanismen vergrößern:

1. Durch eine signifikante Steigerung der Kryptenzahl und eine Vergrößerung der Krypten.

2. Durch eine Steigerung des Anteils der kolonisierten Krypten.

3. Durch eine Steigerung der Samenzelldichte innerhalb dieser Krypten.

Die beiden letzten Mechanismen dürften indirckt auf den Einfluß der Östrogene auf Qualität und Quantität des Zervikalschleims zurückzuführen sein.

Nach den Ergebnissen unserer Untersuchungen wird der Endozervikalkanal in seiner gesamten Länge innerhalb von 2 Stunden nach der Insemination von Samenzellen bevölkert. Die Gesamtzahl der Samenzellen, welche in die Endozervix gelangen, liegt zwischen 100 000 und 200 000. Settlage et al. [8] berichten über eine ähnliche Größenordnung. Unsere Ergebnisse stützen die Hypothese, welche besagt, daß Samenzellen kurz nach ihrer Einbringung in die Vagina in die innere Kolonne des Zervikalschleims eindringen und gleichsam als Bolus direkt in die Gebärmutter gelangen. Die Invasion des Zervikalschleims erfolgt entweder in Phalanxform, wie von Moghissi [5] postuliert wurde oder im Gefolge besonders aktiver Zellen, welche Blandau [1] als „pioneering cells" beschrieben hat. Samenzellen hingegen, deren Schicksal es ist, in den Krypten gespeichert zu werden, nehmen wahrscheinlich von vornherein einen anderen Weg. Sie dringen in einen spezifischen Mukustyp ein, den Odeblad [6] E_s Mucus genannt hat und welcher direkt in die Speicherkrypten führt. Die Anzahl der Samenzellen in den Krypten bleibt unter optimalen Bedingungen während der ersten 24 Stunden nahezu unverändert und fällt nach 48 Stunden um rund zwei Drittel ab. Da wir keine Bewegung von Samenzellen von dem unteren in den oberen Zervikalbereich beobachten konnten, und da fortgesetzter Nachschub aus der Vagina über Stunden nach der Insemination unwahrscheinlich ist, kann die Möglichkeit einer Rekolonisation von Krypten höchstwahrscheinlich ausgeschlossen werden. Unsere Hypothese besagt demnach, daß Samenzellen, welche in eine spezifische Krypte gelangt sind, dort verbleiben, bis sie schließlich direkt in die Gebärmutterhöhle gelangen oder zugrunde gehen.

Schließlich verweisen unsere Ergebnisse auf die Bedeutung des Zervikalschleims für die Regulation der Samenzellspeicherung. Das Ausmaß des Eindringens von Samenzellen in den Gebärmut-

terhals und die Speicherkapazität der Krypten werden höchstwahrscheinlich durch die Menge, die chemische Zusammensetzung und die physiologischen Eigenschaften des Zervikalschleims bestimmt. Diese stehen wiederum unter hormonaler Kontrolle. Sowohl der Transport als auch die Speicherung und Funktionserhaltung von Samenzellen wird hormonal reguliert. Östrogene fördern und Gestagene hemmen diese Funktion.

9.5 Zur Abklärung des zervikalen Faktors im Rahmen einer Fertilitätsuntersuchung in der ärztlichen Praxis

Grundsätzlich ist zu unterscheiden zwischen:
Einer Störung der Ablagerung der Samenzellen,
einer Störung der Samenzellwanderung,
einer Störung des Transportes der Samenzellen.
Eine *gestörte Ablagerung* der Samenzellen kann psychologische und anatomische Ursachen haben. Dazu gehören die Impotenz, ungewöhnliche Sexualpraktiken, extreme Formen von Hypo- und Epispadie und der Gebärmuttervorfall. Ebenso gehören dazu funktionelle Störungen, welche den Vollzug eines normalen Geschlechtsverkehrs unmöglich machen, wie zum Beispiel der Vaginismus und eine extreme Dyspareunie.
Bei einer Störung der *Samenzellwanderung* ist die Ursache im Bereich des männlichen Reproduktionssystems zu suchen.
Lediglich bei *Problemen im Bereich des Transportes der Samenzellen durch den Gebärmutterhals* muß nach dem *„gestörten zervikalen Faktor"* gesucht werden. Zwei Kategorien sind hier zu unterscheiden:
1. Die relative oder absolute Dysmukorrhoe, entsprechend dem Grad der Unfähigkeit des Endozervikalepithels, Schleim zu produzieren.
2. Die Penetrationsdysmukorrhoe. In diesem Fall ist der Zervixschleim trotz offensichtlich guter physikalischer und chemischer Eigenschaften für die Samenzellen unverträglich. Die Spermien verlieren entweder ihre Beweglichkeit oder sie werden abgetötet. Dieses Phänomen ist wahrscheinlich immunologischer Natur.

In einer Studie, welche die Untersuchungen des zervikalen Faktors bei 654 infertilen Paaren einschloß, fanden wir folgende Verteilung der Häufigkeiten [4]. Bei 51,1% beobachteten wir eine normale Mukus-Samenzellinteraktion. Eine relative und absolute Dysmukorrhoe fand sich bei 6,1 und 6,0%, eine Penetrationsdysmukorrhoe bei 7,2% der Paare. Bei etwa 30% der Fälle wurde ein inhärenter Samenzelldefekt diagnostiziert. Es ist besonders darauf zu verweisen, daß die Routineuntersuchung des Samens in diesen Fällen durchaus normal sein kann. Bei den pathologischen Befunden der Routineuntersuchung des Samens handelte es sich meist um eine Teratospermie.

9.6 Zur Behandlung des zervikalen Faktors der Infertilität

Besteht eine *Störung der Ablagerung der Samenzellen*, so muß die ursächliche Störung entsprechend der Diagnose behandelt werden. Der Psychotherapie und mehr noch der Sexologie kommt hier eine bedeutende Rolle zu. Ist die Störung durch anatomische Veränderungen im Bereich des Genitales verursacht, so muß das Problem selbstverständlich chirurgisch angegangen werden. In extremen Situationen bleibt die künstliche Befruchtung mit dem Samen des Partners die Methode der Wahl. Bei Nachweis inhärenter Samenstörungen muß die weitere Abklärung und Behandlung von andrologischer Seite erfolgen.

Eine Vielfalt von Behandlungsmethoden wurde bei *Dysmukorrhoen* versucht. Es seien hier nur die Zervixkürettage, die Behandlung mit Antibiotika und mit Steroiden genannt. Offensichtlich ist die wirksamste Methode zur Behandlung des gestörten Zervikalfaktors die intrauterine Insemination. Wir behandelten 25 Paare, bei denen die Abklärung des Zervikalfaktors eine absolute oder eine Pentrationsdysmukorrhoe ergeben hatte [3]. Bei 13 Paaren handelte es sich um eine primäre und bei 12 Paaren um eine sekundäre Infertilität. Das Durchschnittsalter der Patientinnen lag bei 28,8 Jahren und zeigte eine Streuung von 25–40 Jahren.

Durchschnittlich bestand die Infertilität seit 4,2 Jahren mit einer Streuung von 2–11 Jahren. Die Indikationsstellung zur intrauterinen Insemination ergab sich bei 16 Frauen aus einer absoluten Dysmukorrhoe und bei 9 Frauen aus einer Penetrationsdysmukorrhoe. Bei 13 der 25 behandelten Paare führte die intrauterine Insemination zur Schwangerschaft. Durchschnittlich waren 6,1 Behandlungszyklen pro Schwangerschaft erforderlich. Bei den Fällen mit absoluter Dysmukorrhoe lag die Zahl etwas höher und bei den Penetrationsdysmukorrhoen lag sie etwas niedriger. 8 oder 13 Schwangerschaften endeten mit der Geburt eines gesunden Kindes. In 5 Fällen kam es zur spontanen Fehlgeburt. Einer dieser 5 Aborte erfolgte nach vorzeitigem Blasensprung im mittleren Schwangerschaftstrimenon. Offensichtlich bestand hier eine Zervixinsuffizienz. Zieht man diesen Fall ab, so ergibt sich eine Abortrate von 33,3%. Vergleichsweise lag die Abortrate in einer anderen Studie, in der wir 270 Frauen mit perizervikaler Donorinsemination behandelten bei 16,5% [2].

Obwohl die intrauterine Insemination eine höhere Abortrate aufweist, ist dieser Behandlungsmodus zur Zeit dennoch erfolgreicher als andere Behandlungsmethoden bei Infertilität, welche durch Störungen des zervikalen Faktors verursacht ist.

Literatur

[1] Blandau, R. J.: Comparative morphology and physiology of the cervix in several different animals and their relationship to sperm transport. In: The uterine cervix in reproduction. V. Insler und G. Bettendorf (Hrsg.), p. 36. Georg Thieme, Stuttgart 1977.

[2] Glezermann, M.: Two hundred and seventy cases of artificial donor insemination: Management and results. Fertil.Steril. 35 (1981) 180.

[3] Glezermann, M., Bernstein, D., Insler, V.: The cervical factor of infertility and intrauterine insemination. Int.J.Fertil (im Druck).

[4] Insler, V., Glezermann, M., Bernstein, D., Misgav, N.: Diagnosis and treatment of the cervical factor of infertility. In: Gynecology and Obstetrics. S.Sakamoto, S.Tojo, T.Nakayama (Hrsg.), p.709.Excerpta Medica, Amsterdam-Oxford-Princeton 1980.

[5] Moghissi, K. S.: Sperm migration through the human cervix. In: The human cervix in reproduction. V. Insler und G. Bettendorf (Hrsg.), p.146. Georg Thieme, Stuttgart 1977.

[6] Odeblad, E.: The biophysical aspects of the cervical mucus. In: The Cervix. J. A. Jordan und A. Singer (Hrsg.), P.155. Saunders London 1976.

[7] Perry, G., Glezermann, M., Insler, V.: Selective filtration of abnormal spermatozoa by the cervical mucus in vitro. In: The uterine cervix in reproduction. V. Insler und G. Bettendorf (Hrsg.), p.118. Georg Thieme, Stuttgart 1977.

[8] Settlage, D. S., Motoshima, M., Tredway, R.: Sperm transport from the external cervical os to the fallopian tubes in women: A time and quantitation study. Fertil Steril. 24 (1973) 655.

10. Mikrochirurgie in der Gynäkologie. Möglichkeiten und Grenzen mikrochirurgischer Techniken in der rekonstruktiven Tubenchirurgie

H. Hepp und P. Scheidel

Die gynäkologische Mikrochirurgie ist kein neues Fachgebiet. Sie ist eine weiterentwickelte Technik im Rahmen der operativen Gynäkologie.

Lange vor dem Einsatz mikrochirurgischer Techniken in der Gynäkologie hat sich in anderen Fachdisziplinen die Erkenntnis durchgesetzt, daß bei bestimmten Operationen mit einer Verbesserung der Ergebnisse dann zu rechnen ist, wenn es gelingt, das intraoperative Trauma zu senken und die Präzision der durchgeführten Operation zu erhöhen. Diese Überlegungen führten in der Hals-Nasen-Ohren-Heilkunde bei rekonstruktiven Eingriffen am Innenohr bereits vor 50 Jahren zum Einsatz eines Operationsmikroskops. Neben der Möglichkeit, bestehende Operationsverfahren weiterzuentwickeln, hat die Mikrochirurgie jedoch in einzelnen Bereichen völlig neue operative Möglichkeiten erschlossen; dies gilt insbesondere für die Replantationschirurgie, d. h. das Erzielen funktionstüchtiger Gefäßanastomosen bei Gefäßen mit einem Durchmesser von weniger als 1 mm.

Es war deshalb nur konsequent, daß alle operativen Fachdisziplinen sich zunehmend für den Einsatz mikrochirurgischer Techniken interessierten. Grundlegende Idee zur Übernahme mikrochirurgischer Techniken in der Gynäkologie waren einerseits die unbefriedigenden Resultate der rekonstruktiven Tubenchirurgie mit konventionellen Techniken, zum andern die grundlegenden experimentell-chirurgischen Arbeiten, welche eindrucksvoll die Verminderung iatrogener Schäden bei der Tubenanastomose unter Anwendung mikrochirurgischer Prinzipien belegen konnten [13]. Die Überlegung, mikrochirurgische Techniken nicht nur bei der Tubenanastomose zur Anwendung zu bringen, sondern auf die gesamte rekonstruktive Tubenchirurgie auszudehnen, beruht auf der Vorstellung, den bei entzündlichen Adnexerkrankungen oder vorausgegangener Chirurgie unzweifelhaft präexistenten Schäden an Tube bzw. Beckenperitoneum durch die Operation möglichst keine weiteren hinzuzufügen. Auf diese Überlegung gründet die Mikrochirurgie ihren Anspruch, dem makrochirurgischen Vorgehen überlegen zu sein. Die Mikrochirurgie ist deshalb keine Alternative zur konventionellen Tubenchirurgie, sondern sie stellt ihre logische und konsequente Fortentwicklung dar. Die Mikrochirurgie ist die Realisierung des Prinzips vom minimalen intraoperativen Trauma; ein Prinzip, welches lange vor der Einführung mikrochirurgischer Techniken von erfahrenen Operateuren für rekonstruktive Eingriffe an der Tube gefordert wurde [7].

10.1 Diagnostik der tubaren Sterilität

Dem Einsatz der Mikrochirurgie in der Therapie der tubaren Sterilität sollte stets eine besonders sorgfältige präoperative Diagnostik vorausgehen. Wir verfügen über die Möglichkeit einer internen und externen Beurteilung der Adnexe. Endoskopische Verfahren der internen Beurteilung sind die Zerviko- bzw. Hysteroskopie; das radiologische Verfahren ist die Hysterosalpingographie. Eine externe Beurteilung mit Exploration des gesamten kleinen Beckens gestattet die Laparoskopie. Beide Methoden münden in die Prüfung der Tubendurchgängigkeit und ergeben getrennt oder gemeinsam die Indikation zur Sterilitätslaparotomie.

Dieses theoretische Konzept ist weitgehend akzeptiert und bestimmt heute unser klinisches Vorgehen. Mit beiden Methoden sind jedoch Fehlinterpretationen möglich [9], und eine Übereinstimmung beider diagnostischer Methoden findet sich nur in ca. 50 bis 60% aller Fälle [8]. Eine falsch-positive, d. h. einen Tubenverschluß vortäuschende *Hysterosalpingographie* findet sich in einer Häufigkeit von 7,4 bis 17%, ein falsch-negativer Befund – eine Durchgängigkeit anzeigende Hysterosalpingographie bei tubarem Sterilitätsfaktor – findet sich in 20 bis 30% aller Fälle [11]. Aber auch die *Laparoskopie* kann einen Tubenverschluß, insbesondere im intramuralen Anteil, nicht sicher diagnostizieren. Es wurden Fälle beschrieben, bei denen nach hysterosalpingographischer und laparoskopischer Diagnose eines intramuralen Tubenverschlusses ohne weitere Therapie Schwangerschaften eingetreten sind [4].

Die *Hysterosalpingographie* hat insbesondere ihren Stellenwert bei der Abklärung uteriner Faktoren; hier kommt als Alternativ-Verfahren die Hysteroskopie zunehmend in Anwendung. Die Vorstellung, aus den Röntgenaufnahmen Rückschlüsse auf die Schleimhautbeschaffenheit der Tube – und damit prognostisch wichtige Faktoren herzuleiten –, scheitert häufig an der mangelhaften technischen Qualität. Die röntgenologische Darstellung ist jedoch bislang die einzige Methodik, die es uns erlaubt, über Verlauf und Beschaffenheit des intramuralen Tubenabschnittes Aufschluß zu gewinnen, was durchaus therapeutische Konsequenzen nach sich ziehen kann.

Die *diagnostische Laparoskopie* sollte im Sinne einer explorativen Laparoskopie unter Benutzung eines Zweiteinstiches zur sicheren Darstellung der gesamten Adnexe erfolgen. Die Laparoskopie mit gleichzeitiger aszendierender Pertubation ermöglicht die Diagnose zusätzlicher, die Fertilität beeinflussender Faktoren, wie peritubare Adhäsionen, zystische Ovarveränderungen, Endometriose etc., und bietet außerdem die Möglichkeit der operativen Adhäsiolyse. In den meisten Fällen wird heute die Laparoskopie wegen ihres größeren Informationswertes der HSG vorgeschaltet. Wird eine radiologische Diagnostik durchgeführt, sollte der Abstand zur nachfolgenden Operation mindestens zwei Wochen betragen.

Alle diese diagnostischen Methoden liefern uns in ihrer Aussagekraft nur die Indikation zur Sterili-

tätsoperation. Erst die Laparotomie – bzw. auch eine Minilaparotomie – ergibt schließlich Klarheit über den endgültigen Befund, Prognose (Selektion) und die Zuordnung zur Nomenklatur. Die Diagnostik der tubaren Sterilität gehört deshalb in die Hand des Erfahrenen; und wegen der Vielzahl fraglicher Befunde sollte das therapierende, d. h. operierende Zentrum, eine erneute Diagnostik zur sicheren Indikationsstellung durchführen.

10.2 Grundlegende Prinzipien der Mikrochirurgie in der Gynäkologie

Mikrochirurgische Eingriffe in der Gynäkologie weisen gegenüber anderen mikrochirurgischen Fachdisziplinen einige Besonderheiten auf, deren sorgfältige Beachtung mit dem späteren Operationserfolg in eindeutigem Zusammenhang steht. Die rekonstruktiven Eingriffe finden in der Tiefe des kleinen Beckens statt und setzen die Eröffnung des Abdomens voraus. Sehr häufig sind nicht nur die Adnexe, sondern auch Nachbarorgane durch die vorausgegangenen Schäden mitbeteiligt. Ziel des rekonstruktiven Eingriffes ist deshalb die Wiederherstellung der regelhaften topographischen Anatomie im Bereich des kleinen Beckens, als Voraussetzung für einen ungestörten Eiauffangmechanismus. Weiterhin muß eine unbehinderte Tubenpassage erzielt werden; und nicht zuletzt stellt sich dem Operateur das Problem, ein nach Abschluß des operativen Eingriffs erzieltes Resultat auf Dauer zu sichern.

Zunächst benötigt der Operateur einen adäquaten *Zugang*, der es ihm ermöglicht, alle Strukturen im Bereich des kleinen Beckens ohne Behinderung zu erreichen. Dieses kann gewährleistet werden durch einen Pfannenstiel-Querschnitt, evtl. unter Längsspaltung der Faszie. Es gilt, danach die Adnexe zu mobilisieren, um sie dann für den Operateur gut zugänglich auf einer Silikonfolie zu lagern. Diese Silikonfolie soll den Kontakt der Adnexe mit den zum Austamponieren benutzten Tüchern verhindern. Insgesamt ist jegliches peritoneale Trauma zu vermeiden. Es ist bekannt, daß das Beckenperitoneum auch auf kleinste Reize mit der Ausbildung von Adhäsionen reagiert [15]. Es sollte deshalb das Peritoneum – wenn möglich – nicht berührt oder gar mit der Pinzette gefaßt werden. Um das Peritoneum vor Austrocknung zu bewahren, wird während der gesamten Operation eine intensive Spülung mit Ringerlösung durchgeführt. Dieser Ringerlösung kann Heparin beigesetzt werden.

Die präparativen Schritte zur *Mobilisierung und Lagerung der Adnexe*, die sehr häufig der eigentlichen Tubenrekonstruktion vorausgehen müssen, werden wegen der exakteren Hämostase unter Benutzung von Mikroelektroden durchgeführt. Die Einführung dieser Mikroelektroden hat die exakte Präparation unter Gewährleistung einer ausgezeichneten Hämostase ermöglicht [12]. Diese Mikroelektroden (Durchmesser 0,1 mm oder weniger) können heute über spezielle Hochfrequenzgeneratoren mit moduliertem oder unmoduliertem Strom (zum Koagulieren bzw. zum Schneiden) betrieben werden. Vorausgesetzt das Gewebe ist nicht zu feucht, ist die durchgeführte Koagulation mit minimalen Nekrosen verbunden und die Heilung an dieser Stelle ausgezeichnet. An allen Stellen, wo die Koagulation mit der Mikroelektrode nicht ausreichend erfolgen kann, kommt heute die Bipolarpinzette zur Blutstillung zum Einsatz. Mit diesen Mikropinzetten kann das Gewebe exakt gefaßt werden, und der Charakter der Bipolarpinzette verhindert ein unkontrolliertes Eindringen des Koagulationsstroms in das Gewebe. Die bipolare Koagulation kann in Kombination mit der Mikroelektrode von einem entsprechenden Generator betrieben werden.

Trotz sorgfältigster Präparation wird es unvermeidlich sein, einzelne *Peritonealdefekte* zu setzen. Lange Zeit bestand Uneinigkeit darüber, ob das Decken dieser Peritonealdefekte entweder über eine primäre Adaptation der Peritonealränder mit mikrochirurgischem Nahtmaterial oder – bei größeren Defekten – mittels eines freien Peritoneallappens, meist aus der Excavatio vesico uterina, eine effektive Adhäsionsprophylaxe darstellt. Neuere tierexperimentelle [15] sowie auch klinische Erfahrungen [5] beweisen jedoch, daß die sorgfältigste Deckung aller vorhandenen Peritonealdefekte die effektivste Adhäsionsprophylaxe darstellt.

Zur Erzielung einer befriedigenden anatomischen Rekonstruktion wird deshalb neben den vorgenannten grundlegenden Prinzipien auch der Einsatz einer optischen *Vergrößerungshilfe* (Lupe – Operationsmikroskop) unumgänglich sein. Nur mit Hilfe dieser Vergrößerung ist es möglich, eine absolut exakte Differenzierung der Gewebsschichten und -strukturen durchzuführen. Damit ist die Präzision der Präparation und die Benutzung feinsten Nahtmaterials überhaupt erst möglich geworden. Minimale Gewebsresektion und sorgfältige Hämostase, auch im kapillären Bereich, sind weitere wichtige Vorteile.

All die genannten Prinzipien und die daraus resultierenden Vorteile bleiben jedoch abstrakt, wenn es dem Operateur nicht gelingt, ihnen konkrete Bedeutung zu geben. Der Operateur ist und bleibt damit wichtigster Faktor. Wie in allen anderen operativen Techniken werden die erzielten Ergebnisse abhängig sein von der Erfahrung und dem unbedingten Willen des Operateurs, ein optimales Ergebnis zu erzielen. Grundlegende Voraussetzung hierfür sind neben manuellem Geschick eine intensive operative Tätigkeit sowie eine entsprechende Geduld. Unzweifelhaft hat sich ein ausgedehntes tierexperimentelles Training bewährt. In diesem Training kann unter Anleitung erfahrener Mikrochirurgen der Umgang mit Instrumentarium und Nahtmaterial erlernt und eine Erziehung zu den genannten Prinzipien gefördert werden.

10.3 Instrumentarium

Die für die gynäkologische Mikrochirurgie angebotenen Instrumente sind mittlerweile zahlreich geworden. Im Prinzip benötigt der Operateur aber nur wenige Instrumente; diese sollten jedoch den speziellen Erfordernissen der rekonstruktiven Tubenchirurgie angemessen sein (Abb. 10-1).

Die Basisausrüstung besteht aus einem Nadelhalter, einer Pinzette und einer mikrochirurgischen Schere. Diese Instrumente sollten ausreichend lang sein, um auch in der Tiefe bei adipösen Bauchdecken ohne Behinderung arbeiten zu können. Chirurgische Pinzetten sollten nur dort zum Einsatz kommen, wo Gewebe reseziert wird. Ins-

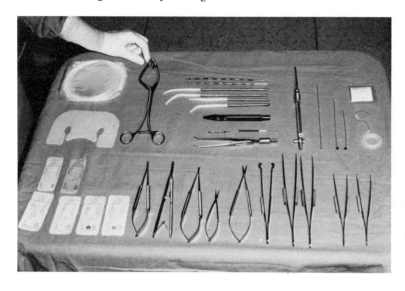

Abb. 10-1. Set mikrochirurgischer Instrumente für die Gynäkologie (Hersteller: Firma Gebr. Martin, Tuttlingen), zusätzlich Nahtmaterial und Silikonfolie zur Lagerung der Adnexe.

gesamt sollte das Fassen von intaktem Gewebe vermieden werden, wenn überhaupt – nur mit den vom Puder befreiten, behandschuhten Fingern. Zur Darstellung des Situs und zur Fixation bestimmter Strukturen sind die Taststäbe, entweder aus Glas oder aus teflonbeschichteten Materialien, hervorragend geeignet. Ein Splint (0,45 mm, Polyäthylen) dient bei den tubocornualen Anastomosen zur Orientierung und kann auch die Beweglichkeit der zu anastomosierenden Tubenanteile erhöhen. Weiterhin unerläßlich ist das elektrochirurgische Instrumentarium, bestehend aus einem Handgriff mit Doppelschaltung, mehreren Mikroelektroden sowie einer Bipolarpinzette. Als zusätzliches Instrumentarium bietet sich eine Schere mit kräftigeren Blättern zum Resezieren im Bereich des Isthmus an; dies kann jedoch auch mit einem feinen Skalpell geschehen. Das mikrochirurgische Grundinstrumentarium kann je nach den Bedürfnissen des Operateurs erweitert werden, in der Regel wird man jedoch mit den erwähnten Instrumenten auskommen. Es empfiehlt sich, die Instrumente zunächst im Tierexperiment zu erproben. Dabei wird der Operateur im Laufe seines Trainings selbst entscheiden, ob er z. B. zum Knüpfen des mikrochirurgischen Nahtmaterials eine Pinzette und einen Nadelhalter oder auch zwei Nadelhalter wählt. Es sind auch spezielle Knüpfpinzetten erhältlich, die die Technik des Knüpfens mit der Pinzette vereinfachen können.

Das benötigte *Nahtmaterial* kommt in den Stärken 6/0 bis 9/0 zur Anwendung. Die heute erhältlichen Nahtmaterialien unterteilen sich in resorbierbare und nicht-resorbierbare Nahtmaterialien. Für die Naht des Peritoneums bzw. der Ovaroberfläche sollte nicht-resorbierbares Nahtmaterial gewählt werden (Polypropylen 6/0 bis 8/0), für die Tubenanastomose eignet sich das resorbierbare Nahtmaterial (Polyglykolsäure - Polyglactin 910 8/0 bis 9/0) gleichermaßen, wobei darauf hinzuweisen ist, daß die resorbierbaren Nahtmaterialien in einer Stärke von 9/0 als monofiler, in der Stärke von 8/0 als geflochtener Faden vorliegen. Diese Nahtmaterialien sollten in der Kombination mit Rundkörpernadeln (3/8-Kreis) verwandt werden. Für die tubocornuale Anastomose kann eine Halbkreisnadel, bei fibrotischen Veränderungen auch eine Nadel mit geschliffener Spitze (Spatula-Nadel) von Vorteil sein. Über die Anwendung eines neuen synthetischen monofilen absorbierbaren Nahtmaterials (PDS-Polydioxanon) liegen bislang noch keine ausreichenden experimentellen Erfahrungen vor.

Materiell aufwendigster Teil der Ausrüstung ist neben der Elektrochirurgie unzweifelhaft das *Operationsmikroskop.* Die heute zur Verfügung stehenden Operationsmikroskope sind durchweg von ausgezeichneter optischer und mechanischer Qualität. Es handelt sich um binokulare Operationsmikroskope, die eine Vergrößerung bis 40fach erlauben. Vor der Anschaffung eines Operationsmikroskopes sollte man ebenfalls, wenn möglich, die Gelegenheit benutzen, dieses tierexperimentell zu erproben. Es ist darauf hinzuweisen, daß für eine zufriedenstellende Foto- bzw. Filmdokumentation eine Halogenbeleuchtung erforderlich ist. Adapter für Foto, 16-mm-Film und Videokamera werden heute von allen Herstellern angeboten. Zubehör wie Mitbeobachtertubus, monokular oder binokular, sind ebenfalls selbstverständlich.

Die *Gesamtinvestitionskosten* für ein mikrochirurgisches Instrumentarium unter Einschluß des Operationsmikroskopes liegen heute bei optimaler Ausrüstung in einer Größenordnung von ca. 80 000 DM, wobei die Dokumentation nicht berücksichtigt ist.

10.4 Operative Techniken

Die Darstellung und Vergleichbarkeit operativer Techniken setzt eine einheitliche *Nomenklatur* voraus. Eine internationale Nomenklatur der rekonstruktiven Tubenchirurgie wurde 1977 von der IFFS[1]) vorgestellt (Tabelle 10-1). Diese Nomenklatur weist jedoch zwei grundsätzliche *Nachteile* auf; zum einen ist die Einteilung wegen der vielen Untergruppen komplex und unterliegt einem hohen Maß an Subjektivität, zum anderen berücksichtigt diese Nomenklatur nicht den vorgefundenen Zustand der Adnexe, sondern lediglich den Eingriff, den der Operateur aufgrund seiner Subjektivität meint durchzuführen. Diese Problematik wird deutlich, wenn man weiß, daß z. B. im französischen Sprachraum unter Fimbrioplastik jede Operation, die an einer Tube mit erhaltenen Restfimbrien erfolgt, verstanden wird. Der Begriff der Salpingostomie wird von den Franzosen z. B. auch dann gebraucht, wenn bei einer offenen Tube keine Restfimbrien mehr vorhanden sind, aber durch eine Inzision in die Tubenwand eine Erweiterung des Tubenostiums durchgeführt wird. Diese Problematik hat dazu geführt, daß im deutschen Sprachraum, nach intensiver Diskussion, auf Vorschlag der Düsseldorfer Arbeitsgruppe

[1]) IFFS: International Federation of Fertility Societies

Tabelle 10-1 Internationale Nomenklatur der rekonstruktiven Tubenchirurgie

I. *Implantation*
   a) Isthmus
   b) Ampulle

II. *Anastomose*
   a) Intramural (interstitiell)
      1. Isthmus
      2. Ampulle
   b) Isthmus
      1. Isthmus
      2. Ampulle
   c) Ampulle
      1. Ampulle

III. *Salpingostomie*
   a) endständig – ampullär
   b) im mittleren Anteil der Ampulle
   c) isthmisch (unter Einschluß der transampullären Längsinzision)

IV. *Fimbrioplastik*
   a) Desagglutination und/oder Dilatation
   b) Inzision eines peritonealen Ringes
   c) Inzision der Tubenwand

V. *Adhäsiolyse*
   a) geringgradig (weniger als 1 cm der Tube oder des Ovars in Adhäsionen einbezogen)
   b) mittelgradig (teilweise peritubar oder periovariell)
   c) hochgradig („Kapselbildung" peritubar oder periovariell)

VI. *Kombinierte Operationen*
   a) verschiedene Eingriffe an der rechten oder linken Tube
   b) mehrere Eingriffe an derselben Tube (z. B. Implantation und Anastomose)

Tabelle 10-2 Mikrochirurgische Operationsverfahren (nach Schlösser et al. [10])

1. Adhäsiolyse
   a) Salpingolyse
   b) Fimbriolyse
   c) Ovariolyse
2. Fimbrioplastik
3. Salpingostomie
4. Anastomose

eine vereinfachte Nomenklatur eingeführt wurde (Tabelle 10-2). Diese Nomenklatur versucht, die subjektive Einteilung des Operateurs dadurch zu vermindern, daß die Einteilung in die einzelnen Gruppen aufgrund des vorgefundenen Befundes durchgeführt wird [10]. Nach dieser Nomenklatur versteht man unter einer Adhäsiolyse die Beseitigung von Adhäsionen, die als fertilitätsmindernd angesehen werden müssen. Dabei erfolgt eine Unterteilung in Salpingo-, Ovario- und Fimbriolyse. Unter der Salpingolyse versteht man die Wiederherstellung der freien Beweglichkeit der Ampulle und damit die Rekonstruktion der topographischen Beziehungen von Ampulle zu Ovar. Die Ovariolyse bezeichnet alle Schritte, die notwendig sind, das Ovar von periovariellen oder Ovaroberflächen-Adhäsionen zu befreien, um eine ungestörte Ovulation mit nachfolgender Eiaufnahme durch die Ampulle zu gewährleisten. Fimbriolyse meint das Lösen aller Verwachsungen, die ein an sich intaktes Fimbrienende funktionell einengen oder teilweise sogar verschließen. Es ist deshalb möglich, daß eine, bei der präoperativen Diagnostik zunächst als verschlossen imponierende Tube sich intraoperativ an ihrem Fimbrienende als intakt herausstellt, nachdem dichte Adhäsionen gelöst wurden. Diese operativen Schritte sind deshalb retrospektiv nicht als Fimbrioplastik oder Salpingostomie, sondern lediglich als Fimbriolyse zu bezeichnen.

Häufig finden sich postentzündlich *inkomplette ampulläre Tubenverschlüsse* (Abb. 10-2).

Diese inkompletten Verschlüsse können ebenfalls mit einer weitgehenden Schädigung der Tubenschleimhaut und einer Dilatation der ampullären Tubenwand verbunden sein. Um jedoch eine Abgrenzung gegenüber den komplett verschlossenen Tuben zu erreichen, wird dieser Eingriff nach der vorliegenden Nomenklatur als Fimbrioplastik bezeichnet. Der Ausdruck ‚Fimbrioplastik' ist insofern etwas verwirrend, da bei diesen Tuben sehr häufig keine intakten Fimbrien mehr gefunden werden. Das alleinige Merkmal zur Einteilung dieser Tuben in die Gruppe ‚Fimbrioplastik' ist die noch vorhandene Durchgängigkeit der Tube. Dadurch unterscheidet sie sich grundsätzlich von den Tuben, bei denen eine Salpingostomie durchgeführt werden muß. Die Salpingostomie wird durchgeführt bei komplettem endständigen Tubenverschluß, welcher auch nach Lösen aller Ad-

häsionen zwischen Tube und Ovar, bzw. Tube und Beckenperitoneum vorhanden ist (Abb. 10-3). Es erscheint sinnvoll, diese Salpingostomie in drei Untergruppen zu unterteilen. Die erste Form der Salpingostomie ist dann gegeben, wenn in loco typico, d. h. im Bereich des unter dem Operationsmikroskop identifizierbaren „Nabels" eine Eröffnung und Eversion durchgeführt werden kann. Alle Fälle, bei denen endständig die Tubeneröffnung nicht in der beschriebenen Weise erfolgen kann, d. h. Anteile der Tubenwand reseziert werden müssen und damit eine neue Tubenöffnung geschaffen wird, sind unter dem Begriff ‚Salpingo-Neostomie' zusammenzufassen. Bei der zunehmenden Zahl voroperierter Patientinnen und der deutlich schlechteren Prognose dieser Gruppe bei dem erneuten Versuch, diese Tube zu öffnen, wird die wiederholte Operation in die Gruppe der Re-Salpingostomien eingegliedert.

Die *Tubenanastomosen* sollten grundsätzlich in Rekonstruktionen nach Sterilisation und postentzündliche, meist isthmische bzw. cornuale Tubenverschlüsse unterteilt werden. Die Bezeichnung der Tubenanastomose erfolgt entsprechend der anastomosierten Segmente, z. B. isthmisch-ampullär, isthmisch-cornual, cornual-ampullär oder auch ampullo-ampullär usw.

Diese Nomenklatur hat sich an unserer Klinik in den vergangenen Jahren eindeutig bewährt und gestattet eine exakte, weitgehend objektive Unterteilung der durchgeführten rekonstruktiven Eingriffe.

Die einzelnen operativen Schritte bei der Adhäsiolyse und auch der Fimbrioplastik werden sich an der vorgegebenen Pathologie orientieren müssen. Die Vielfältigkeit der hierbei anzutreffenden Befunde läßt ein schematisiertes Vorgehen nicht zu. Der Operateur wird sich bemühen müssen, unter Einsatz von Taststäben und der Mikroelektrode die Verwachsungen schrittweise zu lösen und dabei nur im Extremfalle Verwachsungen zu resezieren. Das operative Vorgehen ist dabei auszurichten an dem erwünschten Ergebnis: der Rekonstruktion der normalen Topographie im kleinen Becken mit ausreichender Mobilität, insbesondere der Ampulle.

Für die Salpingostomie und die tubo-tubare Anastomose lassen sich jedoch gewisse technische

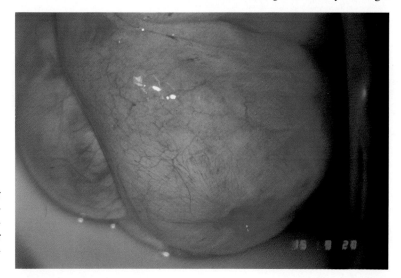

Abb. 10-2. Inkompletter ampullärer Tubenverschluß mit stecknadelkopfgroßer Öffnung im Bereich des ehemaligen Fimbrientrichters; Tube für Blaufarbstoff durchgängig; durchgeführter Eingriff: Fimbrioplastik.

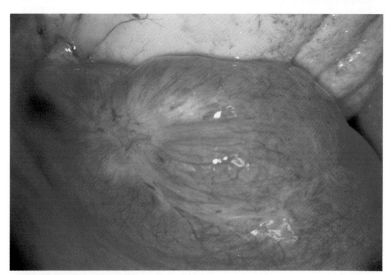

Abb. 10-3. Kompletter ampullärer Tubenverschluß. Unter dem Operationsmikroskop deutlich erkennbare Narben, die strahlenförmig auf die ehemalige Tubenöffnung zulaufen. Durchgeführter Eingriff: Salpingostomie.

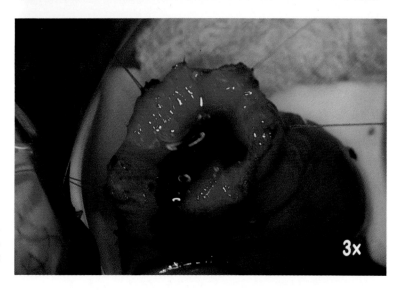

Abb. 10-4. Nach Abschluß der Präparation unter dem Mikroskop spannungsfrei evertierte Tubenmukosa nach endständiger Tubeneröffnung.

Schritte darstellen, die für die Erzielung eines guten postoperativen Resultates von ausschlaggebender Bedeutung sind [15].

Beim kompletten ampullären Tubenverschluß wird man zunächst sämtliche Adhäsionen, die die Ampulle bedecken, sie mit ihren Nachbarorganen verbinden oder ihre Motilität einschränken, befreien. Danach sollte eine Blauauffüllung der Tube entweder transzervikal oder transfundal durchgeführt werden. Diese Blauauffüllung erleichtert die weiteren präparativen Schritte. Sehr häufig ist die Ampulle auf der Ovaroberfläche adhärent, und man wird unter dem Operationsmikroskop unter genauester Beachtung der Gewebsschichten die Tube vom Ovar lospräparieren. Diese Präparation muß so weitgehend erfolgen, daß die Ampulle komplett vom Ovar gelöst wird, ohne dabei die vaskuläre Versorgung aus dem Ligamentum infundibulum pelvicum zu stören. Danach wird zunächst der auf der Ovaroberfläche entstandene Serosadefekt sorgfältig gedeckt. Dies kann meist einschichtig ohne tiefe Ovarnähte mit Polypropylen 6/0–8/0 erfolgen. Nach der Lösung der Ampulle sollte unter dem Operationsmikroskop der terminalste Punkt der Tube exakt lokalisiert werden. Die Öffnung der Tube im Bereich der Narbe des ursprünglichen Tubenostiums („Nabel") stellt die wirksamste Prophylaxe gegenüber Re-Okklusionen der Tube dar. Nach primärer Eröffnung werden die weiteren Inzisionen entlang der Mukosafalten unter Sichtkontrolle durchgeführt, wobei keinerlei Anteile der Tubenwand exzidiert werden sollten. Nach mehreren kleinen Inzisionen sollte es in der Regel möglich sein, nun die Tube mittels mukoseröser Nähte (6/0 bis 8/0 resorbierbares oder nicht-resorbierbares Nahtmaterial) spannungsfrei zu evertieren (Abb. 10-4).

Gelingt die Eversion nur unter hoher Spannung, können zusätzliche kleine Inzisionen durchgeführt werden. Insgesamt sollten einige wenige Nähte ausreichen, um die Mukosa zu evertieren. Falls periovarielle Adhäsionen vorhanden sind, sollten diese abschließend so sorgfältig wie möglich von der Ovaroberfläche entfernt werden.

Die *Tubenanastomose* wird heute weltweit als zweischichtige extramuköse Anastomose durchgeführt. Die Durchführung dieser zweischichtigen Tubenanastomose stellt jedoch sowohl im cornualen als auch im ampullären Bereich hohe Anforderungen an die operative Technik. Die Resektion der Tubenanteile sollte unter optischer Kontrolle durch das Operationsmikroskop bis in einen Bereich intakter Mukosa hinein erfolgen. Im Bereich des „intramuralen" Tubenverschlusses ist die Beobachtung des Blauaustritts bei Farbstoffinstillation hilfreich. Die Blaulösung sollte bei geringem Druck in exaktem Strahl ohne Turbulenzen austreten.

Man wird heute weitgehend bei den Anastomosen auf die Durchführung eines *Tubensplintings* verzichten. Das Legen eines Polyäthylen-Katheters (0,45 mm) empfiehlt sich nur bei tubocornualen Anastomosen, wobei der Splint uteruswärts ohne mechanische Hilfsmittel eingeführt werden sollte. Das Hinausleiten des Splints über das ampulläre Tubenende stellt eine nicht geringe Traumatisierung der Tubenmukosa dar. Es reicht oft, den Splint 2 bis 3 cm ampullenwärts, ebenfalls ohne Hilfsmittel einzuschieben. Nach Abschluß der Anastomose kann dieser Splint vom Uteruscavum her gezogen werden. Generell jedoch sollte das Tubensplinting – wann immer möglich – vermieden werden. Die erste Nahtreihe erfolgt im Bereich der Muscularis tubae mit 8/0 bis 9/0-Nahtmaterial. Nach Abschluß dieser Muscularis-Nähte kann eine Durchgängigkeitsprüfung der Tube erfolgen. Bei ungestörter Blaupassage erfolgt danach die seröse Deckung des Wundgebietes, ebenfalls mit Nahtmaterial der gleichen Stärke. Wir bevorzugen für die Tubenanastomose Polyamid-Nahtmaterial.

Mit dieser Technik ist es uns gelungen – wenn auch an einem kleinen Patientenkollektiv – auch nach postentzündlichen Tubenverschlüssen tubocornuale Anastomosen durchzuführen; eine Implantation der Tube wegen komplett verschlossenem intramuralen Tubenanteils war bislang nicht erforderlich. Zur Problematik der Tubenrekonstruktion nach vorausgegangener Sterilisation verweisen wir auf die Ausführungen von Frantzen und Schlösser (Beitrag 11) in diesem Buch.

10.5 Ergebnisse

Möglichkeiten und Grenzen der mikrochirurgischen Tubenrekonstruktion spiegeln sich in den Ergebnissen. Mittlerweile wurden große Einzelkollektive publiziert [14]. Man kann davon ausgehen, daß bei diesen großen Patientenzahlen nicht mehr von statistisch unbedeutenden Einzelkollektiven gesprochen werden kann. Es fehlt nicht an Versuchen in der Literatur, die Überlegenheit mikrochirurgischer gegenüber makrochirurgischen Techniken zu beweisen [1, 3]. Diese Versuche sind jedoch wegen statistischer Unzulänglichkeiten abzulehnen, insbesondere da es sich um retrospektive Auswertungen handelt.

Es fehlt auch nicht an überdurchschnittlichen Erfolgsberichten, die jedoch teilweise an Zentren erreicht wurden, bei denen über 50% der Patientinnen präoperativ selektioniert wurden.

Wir haben an der Universitäts-Frauenklinik Homburg-Saar seit November 1978 bei insgesamt 191 Patientinnen eine operative Behandlung wegen tubarer Sterilität durchgeführt. Dabei wurden alle Frauen operiert, die keine Kontraindikationen (Tabelle 10-3) aufwiesen. Aus diesen Patienten haben wir 131 Fälle für die Erfolgsstatistik ausgewertet, bei denen die Operation mindestens 12 Monate zurückliegt (Tabelle 10-4). Dabei

Tabelle 10-3 Kontraindikationen gynäkologischer Mikrochirurgie

internistisch/anästhesiologisch
Genital-TBC
Sterilität des männlichen Partners
Alter der Patientin –> 37 Jahre (?)
Tubenlänge < 4 cm
Fehlen der Pars Ampullaris
Ovaroberfläche/Funktion

wurde keine Selektion der Patienten mit zusätzlicher ovarieller oder andrologischer Sterilitätsproblematik durchgeführt. Alle Patienten, die nicht nachverfolgt werden konnten, wurden als Versager gewertet. Die voroperierten Patientinnen sind in dieser Gruppe ebenfalls enthalten. Bei 131 Patientinnen konnten wir insgesamt 33 intrauterine Graviditäten erzielen. Die Extrauteringraviditätsrate lag bei 6,9%. Die eindeutig besten Erfolgschancen weisen die Patientinnen im Zustand nach Sterilisation auf. Die schlechteste Prognose dürfte bei den Patienten mit kombiniertem Tubenverschluß zu erwarten sein.

Die mikrochirurgische Tubenrekonstruktion stellt einen Fortschritt in der operativen Behandlung der tubaren Sterilität dar. Die Einführung mikrochirurgischer Techniken in der Gynäkologie hat nicht nur die Behandlungsergebnisse der tubaren

Tabelle 10-4 Mikrochirurgische Tubenrekonstruktion Universitäts-Frauenklinik Homburg/Saar 1. 10. 1978 bis 15. 9. 1981 (n = 131)

	N	IUG	ABORT	EUG	Geburt	
Adhaesiolyse						
endoskopisch	26	5			1	
mikrochirurgisch	14	1	1		1	9/40
Adhaesiolyse und Fimbrioplastik	12	2		3		5/12
Adhaesiolyse und Salpingostomie	47	1		4	7	12/47
Adhaesiolyse und Salpingostomie und Anastomose	5	1				1/5
Anastomose nach entzündlichem Verschluß	6			1		1/6
Anastomose nach Sterilisation	21	2	1	1	10	14/21
–15. 09. 1981	131	12	2	9	19	42/131

Sterilität verbessert, sie hat auch weltweit zu einer Intensivierung der Forschung im Bereich der Physiologie und Pathologie der Tube geführt. Sowohl aufgrund der klinischen Ergebnisse als auch experimenteller Untersuchungen wissen wir heute, daß die Erfolgsraten jeder Form der Tubenchirurgie limitiert sind durch die präexistenten Schäden an der Tube – sei es iatrogen oder postinflammatorisch. Die Mikrochirurgie kann nicht für sich in Anspruch nehmen, das Problem der tubaren Sterilität zu lösen. Dies hat sie jedoch auch a priori nie beansprucht. Die Mikrochirurgie der Tube hat sich zum Ziel gesetzt, durch die rekonstruktiven Schritte an den Tuben, bei denen durch das vorausgegangene Trauma keine irreversible Schädigung eingetreten ist, ein operatives Ergebnis zu erzielen, welches das nachfolgende Eintreten einer Schwangerschaft zuläßt. Wahrscheinlich wird man durch die verbesserte Technik, d. h. eine niedrigere Re-Okklusionsrate, eine erhöhte Tubargraviditätsrate bei diesen vorgeschädigten Tuben in Kauf nehmen müssen. Ob und – wenn ja – wie hoch dieser Faktor anzusetzen ist, kann derzeit noch nicht gesagt werden. Sicher ist jedoch, daß der Einsatz mikrochirurgischer Techniken so günstige postoperative Ergebnisse zu erzielen vermag, daß eine Weiterverbreitung der mikrochirurgischen Techniken sich anbahnt. Dies gilt sowohl für die Extrauteringravidität [6] als auch für die Ovarchirurgie [2]. Das mikrochirurgische Vorgehen resultiert nicht zuletzt aus der Erkenntnis, daß bei jungen Frauen eine Organsterilität, die wir auch als iatrogene Sterilität bezeichnen müssen, häufig nach zu traumatisch durchgeführter „kleiner Beckenchirurgie" diagnostiziert werden muß. Die zu großzügige Durchführung von z. B. Ovarialzystenpunktionen und -exstirpationen, Myomenukleationen und vor allem Antefixationsoperationen liefert den Mikrochirurgen leider einen großen Teil ihres Patientenkollektivs.

10.6 Schlußbetrachtung

Ganz allgemein kann heute gesagt werden, daß die Einbeziehung mikrochirurgischer und plastisch-rekonstruktiver Prinzipien in das gynäkologisch operative Repertoire den Fortschritt im therapeutischen Ansatz mindestens ebenso wie in einem prophylaktischen Sinne verwirklicht.

Klinischer Stellenwert der Tubenchirurgie

Die *Zukunft der Mikrochirurgie* wird wohl kaum in einer Verbesserung der Technik zu finden sein. Hierbei muß die Entwicklung als weitgehend abgeschlossen betrachtet werden. Der Einsatz von Laser-Geräten scheitert derzeit noch an vielen technischen Schwierigkeiten; hier sind jedoch Weiterentwicklungen zu erhoffen. Ziel und Thema der Forschung für die Zukunft wird die *präoperative Selektion* von Patientinnen sein. Dabei ist einerseits die unbefriedigende diagnostische Situation zu verbessern; zum anderen wird durch das neue Verfahren der In-vitro-Fertilisation die Therapie der tubaren Sterilität erweitert und komplettiert. Dabei wird sich die In-vitro-Fertilisation für die Versager der Tubenchirurgie ebenso anbieten wie die Tubenchirurgie nach erfolgloser In-vitro-Fertilisation. Da absehbar ist, daß die In-vitro-Fertilisation in naher Zukunft zunehmend klinische Bedeutung gewinnt, kann bereits heute vorhergesagt werden, daß es sich hierbei nicht um ein Alternativverfahren handelt. Bedenkt man, daß Schwangerschaften teilweise auch noch vier Jahre nach durchgeführter Operation eintreten, so ist ungewiß, ob die Patientin einen so langen Zeitraum abwarten möchte, oder ob sie sich nicht vorher einer In-vitro-Fertilisation unterzieht, wobei letztendlich nicht mehr zu klären sein wird, ob die eingetretene Schwangerschaft der Erfolg der einen oder der anderen Methode ist. Wer sich jedoch intensiv mit der Therapie der Sterilität beschäftigt, wird hier ohne Zögern den Erfolgsanspruch einer Methode zurückstellen, und das erreichte Ergebnis für letztlich entscheidend erachten.

Man kann allerdings bereits heute davon ausgehen, daß bei den Patientinnen mit *schwersten entzündlichen Veränderungen im kleinen Becken* weder die Mikrochirurgie noch die In-vitro-Fertilisation in der Lage sein wird, die Kinderlosigkeit erfolgreich zu behandeln. Bei massiven pelvinen Adhäsionen sind die Grenzen mikrochirurgischer Techniken deutlich zu erkennen und selbst eine

Tabelle 10-5 Tubenpathologie mit ungünstiger Prognose

1. dickwandige Hydrosalpinx
2. kombinierte Tubenverschlüsse mit Wandfibrose
3. langstreckige isthmische Veränderungen mit Passagestörung bzw. Verschluß
4. ausgedehnte pelvine Adhäsionen
5. Tubenpathologie mit gleichzeitigen andrologischen Sterilitätsfaktoren

Freilegung der Ovaroberfläche zur späteren Punktion wird in diesen Fällen nicht immer gelingen. Wenn man heute aus der Sicht der Tubenchirurgie im Hinblick auf die Möglichkeit einer weiterführenden Therapie der In-vitro-Fertilisation eine Indikationsskala erstellen sollte, so würde sich ergeben, daß im Zustand nach Sterilisation, bei schwerer Endometriose und Mißbildung der Tube die Mikrochirurgie die Methode der Wahl darstellt. Auch bei den erfolgverspre-chenden Eingriffen, d. h. bei einer Erfolgsrate von 20 bis 30% würden wir meinen, daß eine rekonstruktive Tubenchirurgie als primärer therapeutischer Ansatz gewählt werden sollte. Noch unklar ist die Bedeutung der fraglich erfolgversprechenden Tubensituationen (Tabelle 10-5). Kein Zweifel kann darüber bestehen, daß der kombinierte Tubenverschluß bei Wandfibrose bzw. eine starre Obliteration in Isthmus und Ampulle, die gekammerte Hydrosalpinx und bindegewebige Umwandlung der Tube sowie eventuell die Re-Okklusion nach Salpingostomie als irreversible Tubensterilität angesehen werden muß. In diesen Fällen ist die operative Rekonstruktion entweder unmöglich oder der Aufwand und die Risiken stehen in keinem annehmbaren Verhältnis zur Erfolgschance.

Die weitere Entwicklung wird den operativ tätigen Gynäkologen in Zusammenarbeit mit den Therapeuten der In-vitro-Fertilisation zum Wohl der sterilen Paare weiterhin herausfordern.

Literatur

[1] Betz, G., Engel. T., Penney L. L.: Tuboplasty – Comparison of the methodology. Fertil.Steril. 34 (1980) 534.

[2] Brosens, I., Boechx, W., Gordts, S.: Funktionserhaltende Operationen bei Ovarialendometriose, Tubenschwangerschaft und Tubenokklusion. Gynäkologe 13 (1980) 153.

[3] Fayez, J. A., Suliman, S. O.: Infertility surgery of the oviduct: comparison between macrosurgery and microsurgery. Fertil.Steril. 37 (1982) 73.

[4] Gomel, V., McComb, P.: Unexpected pregnancies in women afflicted by occlusive tubal disease. Fertil.Steril. 36 (1981) 529.

[5] Henry-Suchet, J., Lofredo, V.: Traitement chirurgical des sterilités tubaires. Nouv Presse Med 9, 5 (1980) 311.

[6] Hepp, H., Scheidel, P.: Operatives Vorgehen bei der Extrauteringravidität in: Gießener gynäkologische Fortbildung 1981. Hrsg.: W. Künzel und R. Rauskolb. Georg Thieme, Stuttgart 1982.

[7] Käser, O., Ikle, F. A.: Operations for relief of tubal sterility. In: Fert. Disturbances in men and women, 557. Karger, Basel 1971.

[8] Philpsen, T., Hansen, B. B.: Comparative study of hysterosalpingography and laparoscopy in infertile patients. Acta Obstet.Gynecol.Scand. 60 (1981) 149.

[9] Scheidel, P., Hepp, H.: Endoskopische Diagnostik vor rekonstruktiven Eingriffen an der Tube. Geburtsh. u. Frauenheilk. 42 (1982) 777.

[10] Schlösser, H. W., Frantzen, C., Beck, L.: Mikrochirurgie bei Tubensterilität. Gynäkol. Praxis 6 (1982) 61.

[11] Servy, E. J., Tzingounis, V. A.: Tubal patency: Hysterosalpingography compared with laparoscopy South Med.J.71, 12 (1978) 1511.

[12] Swolin, K.: Elektromicrosurgery and salpingostomy: Long term results. Am.J.Obstet.Gynceol. 121 (1975) 418.

[13] Winston, R. M. L.: Microsurgical reanastomosis of the rabbit oviduct and its functional and pathological sequelae. Brit. J.Obstet.Gynaecol. 82, 7 (1975) 513.

[14] Winston, R. M. L.: Microsurgery of the fallopian tube from fantasy to reality. Fertil.Steril. 34, 8 (1980) 521.

[15] Winston, R. M. L.: Progress in tubal surgery. Clin.Obstet.Gynecol. 8, 3 (1981) 653.

11. Welche Chancen bestehen für die Refertilisierung nach vorausgegangener operativer Sterilisation der Frau?

Ch. Frantzen und H. W. Schlösser

Refertilisierungen nach Tubensterilisation stellen die erfolgversprechendsten Eingriffe auf dem Gebiet der Fertilitätschirurgie dar. In der überwiegenden Mehrzahl der Fälle handelt es sich um Patientinnen, die ihre Fertilität bereits unter Beweis gestellt haben, und nur selten weisen die unterbrochenen Tuben zusätzliche entzündliche Veränderungen auf. Verfeinerte Operationstechniken haben eine deutliche Verbesserung der Schwangerschaftsraten mit sich gebracht. So werden nach Anwendung mikrochirurgischer Verfahren übereinstimmend von allen Autoren Erfolgsraten von über 50% angegeben. Winston [7] berichtet von 58% Lebendgeburten bei 126 Operationen, Gomel [3] von 64% bei 118 Eingriffen. Die Extrauterinraten liegen nach mikrochirurgischen Refertilisierungen deutlich niedriger als nach konventionellen Eingriffen.

Der *Vorteil der mikrochirurgischen Technik* besteht darin, daß unter dem Mikroskop das pathologisch veränderte Gewebe besser erkannt und somit vollständiger exzidiert werden kann. Auf diese Weise läßt sich eine unnötige Verkürzung der Tube vermeiden. Die möglichst atraumatische Präparation und die Schonung größerer die Tube versorgender Gefäße stellt die beste Adhäsionsprophylaxe dar. Die mikroskopische Vergrößerung erleichtert eine exakte schichtenanaloge Anastomosierung und ermöglicht eine bessere Apposition der sich entsprechenden Mukosafalten.

Die *Gefahr einer Stenosierung* im Bereich der Anastomosestelle kann weitgehend reduziert werden. Es wird feinstes, reaktionsarmes Nahtmaterial – meist 8 × 0 Nylon oder 8 × 0 Vicryl – eingesetzt. Die früher übliche traumatisierende und eileiterverkürzende tubouterine Implantation, die wegen der möglichen Uterusruptur zusätzlich mit dem Nachteil einer Schnittentbindung

behaftet ist, läßt sich fast immer durch die mikrochirurgische cornuale Anastomose ersetzen. Je nach Lokalisation der Eileiterunterbrechung werden cornual-isthmische, cornual-ampulläre, isthmisch-isthmische, isthmisch-ampulläre und ampullär-ampulläre Anastomosen erforderlich. Die Refertilisierung nach Fimbriektomie besteht in der Wiedereröffnung der ampullär verschlossenen Tube (Salpingoneostomie).

Die *Prognose* mikrochirurgischer Refertilisierungen nach Tubensterilisation wird anhand von 84 Operationen diskutiert, die vom 1. 1. 1976 bis 30. 4. 1981 an der Universitäts-Frauenklinik Düsseldorf durchgeführt wurden:
Ein Refertilisierungsversuch scheint dann sinnlos, wenn die Resttubenlänge weniger als 3 cm beträgt oder wenn im Falle einer Fimbriektomie mehr als Zweidrittel der Pars ampullaris reseziert wurde. Prognostisch ungünstig sind die Fälle, bei denen zusätzlich zur Eileiterunterbrechung schwere entzündliche Schädigungen wie Trichterverklebungen, Adhäsionen oder Salpingitis isthmica nodosa vorgefunden werden. Die mit Faltenverlust und Deziliation einhergehende Hydrosalpinxformation sowie eine intraluminale Polypentstehung im uterusnahen Tubenstumpf müssen ebenfalls als ungünstige Voraussetzung für eine Refertilisierung angesehen werden.

Von den 84 Patientinnen erzielten 52 (61,9%) eine intrauterine Gravidität (Tabelle 11-1). 44 Frauen (52,4%) wurden inzwischen entbunden. Insgesamt 17 Patientinnen erlitten einen oder mehrere Aborte. Acht dieser Frauen (9,5%) sind seither nicht mehr intrauterin schwanger geworden. Die Extrauterinrate lag bei 2,4%. Bei 4 Frauen (4,8%) kam es postoperativ zum erneuten kompletten Verschluß beider Tuben. Bei den laparoskopischen Nachkontrollen der nicht gravi-

Tabelle 11-1 Ergebnisse nach mikrochirurgischer Refertilisierung (UFK Düsseldorf 1. 1. 1976–30. 4. 1981)

Anzahl	intrauterine Gravidität	Lebendgeburt	Abort	extrauterine Gravidität	erneuter Tubenverschluß
84	52 (61,9%)	44 (52,4%)	8 (9,5%)	2 (2,4%)	4 (4,8%)

de gewordenen Frauen fanden wir ansonsten fast immer beide Eileiter, mindestens jedoch eine Tube, farbstoffdurchgängig. Postoperative Adhäsionen wurden nur selten beobachtet. Vier Patientinnen streben zur Zeit keine Schwangerschaft an und nehmen Ovulationshemmer oder leben getrennt von ihrem Partner.

Refertilisierungen nach Sterilisation mittels einer der Ligatur-Resektions-Methoden erbrachten annähernd gleiche Resultate wie solche nach Koagulations-Verfahren (Tabelle 11-2). Bei den Koagulations-Verfahren konnte retrospektiv nicht immer geklärt werden, ob durch unipolare, bipolare oder Thermokoagulation sterilisiert worden war. Nach unipolarer Koagulation wurde oft eine weitreichende, gelegentlich irreparable Zerstörung des Eileitergewebes und der Gefäßversorgung beobachtet, vor allem dann, wenn die Koagulation im Bereich der Pars ampullaris wirksam wurde. Ungünstige Voraussetzungen für eine Rekonstruktion fanden sich allerdings auch dann, wenn in größeren Abständen mehrfach bipolar oder thermokoaguliert wurde und folglich ein ausgedehntes Tubensegment vor der Anastomosierung reseziert werden mußte. Ein Vorteil der Koagulation ist allgemein darin zu sehen, daß selten Adhäsionen vorgefunden werden und die Tubenwände im Gegensatz zu den teilweise nicht sehr schonend vorgenommenen Ligatur-Resektions-Verfahren meist keine ausgeprägte Fibrosierung aufweisen. Die Grenzen zwischen gesundem und narbigem Gewebe sind scharf, und der weitere ampulläre Tubenstumpf läuft meist konisch zu, so daß das Lumen dort punktförmig eröffnet werden kann und somit eine Angleichung an das isthmische Tubenlumen technisch günstiger durchzuführen ist als nach Freipräparation eines ligierten ampullären Tubensegmentes. Vorteile der Thermokoagulation gegenüber der bipolaren Koagulation lassen sich für die Refertilisierungs-Operation nicht erkennen.

Die *technisch günstigsten Voraussetzungen* für eine Eileiterrekonstruktion scheinen *nach Clip-Sterilisation* gegeben zu sein. Denn bei dieser Methode wird nur wenig Tubengewebe zerstört, und die Gewebsreaktion in der Umgebung des Clips scheint begrenzt zu sein, so daß bei der Anastomosierung keine Lumendifferenzen zu befürchten sind. Winston [7] und Gomel [3] berichten über sechs, respektive drei, Refertilisierungen nach Clip-Sterilisation, die ausnahmslos zu einer späteren Schwangerschaft geführt haben. Von den eigenen vier nach Clip-Sterilisation operierten Patientinnen brachte eine Frau ein Kind zur Welt. Zwei Frauen streben zur Zeit noch keine Schwangerschaft an. Eigene Erfahrungen mit Refertilisie-

Tabelle 11-2 Operationsresultate in Abhängigkeit vom angewandten Sterilisationsverfahren

Sterilisationsverfahren	Anzahl	intrauterine Gravidität	Lebend-geburt	Abort	extrauterine Gravidität
Ligatur/Resektionsverfahren	43	26	20	6	1
Koagulationsverfahren	34	24	22	2	1
Clip-Sterilisation	4	1	1	–	–
Fimbriektomie	3	1	1	–	–

rungen nach Fallope-Ring-Sterilisation liegen nicht vor. Eine Fimbriektomie stellt nach unserer Ansicht keine Kontraindikation für einen Refertilisierungs-Versuch dar, wenn die verbliebene Pars ampullaris ausreichend lang und mobilisierbar erscheint. Von drei derartig sterilisierten und später von uns refertilisierten Frauen wurde eine Patientin nach einem Intervall von 21 Monaten intrauterin schwanger. Bei einer weiteren Patientin kam es zum erneuten beidseitigen Tubenverschluß.

Das *Alter der Patientin* beeinträchtigt die Erfolgsprognose. Die meisten Frauen waren zum Zeitpunkt der refertilisierenden Operation 30–35 Jahre alt (Abb. 11-1). Als Alterslimit für refertilisierende Operationen wird normalerweise ein Alter von 40 Jahren angesehen. In Ausnahmefällen wurde auf Drängen der Patientin hin die Altersgrenze bis zu 42 Jahren heraufgesetzt. Von 12 Frauen im Alter von 38–42 Jahren erreichten jedoch nur drei eine intrauterine Schwangerschaft. Zwei dieser Graviditäten endeten mit einem Abort.

Das durchschnittliche *Zeitintervall zwischen Operation und Konzeption* betrug acht Monate, in einem Fall kam es erst nach vier Jahren zu einer erfolgreich verlaufenen Schwangerschaft. Das Intervall zwischen Eintritt der Gravidität und Refertilisierung scheint umgekehrt proportional zur Resttubenlänge zu sein (Gomel [3]).

Das *Zeitintervall zwischen Sterilisation und Refertilisierung* beeinflußt die Erfolgsraten. Bei einem Zeitraum von über fünf Jahren sind die Ergebnisse deutlich schlechter. Die Arbeitsgruppe um Winston [5, 7] glaubt, daß hierfür die nach langen Intervallen häufig beobachtete Polypenentstehung im uterusnahen Tubenstumpf als Ursache anzusehen ist. Diese Beobachtung konnte in der

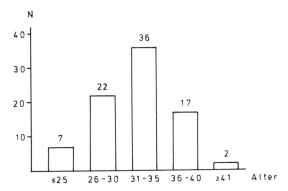

Abb. 11-1. Alter der Patientinnen zum Zeitpunkt der Fertilisierung.

eigenen Studie nicht bestätigt werden. Nur dreimal konnten polypöse Strukturen reseziert und histologisch verifiziert werden. Es ist anzunehmen, daß das unter diesen Bedingungen meist fortgeschrittene Lebensalter der Patientin für die schlechten Resultate eine entscheidende Rolle spielt. Die Erfahrung hat gezeigt, daß zahlreiche Patientinnen trotz nachgewiesener biphasischer Zyklen erst nach ovulationsauslösender Behandlung schwanger wurden. Ob psychische Faktoren, eine möglicherweise bei der Sterilisation gesetzte Läsion der das Ovar versorgenden Gefäße und Nerven oder das fortgeschrittene Lebensalter der Patientinnen ursächlich für die offensichtliche Störung der Ovarialfunktion verantwortlich gemacht werden müssen, läßt sich aus der klinischen Beobachtung allein nicht klären. Neben der Ovarialinsuffizienz führen auch sonstige fertilitätsbeeinträchtigende Parameter wie Subfertilität des Partners, Endometriose und Myome zu einer Verschlechterung der Erfolgschancen.

Als wichtigste *prognostische Kriterien* sind die Lokalisation der Eileiterunterbrechung und die nach

Tabelle 11-3 Resultate nach mikrochirurgischer Refertilisierung in Abhängigkeit von der verbliebenen Tubenlänge

Tubenlänge	Anzahl	intrauterine Gravidität	Lebendgeburt	Abort	extrauterine Gravidität
>6 cm	42	33 (78,6%)	28 (66,7%)	5 (11,9%)	1 (2,4%)
4–6 cm	36	18 (50,0%)	15 (41,7%)	3 (8,3%)	1 (2,8%)
<4 cm	6	1 (16,7%)	1 (16,7%)	– –	– –

Tabelle 11-4 Resultate nach mikrochirurgischer Refertilisierung in Abhängigkeit von der Lokalisation der Anastomose

Lokalisation	Anzahl	intrauterine Gravidität	Lebendgeburt	Abort	extrauterine Gravidität
Cornual-isthmisch	5	3 (60,0%)	3 (60,0%)	– – –	– –
Isthmisch-isthmisch	23	21 (91,3%)	20 (87,0%)	1 (4,3%)	1 (4,3%)
Cornual-ampullär	11	4 (36,4%)	3 (27,3%)	1 (9,1%)	1 (9,1%)
Isthmisch-ampullär	36	22 (61,1%)	16 (44,4%)	6 (16,7%)	– –
Ampullär-ampullär	6	1 (16,7%)	1 (16,7%)	– –	– –
Salpingoneostomie	3	1 –	1 –	– –	– –

Anastomosierung verbliebene Resttubenlänge anzusehen [1, 2, 4, 6, 7]. Die Operationsergebnisse werden in Tabelle 11-3 und 11-4 wiedergegeben. Da Tubenlänge und Lokalisation der Anastomose häufig für den rechten und linken Eileiter unterschiedlich waren, wurde bei der Analyse stets die längere Tube berücksichtigt. Bei annähernd gleicher Tubenlänge wurde Bezug auf den Eileiter genommen, dessen Trichter intakt und dessen Pars ampullaris weniger verkürzt erschien. Bei einseitig isthmisch-ampullärer und kontralateral cornual-ampullärer Anastomose wurde die Patientin bei gleicher Eileiterlänge wegen der geringeren technischen Schwierigkeiten der Gruppe der isthmisch-ampullären Anastomosen zugerechnet.

Die weitaus günstigsten Resultate wurden nach isthmisch-isthmischen Anastomosen erreicht. Von 23 Patientinnen wurden 21 intrauterin schwanger, 20 konnten von einem lebenden Kind entbunden werden. Im Gegensatz zur Pars ampullaris scheint der Pars isthmica nur eine untergeordnete Bedeutung im Fortpflanzungsgeschehen zuzukommen [2]. Darüber hinaus sind für die isthmisch-isthmische Anastomose die operationstechnisch günstigsten Voraussetzungen gegeben. Während bei einer Tubenlänge von über 6 cm in 78,6% der Fälle intrauterine Schwangerschaften erzielt wurden, sank diese Rate auf 52,7% bei einer Tubenlänge von 4–6 cm. Nur eine von sechs Frauen wurde mit einer Tubenlänge von weniger als 4 cm schwanger.

Die eigenen Resultate entsprechen bezüglich der Erfolgsraten und der Prognosekriterien (Tubenlänge, Anastomoselokalisation) denjenigen der zitierten Autoren.

Literatur

[1] Frantzen, Ch., Schlösser, H.-W., Beck, L.: Die mikrochirurgische Refertilisierung nach Tubensterilisation. Dtsch. Ärzteblatt 76 (1979) 2715–2719.
[2] Frantzen, Ch.: Experimentelle Untersuchungen zur Physiologie der Eileitersegmente beim Kaninchen und deren Bedeutung für die mikrochirurgische Refertilisierung beim Menschen. Habilitationsschrift, Düsseldorf 1981.
[3] Gomel, V.: Microsurgical reversal of female sterilization. A reappraisal. Fertil. Steril 33 (1980) 587–597.
[4] Silber, S. J., Cohen, R.: Microsurgical reversal of female sterilization: the role of tubal length. Fertil. Steril. 33 (1980) 598–601.
[5] Vasquez, G., Winston, R. M. L., Boeckx, W., Brosens, J.: Tubal lesions subsequent to sterilization and their relation to fertility after attempts at reversal. Am. J. Obstet. Gynecol. 138 (1980) 86–92.
[6] Winston, R. M. L.: Tubal anastomosis for reversal of sterilization in 45 women. In: Brosens, J., Winston, R.: Reversibility of female sterilization. Academic Press, London 1978.
[7] Winston, R. M. L.: Microsurgery of the Fallopian tube: from fantasy to reality. Fertil. Steril. 34 (1980) 521–530.

12. Vasektomie und Refertilisierung: Inzidenz, Technik, Prognose

G. Staehler, R. A. Zink

Die Vasektomie zur Sterilisation des Mannes ist in zunehmenden Maße eine anerkannte Methode zur Kontrazeption. In Deutschland wird das Verfahren noch immer unter dem Eindruck seines Mißbrauches im 3. Reich nur mit Vorsicht angewendet. Zahlreiche Krankenhausträger schreiben ihren angestellten Ärzten vor, daß die Sterilitätsvasektomie ebenso wenig ausgeführt werden darf wie eine Schwangerschaftsunterbrechung.

12.1 Häufigkeit der Vasektomie und Gründe für die Refertilisierung

Hingegen wurden in Korea zwischen 1962 und 1978 ca. 600 000 Vasektomien durchgeführt [21], in den USA allein im Jahre 1971 ca. 750 000. Das National Fertility Survey stellte fest, daß es sich dabei in einem von sieben Fällen um Männer handelte, deren Frauen zwischen dem 30. und 44. Lebensjahr standen [19]. Bis 1977 habe sich dann diese Rate auf ca. 500 000 Vasektomien pro Jahr eingependelt [38, 43]. Eine im Jahre 1967 durchgeführte Umfrage bei den Urologen der USA – in dieser Untersuchung wurde für das Jahr 1967 die Gesamtzahl der Vasektomien in den USA mit nur 37 000 hochgerechnet – ergab, daß zu jenem Zeitpunkt noch 42% der Patientenwünsche auf Vasektomie abgelehnt wurden und 36% der amerikanischen Urologen noch nie eine Vasektomie durchgeführt hatten [7].

In Deutschland kommt die Vasektomie wesentlich seltener zur Anwendung, wobei gewöhnlich relativ strenge Bedingungen gestellt werden, wie wir dies an unserer Klinik ebenfalls tun. Eine Fertilitätsvasektomie wird nur ausgeführt, wenn das Mindestalter von 25 Jahren überschritten ist, be-

reits 2 Kinder einer intakten Ehe entstammen und andere Methoden der Kontrazeption nicht in Frage kommen. Aufgrund der Schätzungen von Experten kann angenommen werden, daß bisher etwa 20 Millionen Vasektomien auf der ganzen Welt vorgenommen worden sind [21]. Entsprechend der Zunahme der Zahl der vasektomierten Männer steigt natürlich auch der Wunsch nach Refertilisierung. Lee [21] hat die Gründe für die Refertilisierungs-Operation nach Vasektomie (Tabelle 12-1) zusammengestellt.

An erster Stelle steht die Wiederverheiratung nach dem Tod der Ehefrau oder Scheidung mit

Tabelle 12-1 Gründe für Refertilisierungs-Operationen nach Vasektomie (nach Lee [21])

Wieder-Verheiratung	39%
Tod der Kinder	36%
Verbesserte wirtschaftliche Situation	17%
Psychologische Gründe	8%

Tabelle 12-2 Häufigkeit der Reanastomosierung nach Vasektomie (nach Lee [21])

Davis and Hulka	(1977)	USA	6,6%
Schmidt	(1975)	USA	0,2%
Soonawalla	(1977)	Indien	0,1%–0,3%
Green	(1978)	USA	0,1%
Lee	(1980*)	Korea	0,1%
		$\overline{X}$ =	1,4%

Erwartete Quote*: 0,2%

Lee geht dabei von einer allgemeinen Quote von 0,2% (= 1 von 500 Vasektomien) aus. Bei ca. 20 Millionen weltweit vorgenommenen Vasektomien wäre immerhin mit 40 000 Rekonstruktions-Operationen zu rechnen [6, 13, 21, 32, 37].

39%, gefolgt vom Tod der Kinder mit 36%. Eine verbesserte wirtschaftliche Situation wurde in 17% der Fälle angegeben, psychologische Gründe wurden in 8% angeführt. Die Häufigkeit, mit der nach Vasektomie eine Reanastomosierung gewünscht wird, liegt zwischen 0,1 und 6,6% ($\overline{X}$ = 1,4%) (Tabelle 12-2).

12.2 Anatomie des Ductus deferens

Der Nebenhoden besteht aus einem Knäuel eines dünnen Ganges, der im Bereich der Kauda zunehmend windungsärmer wird, sich erweitert und schließlich in den Ductus deferens übergeht. Der Außendurchmesser des Samenleiters beträgt ca. 3 mm, seine Länge ungefähr 30–40 cm [22]. Zieht man seine anfänglichen Windungen ebenfalls auseinander, so ergibt sich eine Länge von ca. 50 cm. Die Weite des Lumens beträgt etwa 0,5 mm [14] und seine Wand ist entsprechend stark ausgebildet [17]. Sie besteht aus glatter Muskulatur, die außen und innen längs, dazwischen zirkulär gelagert ist. Dies erklärt sich durch die schraubige Anordnung der Muskelfasern, welche den Eindruck der Dreischichtigkeit hervorruft. Die Schleimhaut ist durch eine spärliche, in Längsfalten gelegte Submukosa mit der Muskelschicht verbunden und weist ein zweireihiges Epithel auf, das nebenhodenwärts mit Zilien, im übrigen Verlauf mit Mikrovilli besetzt ist [12, 26]. Eine Adventitiaröhre mit eingewebten elastischen Fasern bindet die versorgende Arteria deferentialis an den Ductus. Der Querschnitt des Samenleiters ist im Nebenhodenanteil oval; er liegt mit der Breitseite dem Nebenhoden an. Im freien Abschnitt ist der Ductus deferens kreisrund, sein Hohlraum deutlich enger und die Schleimhaut faltenreich [22].

Folgende 5 Abschnitte des Ductus deferens werden unterschieden (Abb. 12-1):

1. Der epididymale Teil innerhalb der Tunica vaginalis,
2. der skrotale Teil,
3. der inguinale Teil,
4. der retroperitoneale oder pelvine Abschnitt und
5. die Ampulle des Ductus deferens.

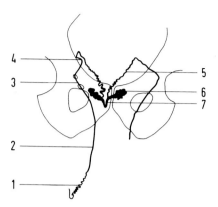

Abb. 12-1. Ductus deferens mit seinen Abschnitten, Bläschendrüsen und Ductus eiaculatorius: 1 = epididymaler Teil; 2 = skrotaler Teil; 3 = inguinaler Teil; 4 = retroperitonealer oder pelviner Teil; 5 = Ampulle des Ductus deferens; 6 = Bläschendrüse, 7 = Ductus eiaculatorius (nach A. Gisel [11]).

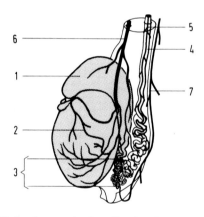

Abb. 12-2. Anatomie des distalen Ductus Deferens, Nebenhodens und Hodens. 1 = Nebenhodenkopf; 2 = Hoden; 3 = Nebenhodenschwanz; 4 = Ductus deferens; 5 = A. ductus deferentis; 6 = A. testicularis; 7 = A. cremasterica, (nach A. Gisel [11])

Die Blutversorgung des Ductus deferens erfolgt über die Arteria deferentialis, die aus der Arteria iliaca interna oder aus der Arteria vesicalis inferior entspringt. Im Bereich des Nebenhodenschwanzes gibt es Anastomosen mit der Arteria cremasterica und der Arteria spermatica (s. Abb. 12-2).

Elektronenoptisch wurde eine sehr spärliche, cholinerge Innervation nachgewiesen [3, 22], dennoch scheint die Motilität des Ductus deferens der alpha-adrenergen, sympathischen Kontrolle zu unterliegen.

12.3 Technik der Vasektomie

In Lokal- oder Neuroleptanalgesie [5] wird die Vasektomie üblicherweise im skrotalen Anteil des Ductus deferens ausgeführt. Über dem fixiert gehaltenen und gut tastbaren Ductus deferens wird von einer kleinen Querinzision, knapp unterhalb des Skrotalansatzes, aus die Kremaster-Muskulatur und die Faszienumscheidung des Samenstranges durchtrennt, anschließend der Samenleiter hervorluxiert.

Die in Abbildung 12-3 dargestellten Methoden kommen heute bevorzugt zur Anwendung: Nach Durchtrennung des Samenleiters wird ein 1–2 cm langes Segment reseziert, die beiden Enden nach Moss [23] mit Vanadium-Klips versorgt oder nach Hanley [15] umgeschlagen und mit einer Durchstechungsligatur versehen. Eine weitere Möglichkeit stellt die Elektrokoagulation der Schleimhaut nach Schmidt [31] dar.

An unserer Klinik kombinieren wir verschiedene Methoden: Nach Resektion eines 2–3 cm langen Samenleiter-Segmentes wird die Schleimhaut elektrokoaguliert [33], das jeweilige Ende umgeschlagen und ligiert [15]. Außerdem werden beide Samenleiterenden in verschiedene Etagen verlagert und durch Faszieninterposition voneinander getrennt [39].

Die Operation sollte von Anfang an so angelegt sein, daß sie zwar einerseits absolut sicher und komplikationslos den Spermatozoentransport verhindert, andererseits aber eine Reanastomosierung nicht von vornherein unmöglich macht. Verschiedene Versuche einer reversiblen Vasektomie wurden angestellt. So legt man z. B. bei erhaltener Kontinuität des Samenleiters in dessen Lumen Seiden- oder Nylonfäden [20] und wieder entfernbare Kunststoffstöpsel [9] ein oder injizierte Wachs und Silikonkautschuk [16]. Experimentell erprobte man sogar kleine Hähne aus Gold und Magnetventile. Berichte über eine größere Anzahl mit solchen Methoden wieder rückgängig gemachter Infertilitäten liegen bisher nicht vor. Dem Einlegen von Fremdmaterial in das Lumen steht das relativ hohe Infektionsrisiko entgegen [17]. Nachdem frühere, diesbezügliche Studien bei Hundeversuchen erfolgversprechend waren, blieben jedoch die Resultate beim Menschen unbefrie-

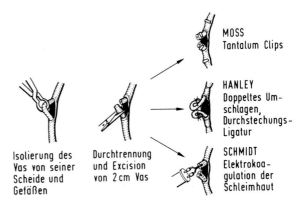

Abb. 12-3. Technik der Vasektomie (nach Lippschultz und Benson [22]).

gend [21]. Auch das Anlegen von Metallklips erfüllte nicht die in diese Methode gesetzten Erwartungen, da sie häufig dislozierten [18]. Die intraluminale Injektion von verödenden Substanzen sollte in jedem Falle unterbleiben, da mit einer erfolgreichen Refertilisierungs-Operation nicht gerechnet werden kann.

Im eigenen, kleinen Krankengut hatten wir einen Fall, bei dem Äthoxysterol injiziert wurde, ein Medikament, das zur Verödung von Varizen verwendet wird. Das Lumen des gesamten Samenleiters war auf lange Strecken völlig obliteriert.

12.4 Technik der Vaso-Vasostomie und Ergebnisse

Bereits 1907 wurde eine Vaso-Vasostomie an einem intraoperativ versehentlich durchtrennten Samenleiter in ähnlicher Weise wie heute ausgeführt [4]. Erst 1947 beschreibt O'Conor [24] die Technik, die Quinby 1911 erstmals zur Refertilisierung eines 8 Jahre vorher vasektomierten Mannes durchgeführt hatte.

Seit Mitte der 70er Jahre haben sich zwei mikrochirurgische Verfahren als Methoden der Wahl herauskristallisiert: Bei dem einen wird einschichtig, bei dem anderen zweischichtig anastomosiert. Auf das Einlegen eines intravasalen Splints, einer sogenannten Schiene, kann – muß sogar nach Ansicht von erfahrenen Experten – verzichtet werden, da häufig Infektionen oder Spermafisteln daraus resultieren [21, 32, 41].

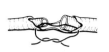 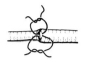

Fascien-Naht
(4x0 Nylon)

Mukosa-Muskularis-
Serosa-Naht
(6x0 Polypropylene)

Muskularis-
Serosa-Naht
(4x0 Nylon)

Abb. 12-4. Vasovasostomie mit einschichtiger Naht (nach Schmidt [32]).

Schmidt [32] empfiehlt die beiden Stümpfe in einer *einfachen End-zu-End-Anastomose* miteinander zu verbinden (Abb. 12-4): Zunächst werden durch eine Fasziennaht (4 × 0 Nylon) die angefrischten Samenleiterstümpfe approximiert und so die spätere Anastomose zugentlastet, dann 3 durchgreifende über Serosa Adventitia, Muskularis und Mukosa gehende (6 × 0) Polyprolene-Nähte von intraluminal aus plaziert und schließlich die Anastomose durch 2–4 zusätzliche Muskularis-Serosa-Nähte vervollständigt. Nach 10 Tagen kann der erste Verkehr gestattet und nach 4 Wochen mit den mikroskopischen Spermauntersuchungen begonnen werden [32]. Für die Mukosanähte verwendet Schmidt das Operationsmikroskop, ansonsten setzt er eine Lupe ein.

Die *zweite Technik* wurde *von Silber* [34] beschrieben; sie ist in Abb. 12-5 dargestellt. Er näht zunächst mit 9 × 0 Nylonfäden die Schleimhaut der Hinter-, anschließend diejenige der Vorderwand; insgesamt verwendet er 6–7 Mukosanähte. Silber glaubt, daß jeder Faden, der dicker als 9 × 0 ist (ca. 0,02 mm), eine Gewebsreaktion hervorruft, die das Lumen einengen kann. Die äußere Muskularis und die Serosa werden anschließend getrennt, ebenfalls mit 9 × 0 Nylon, in gleicher Weise wie bei Schmidt genäht. Silber hält seine

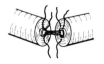

Hintere
Schleimhaut-Naht
(9x0 Nylon)

Vordere
Schleimhaut-Naht
(9x0 Nylon)

Muskularis-
Serosa-Naht
(9x0 Nylon)

Abb. 12-5. Vasovasostomie mit zweischichtiger Naht (nach Silber [34]).

Technik für leichter durchführbar als die von Schmidt, da sich die Muskulatur bei den durchgreifenden Nähten Schmidt's stark zusammenziehe und so einen exakten Randschluß verhindere. Wagenknecht [42] hat mit geringer Modifikation beide Verfahren angewendet und keine nennenswerten Unterschiede in den Erfolgsraten gefunden. Uns erscheint die Methode nach Schmidt einfacher, da sie den Einsatz eines Operationsmikroskops nicht unbedingt erforderlich macht. Wenn eine Vaso-Vasostomie nicht möglich ist – meistens wegen eines nicht durchgängigen distalen Teiles des Ductus deferens oder infolge einer Nebenhodenruptur – so muß die Epidymo-Vasostomie durchgeführt werden. Dieses Verfahren zeigt mit 2–10% Erfolgsrate wesentlich schlechtere Resultate als die Vaso-Vasostomie [41, 42]. Nur Silber gibt für seine mikrochirurgische „Tubulo-Vasostomie", die er selbst als außerordentlich schwierig und aufwendig einstuft, normale Samenanalysen in 80% an [36].

Ursachen für die *Mißerfolge* der Reanastomosierung können sowohl mechanischer als auch funktioneller Natur sein (Tabelle 12-3).

Neben der inadäquaten Operationstechnik und der Wundinfektion können Sperma- und Nahtgra-

Tabelle 12-3

---

1. *Mechanische Ursachen der Mißerfolge nach Reanastomosierung*
1.1 Inadäquate Operations-Technik
1.2 Infektion
1.3 Sperma- und Naht-Granulome
1.4 Postoperative Obstruktion im Nebenhoden und im proximalen Vas deferens
1.5 Vasektomie im Nebenhoden-Schwanz-Bereich
1.6 Exzision eines zu langen Segmentes
1.7 Intravasaler Splint
1.8 Zu langes Intervall (> 10 Jahre)
1.9 Zu kurze Hospitalisation (< 2 Tage)

2. *Funktionelle Ursachen der Mißerfolge nach Reanastomosierung*
2.1 Schlechte Samenqualität (prä-/post-Vaso-Vasostomie)
2.2 Veränderungen von Hoden/Nebenhoden
2.3 Störung der sympatischen Innervation
2.4 Bildung von Sperma-Antikörpern
2.5 Mann-Frau-Inkompatibilität
2.6 Andere Ursachen der männlichen Infertilität

---

nulome [34] entstehen, die das Lumen im Bereich der Reanastomose obstruieren, zu Autoimmunreaktionen führen oder vasokutane Spermafisteln unterhalten. Auch die intraepididymale Sekretstauung nach Vasektomie, unter Umständen mit Ruptur des Nebenhodens, kann zur Ursache eines Mißerfolges werden [36]. Wurde die Vasektomie im Nebenhodenschwanzbereich durchgeführt, so ist eine Reanastomosierung wegen des wesentlich kleineren Lumens kaum erfolgreich. Die Exzision eines zu langen Segmentes bei der Vasektomie kann den Erfolg der Refertilisierung ebenfalls stark beeinträchtigen, in einigen Fällen sogar unmöglich machen. Mehrere Autoren [1, 33, 40] stimmen darin überein, daß Reanastomosierungs-Operationen nach Vasektomie bei Intervallen von mehr als 10 Jahren um etwa ⅓ schlechtere Resultate ergeben als vor dem Ablauf dieser Frist.

Funktionelle Mißerfolge können bei operationstechnisch einwandfreier Rekanalisierung aus folgenden Gründen auftreten:

1. Prä- und/oder postoperativ *schlechte Samenqualität* infolge numerisch, morphologisch und in ihrer Motilität gestörter Spermatozoen.

2. Regressive und degenerative *Umwandlung des Hoden und Nebenhodengewebes.*

3. *Gestörter Samentransport* in einem durch inadäquate Vasektomie denervierten Vas [2].

4. *Spermagglutinierende und -immobilisierende Antikörper* werden nach Vasektomie gebildet, obschon ihnen klinisch keine allzu große Bedeutung beizumessen ist [27, 28, 29, 30]. Nach Phadke [25] sollen diese in bis zu 50% der Fälle nachweisbar sein, andere Autoren finden dagegen keine derart hohe Inzidenz.

5. *Inkompatibilitäten,* die sich aus Zervix-Schleim- und Spermaeigenschaften ergeben, fallen vorrangig in das Fachgebiet der Gynäkologie und sollen hier nicht näher erörtert werden.

6. Schließlich sind u.a. psychische, psychosomatische, endokrinologische und metabolische Gründe in Erwägung zu ziehen.

Tabelle 12-4 gibt eine Zusammenfassung der *Erfolgsaussichten* bei Vaso-Vasostomie unter Anwendung einer subtilen mikrochirurgischen Anastomosierungs-Technik. In 30–88% der Fälle wurden Spermata positiv mit durchschnittlich 10 Millionen Spermien pro Milliliter und in 20–60%

wurden Schwangerschaften erzielt [21]. Wir selbst verfügen über keine allzu großen Erfahrungen auf dem Gebiet der Refertilisierungschirurgie.

Tabelle 12-4 Erfolgsaussichten bei Vaso-Vasostomie

Autor	Fälle	Sperma positiv (%)	Schwangerschaft (%)
Derrick et. al. (1973) Sammelstatistik	1630	30	19,5
Dorsey (1973)	129	88,3	20
Schmidt (1975)	93	84	33
Silber (1979)	42	71	–
Lee (1980)	300	84	35
Hendry (1981)	16	–	60
Wagenknecht (1982)	45	76	53

Im Laufe der letzten 4 Jahre wurden an unserer Klinik 12 Vaso-Vasostomien nach vorausgegangener Vasektomie durchgeführt, nur 6 Patienten konnten nachuntersucht werden, wovon 3 ein spermapositives Ejakulat aufwiesen. Wir führen den Eingriff ohne Operationsmikroskop, jedoch mit einer 3-fach vergrößernden Operationslupe unter Verwendung von 8 × 0 Prolenefäden durch, halten uns dabei in etwa an die von Schmidt [32] angegebene Technik und überprüfen intraoperativ die Durchgängigkeit des Ductus deferens durch Spülung mit Kochsalzlösung.

Sicherlich ist eine sehr große Erfahrung erforderlich, um derart gute Operationsergebnisse zu erzielen, wie sie von einigen Gruppen angegeben werden, was sicher nur wenigen hierauf spezialisierten Zentren vorbehalten bleiben wird.

12.5 Schlußbetrachtung

Zusammenfassend läßt sich feststellen, daß die Refertilisierungs-Operation nach vorausgegangener Vasektomie durchaus kein erfolgloses Unterfangen ist, sondern vielmehr in zwei Drittel der Fälle mit einem spermapositiven Ejakulat gerechnet und in bis zu einem Drittel der Fälle eine Schwangerschaft erzielt werden kann.

Literatur

[1] Amelar, A. D., Dubin, L., Walsh, P. C. (Hrsg.): Male infertility. S. Saunders, Philadelphia 1977.

[2] Batra, S. K.: Spermtransport through vas deferens: review of hypotheses and suggestions for a quantitative model. Fertil. Steril. 25 (1974) 186.

[3] Baumgartner, H. G., Holstein, A. E., Rosengrene: Arrangement ultrastructure and adrenergic innervation of smooth musculature of the ductuli efferentes, ductus epididymis and ductus deferens in man. Z. Zellforschung 120 (1971) 37.

[4] Cameron, C. S.: Anastomosis of the vas deferens: restoration of fertility five years after vasectomy; Jama 127 (1945) 1119.

[5] Cox, H. D.: Ataralgesia in outpatient urology; Urology 9 (1977) 164.

[6] Davis, J. E., Hulka, J. F.: Elective vasectomy by American urologists in 1967. Fertil. Steril. 21 (1970) 615.

[7] Davis, J. E.: Vas occlusion and obstruction: Contraception 5 (1972) 329.

[8] Derrick, F. D., Yarbrough, W., D'Agostino, J.: Vasovasostomy: Results of questionnaire of members of American Urological Association. J. Urol. 110 (1973) 556.

[9] Derrick, F. D., Frensilli, F.: Experiences with a reversible vas device. J. Urol 111 (1974) 553.

[10] Dorsey, J. W.: Surgical correction of post-vasectomy sterility. J. Urol. 110 (1973) 554.

[11] Gisel, A.: Hoden, Testis, Nebenhoden, Epididymis. In: Alken, C. E., Dix, V. W., Goodwin, E., Wildbolz, E. (Hrsg.): Handbuch der Urologie, Band I, Springer Verlag, Berlin, Heidelberg, New York 1969.

[12] Goss, C. M. (Hrsg.): Gray's anatomy, 1358. Lea and Febiger, Philadelphia 1965.

[13] Green, C. P.: Voluntary sterilization: world's leading contraceptive method. In: Population reports, Special topics monographs 2, 1978.

[14] Hackett, R. E. Waterhouse, K.: Vasectomy reviewed; Am. J. Obstet. Gyn. 116 (1973) 438.

[15] Hynley, H. G.: Vasectomy for voluntary male sterilization; Lancet 2 (1968) 207.

[16] Hrdlicka, J. G., Schwartzman, W. A., Hasel, K., Zinsser, H. H.: New approaches to reversible seminal diversion. Fertil. Steril. 18 (1967) 289.

[17] Hulka, J. F., Davis, J. E.: Vasectomy and reversible vas occlusion. Fertil. Steril. 23 (1972) 683.

[18] Jahver, P. S., Davis, J. E., Lee, H., Hulka, J. F., Leight, G.: Reversibility of sterilization produced by vas occlusion clip. Fertil. Steril. 22 (1971) 263.

[19] Leader, A. J., Axelrad, S. D., Frankowski, R., Mumford, S. D.: Complications of 2711 vasectomies. J. Urol. 111 (1974) 365.

[20] Lee, H. Y.: Experimental studies on reversible vas occlusion by intravasal thread. Fertil. Steril. 20 (1969) 735.

[21] Lee, H. Y.: Evaluation of male sterilization. In: Cunningham, G. R., Schill, W. B., Hafez, S. E. (Hrsg.): Regulation of male fertility; Martinus Nijhoff, The Hague, Boston, London 1980.

[22] Lippshultz, L. L., Benson, G. S.: Vasectomy: an anatomic, physiologic and surgical review. In: [21].

[23] Moss, H. C.: Vanadium clips for sterilization operations; Jama 215 (1971) 639.

[24] O'Conor, V. J.: Anastomosis of the vas deferens after purposeful division for sterility. J. Urol. 59 (1948) 229.

[25] Phadke, A. M., Padukone, K.: Presence and significance of autoantibodies against spermatozoa in the blood of men with obstructed vas deferens. J. Reprod. Fert. 7 (1964) 167.

[26] Popovic, N. A., McLeod, D. G., Borski, A. A.: Ultrastructure of the human vas deferens. Invest. Urol. 10 (1973) 266.

[27] Ray, H. G. M., Sairam, M. R., Nieschlag, E.: Immunological approach to the regulation of fertility in the male. In: Cunningham, G. R., Schill, W. B., Hafez, S. E. (Hrsg.): Regulation of male fertility. Martinus Nijhoff, The Hague, Boston, London 1980.

[28] Rose, N. R., Lucas, P. L., Dilley, M., Reed, A. H.: Immunological consequences of vasectomy. In: [27]

[29] Royle, M. G., Parslow, J. M., Kingscott, M. M. B., Wallace, D. M. A., Hendry, W. F.: Reversal of vasectomy: the effects of sperm antibodies on subsequent fertility. Brit. J. Urol. 53 (1981) 654.

[30] Schill, W. B.: Die Vasektomie aus immunologischer Sicht. In: Senge, Th., Neumann, F., Tunn, U. W. (Hrsg.): Physiologie und Pathophysiologie des Nebenhodens und der Samenblase. G. Thieme, Stuttgart–New York 1980.

[31] Schmidt, S. S.: Vasectomy: indications, technique and reversibility. Fertil. Steril. 19 (1968) 192.

[32] Schmidt, S. S.: Vas anastomosis: return to simplicity. Brit. J. Urol. 47 (1975) 309.

[33] Schmidt, S. S.: Vasovasostomy. Urol. Clin. North Am. 5 (1978) 585.

[34] Silber, S. J.: Microsurgery in clinical urology; Urology 6 (1975) 150.

[35] Silber, S. J.: Epididymal extravasation following vasectomy as a cause of failure of vasectomy reversal. Fertil. Steril. 31 (1979) 309.

[36] Silber, S. J.: Reversal of Vasectomy and the treatment of male infertility. Urol. Clin. North. Am. 8 (1981) 53.

[37] Soonawalla, F. P.: Vasectomy reversal in India. In: Sciarra, J. J. (Hrsg.): Reversal of sterilization. Harper and Row 1977.

[38] Stewart, B. H.: Surgery of infertility. In: Glenn,

J.F. (Hrsg.) Urologic surgery. Harper and Row, New York, London 1975.

[39] Strode, J. E.: A technique of vasectomy for sterilization. J. Urol. 37 (1937) 733.

[40] Taneja, O. P., Tagore, N. K., Gulati, S. M.: Recanalisation of vas after vasectomy: Evaluation of various techniques in dogs. Brit. J. Urol. 50 (1978) 342.

[41] Wagenknecht, L. V., Becker, H.: Möglichkeiten der Behandlung von Fortpflanzungsstörungen des Mannes – Neues Verfahren. Therapiewoche 28 (1978) 3032.

[42] Wagenknecht, L. V.: Obstruction in the male reproductive tract. In: Baine, J., Schill, W. B., Schwarzenstein L. (Hrsg.): Treatment of male infertility. Springer, Berlin–Heidelberg–New York 1982.

[43] Westhoff, C. F., Jones, E. F.: Contraception and sterilization in the United States 1965–1975. Fam. Plann. Perspect. 9 (1977) 4.

13. In-vitro-Fertilisierung. Embryo-Transfer
Teil I: Gegenwärtiger Stand

L. Mettler

Sich sehnlichst ein Kind zu wünschen, ist nicht nur ein Desiderium von Mann und Frau, sondern stellt ein ureigenes biologisches Bedürfnis beider Geschlechter dar. Wir überschreiten daher bei unseren klinisch-wissenschaftlichen Bemühungen, diesen Ehepaaren zu ihrem eigenen Kind zu verhelfen, vom Prinzip her keine ethischen Grenzen, wenn wir in der medizinischen Ethik die unabdingbare Pflicht sehen, den Leidenden zu helfen. Adoptionen sind nur bedingte Alternativen, zudem keine allgemeine Lösung.

Einerseits durch die Kontrazeption und andererseits durch eine weitestgehende Legalisierung des Schwangerschaftsabbruchs ist die Zahl der Adoptionskinder sehr klein geworden. Auch stellt die Aufzucht eines Kindes durch eine alleinstehende Mutter kein soziales bzw. gesellschaftliches Problem mehr dar. In einer Zeit, in der es zum operativen Standard in der Medizin gehört, einer Frau mit Eileiterschaden trotz oft nur geringer Re-Fertilisierungschancen, drei- bis sechsstündige mikrochirurgische Operationen per laparotomiam anzuraten, muß man den Versuch, kinderlosen Ehepaaren mit der Technik der extrakorporalen Befruchtung und dem Embryo-Transfer zu helfen, als ein gerechtfertigtes, ärztlich-therapeutisches Ziel ansehen.

Es ist das Ziel der folgenden Ausführungen, einen kurzen Einblick in unsere Tierexperimente zu geben, den klinisch-medizinischen Hintergrund von Ehepaaren, die sich für die Follikelpunktion und den Embryo-Transfer interessieren, aufzuzählen, die Bedingungen zur Gewinnung der für die Fertilisierung optimalen Eizelle zu erläutern und Mindestkriterien an die Qualität des Spermas für eine extrakorporale Befruchtung anzugeben.

13.1 Tierversuche

Voraussetzung für die extrakorporale Befruchtung des Menschen sind ausgiebige Tierversuche zur Einübung der naturwissenschaftlichen Mitarbeiter im Labor.

So bauten wir zunächst Modelle auf, um die Beeinflussung der Befruchtung durch Spermatozoen-Antikörper vor und während des Befruchtungsvorganges bis zur Blastozystenbildung zu untersuchen.

Dazu wurden nach Gonadotropin-Stimulation ovulierte reife Eizellen aus den Eileitern weiblicher Mäuse ausgeschwemmt und in vitro mit durch Inkubation kapazitierten Nebenhoden-Spermatozoen in Tyrode-Medium befruchtet. Die erreichten Befruchtungsraten lagen bei 80%. Als Versuchstiere dienten weibliche Hybridmäuse (CB6 F1-Balb/c × C57b1/6) und männliche Inzuchtmäuse (CBA J).

Die Ergebnisse der einzelnen Vorversuche zur Erstellung einer zuverlässigen Befruchtungsrate mit Variation der Medien, Spermatozoen-Konzentration und Art der Kapazitation, sind bei Mettler et al. 1980 [11] zusammengestellt. Um den Ort der Beeinflussung von Spermatozoen-Antikörpern auf die Befruchtung zu ermitteln, stellten wir folgende Versuche an:

C57b1/6-Weibchen wurden mit verschiedenen Mengen an Spermatozoen des gleichen Stammes (4 Versuchsgruppen) in einem üblichen Immunisierungsschema unter Zusatz von Freunds Adjuvans immunisiert; als Kontrolle diente die Sensibilisierung mit Erythrozyten. Nach Tötung der Tiere konnten wir im Serum mit dem Mikrosperm-Agglutinations- und Mikrosperm-Immobilisations-Test eine Antispermatozoen-Aktivität feststellen (Abb. 13-1). Gab man Anti-Seren der Gruppe mit den höchsten erreichten Titern extrakorporalen Befruchtungskulturen von Mäuse-Gameten zu, so zeigte sich ein signifikanter Rückgang der Befruchtungsraten (Tabelle 13-1).

Nach dem Ausschwemmen von in-vivo-befruchteten Zweizellstadien in den 4 Versuchsgruppen und in der Kontrollgruppe aus den Eileitern der sensibilisierten

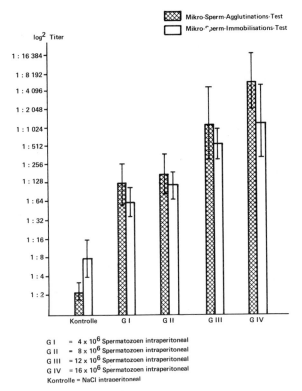

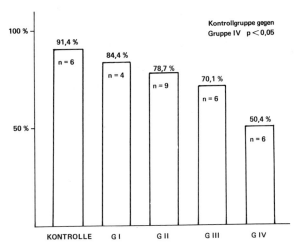

Abb. 13-2. Prozentsätze befruchteter Mäuse-Oocyten nach In-vivo-Immunisierung im allogenen Mäusesystem.

Abb. 13-1. Spermatozoen-Antikörpertiter nach intraperitonealer Sensibilisierung in steigenden Dosen im allogenen Mäusesystem.

Mäuse war der Prozentsatz geteilter Oozyten in der Gruppe IV (immunisiert mit der größten Menge an Spermatozoen) im Vergleich zu der Kontrollgruppe signifikant verringert (Abb. 13-2). Eine Beeinflussung der Weiterentwicklung zeigte sich auch dadurch, daß in der Versuchsgruppe eine reduzierte Rate von normal großen Blastozysten (Tabelle 13-2) entstand. Die Zugabe von Antikörpern zu späteren Embryonalstadien (ab Vierzellstadium) beeinträchtigt die Entwicklung der Blastozysten nicht [19].

Eine Antikörperzugabe im Morula- und Blastula-Stadium in vitro sowie die Applikation in die Uterushörner zum Zeitpunkt der Implantation ergab keine Beeinflussung der Implantationsraten.

Die Re-Implantation von morphologisch normalen Blastozysten nach In-vitro-Fertilisation führte in 70% zur Geburt gesunder lebender Junge.

Tabelle 13-1 Beeinflussung der In-vitro-Fertilisation von Mäuse-Eizellen durch Mäuse-Spermatozoen Antikörper

	Oozyten gesamt/geteilt	Befruchtungs-rate (%)
Kontrolle ohne Spermazugabe	122/55	49,1
Zugabe von Seren unbehandelter Mäuse	51/21	41,2
Zugabe von Seren Erythrozytensensibilisierter Mäuse	43/17	39,5
Zugabe von Antispermatozoen-Serum	68/2	2,9
Zugabe der γ-Globulin-Fraktion	80/1	1,3

Tabelle 13-2 Vergleich der Blastozysten-Größen in den verschiedenen Gruppen

	Zahl der großen Blastozysten	Zahl der kleinen Blastozysten
Kontrolle	53	30
G I	25	19
G II	46	44
G III	27	32
G IV	11	19

große Blastozysten > 110 μ
kleine Blastozysten < 110 μ

$x^2 = 13,5 \qquad p < 0,01$

Noch heute dient uns das In-vitro-Fertilisationssystem mit Mäuse-Ei- und -Samenzellen sowie die Weiterentwicklung von 2-Zell-Embryonen zum Blastozystenstadium und Übertragung dieser Embryonen in Uterushörner zur Züchtung lebender Junge als tägliches Kontrollsystem für die bei der menschlichen extrakorporalen Befruchtung angewandten Kulturbedingungen. Treten bei den simultanen Tierversuchen Störungen, d. h. irgendwelche Veränderungen z. B. Retardierung des Wachstums auf, so ist dies für uns ein Indikator, die Laborbedingungen zu überprüfen bzw. zu ändern.

13.2 Patientenselektion

Als Voraussetzung für eine erfolgversprechende Behandlung müssen drei Kriterien gegeben sein:
1. Das Bestehen einer Ehe oder festen Partnerschaft mit beidseitigem Kinderwunsch,
2. beim Mann: Zeugungsfähigkeit mit folgenden Mindestkriterien – bei mindestens zweimaliger Spermiogrammkontrolle:
   a) Spermatozoen-Zahl über 10 Millionen,
   b) Motilität über 30%,
   c) Progressivbeweglichkeit über 30%,
   d) weniger als 10% pathologische Formen der Spermatozoen,
3. bei der Frau: Vorhandensein von Gebärmutter und mindestens einem funktionsfähigen Eierstock.

Gut 95% unserer Patientinnen hatten bereits ein bis vier mikro- oder makrochirurgische Operationen zur Wiederherstellung der Eileiterdurchgängigkeit durchführen lassen, hatten zwei Eileiterschwangerschaften mit Tubektomie beidseits oder hatten ihre Eileiter frühzeitig aufgrund anderer Erkrankungen verloren.

Auch Patientinnen, bei denen jahrelange Sterilitäts-Diagnostik und -Therapie nicht zum Erfolg einer Schwangerschaft geführt hatte, kann man bei Fertilität oder Subfertilität des Ehemannes – mit Vorbehalt – zur extrakorporalen Befruchtung raten. Liegt z. B. eine Beweglichkeit der Spermatozoen von über 30% vor, so kann auch das Sperma bei Oligozoospermie verwandt werden,

da für die extrakorporale Befruchtung nur 100 000 bis 500 000 motile Spermatozoen/ml notwendig sind. Spermatozoen-Antikörper [11] können eine In-vivo-Fertilisierung verhindern, vor einer In-vitro-Fertilisation können sie jedoch entfernt werden, und damit bietet sich auch für diese Patientinnen hier eine neue Möglichkeit an.

Nach genereller Aufklärung zum operativen Eingriff wird allen Patientinnen erklärt, daß die erste Pelviskopie zunächst der Befunderhebung dient und keine pelviskopisch-operative Chance unversucht bleibt, um zu versuchen, der Patientin doch noch die Möglichkeit zu geben, auf natürlichem Wege ein Kind zu bekommen.

Diese erste, stets operative Pelviskopie wird daher mit folgenden *Indikationen* durchgeführt:
1. Exakte Erfassung der vorliegenden pathologischen Topographie des inneren Genitale,
2. erweiterte Abdominaldiagnostik, z. B. Appendix, Leber und Gallenblase,
3. letzter Versuch einer operativen Korrektur des Tubenschadens per pelviscopiam,
4. falls 2. nicht möglich, intraabdominale Adhäsiolyse und Ovariolyse zur Verbesserung des Zuganges zum Ovar für eine spätere Eigewinnung,
5. Überprüfung der Eierstockfunktion bzw. -reaktion auf die hormonelle Stimulation,
6. Beseitigung chronischer Abdominalbeschwerden infolge postoperativer Verwachsungen durch ausgedehnte Adhäsiolyse, Netzresektion im Ober-, Mittel- und Unterbauch, Appendektomie, Bridenbeseitigung etc.,
7. Follikelpunktion zur Eigewinnung.

Im Prinzip handelt es sich um ein zweistufiges Verfahren. Wenngleich wir auch schon bei der ersten Pelviskopie bestrebt sind, Oozyten zu gewinnen, dient dieser Eingriff vornehmlich zur Sanierung des Bauchraumes, um bei nachfolgenden Pelviskopien den Eingriff auf die reine, technisch dann rasch durchführbare Follikelpunktion zu beschränken.

Eine Laparotomie zur Freilegung der Eierstöcke, falls diese pelviskopisch nicht zugängig sind, halten wir zum gegenwärtigen Zeitpunkt – wegen der noch niedrigen Erfolgsraten – für nicht angebracht.

Meist in Zusammenarbeit mit dem einweisenden

Gynäkologen werden vor endgültiger Entscheidung zur Feststellung des Ovulationszeitpunktes zunächst drei Basaltemperaturkurven angefertigt und Basishormonanalysen durchgeführt.

Vom Ehemann müssen mindestens zwei Sperma-Untersuchungen vorliegen. Eine davon erfolgt in unserem Kliniklabor.

13.3 Ambulante Vorbereitung der Patientin

Nach sorgfältigem Erstellen der Indikation und Prüfung, ob alle Vorbedingungen für die technische Durchführung gegeben sind, beginnt das Timing, das sowohl an die Bereitschaft der Patientin als auch an die Einrichtungen und Organisation der Klinik erhebliche Anforderungen stellt.

Edwards, Steptoe und Purdy [4] sowie Lopata et al. [7] empfehlen, den spontanen Menstruationszyklus zur Eizellgewinnung für die erfolgreiche extrakorporale Befruchtung und den Embryo-Transfer zu verwenden.

Entsprechend einschlägigen Arbeiten aus dem veterinärmedizinischen Bereich [5] führt aber auch der stimulierte Zyklus, trotz der theoretischen Gefahr einer überstürzten Meiose, zu gesunden Nachkommen. So zeigten auch Trounson et al. [23] eindeutig, daß der kontrollierte ovulatorische Zyklus, stimuliert durch Clomifen-Citrat (150 mg über 5 Tage) und humanes Chorion-Gonadotropin (5000 IE) in der Humanmedizin ebenso erfolgreich verwendbar ist. Die Erfolgsraten in bezug auf erreichte Schwangerschaften liegen sogar höher als die in Spontanzyklen, da durch die Clomifen-Therapie mehrere, in der Regel zwei bis vier Follikel zur Reifung gelangen. Dadurch erhöht sich die Wahrscheinlichkeit erheblich, mindestens eine reife Eizelle zu gewinnen. Ebenso ist bei einem Embryo-Transfer von mehr als einer befruchteten Eizelle die Chance, eine Schwangerschaft zu erreichen, größer als bei der Übertragung nur eines Embryos [1].

Zu Beginn unseres In-vitro-Programmes nutzten wir zur Ovulationsinduktion bei den hauptsächlich zur Tubendiagnostik und -behandlung durchgeführten operativen Pelviskopien die kontinuier-liche oder die Intervall-hMG-/hCG-Stimulation. In einem späteren Stadium studierten wir spontane Menstruationszyklen. Seit 1981 stimulieren wir fast ausschließlich mit Clomifen und hCG (5 × 150 mg und 5000 IE hCG).

Gegenwärtig erhalten die Patientinnen über 3 Zyklen Clomifen und messen während dieser Zeit die Basaltemperatur. Im vierten mit Clomifen stimulierten Zyklus werden sie dann von ihrem Frauenarzt zum 09.–10. Zyklustag nach Kiel überwiesen. In Kiel erfolgen zunächst tägliche ambulante Ultraschalluntersuchungen zur Erfassung des Follikelwachstums sowie Blut- und Urinbestimmungen auf Östradiol- und LH-Werte.

Bei ambulanten Kontrollen ist auch Wert auf Vaginal- und Zervixabstriche zu legen, um pathogene Keime zu erfassen. Die Therapie der Scheidenflora ist obligatorisch. Liegt in diesem Zyklus noch eine Soor- oder Trichomonaden-Kolpitis vor, so wird die extrakorporale Befruchtung auf den nächsten Zyklus verschoben.

Soll der Follikel in einem Spontanzyklus punktiert werden, ist keinerlei Timing möglich. Der operative Eingriff muß jederzeit, Tag und Nacht, möglich sein, da der Zeitpunkt vom spontanen endogenen LH-Anstieg abhängt und exakt 24 Stunden nach diesem erfolgen muß.

13.4 Stationäre Aufnahme

Die Patientin wird stationär aufgenommen, wenn
1. die Follikulometrie durch Ultraschall einen Durchmesser des dominanten Follikels von mehr als 1,8 cm ergibt,
2. das Zervikalsekret einen steigenden erweiterten Zervixscore [13] zeigt und
3. die täglichen Östradiolbestimmungen ein normales Follikelwachstum erkennen lassen (Abb. 13-3).

Nach der Aufnahme wird sechsstündlich aus dem Serum Östradiol und LH bestimmt (RIA). LH messen wir ebenfalls aus sechsstündlich gesammelten Urinproben mit Hilfe des HI-Gonavis-Tests, einem Hämaggulationations-Inhibitions-Test mit sensibilisierten Erythrozyten. Zur Se-

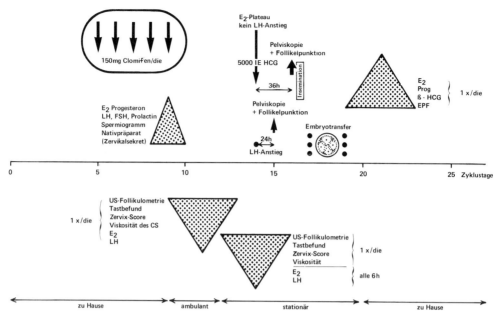

Abb. 13-3. Schema des „Ovulations-Timing" zur Follikelpunktion.

rum-LH-Analyse haben wir noch einen schnellen LH-RIA erstellt [14], dessen Auswertung nur eine Stunde dauert. Beim Erreichen eines Östradiolplateaus und eines Follikeldurchmessers von über 2 cm im Ultraschall wird entsprechend dem Schema in Abb. 13-3 der Zeitpunkt der Follikelpunktion auf 36 Stunden nach der Applikation von 5000 IE hCG festgesetzt.

Ermitteln wir während der sechsstündigen Bestimmung der LH-Werte einen endogenen LH-Anstieg vor der hCG-Injektion, so erfolgt die Follikelpunktion 24–28 Stunden nach diesem LH-Anstieg. Diese exakte Zeitplanung muß zur Gewinnung möglichst reifer Eizellen eingehalten werden [23]. Auf Ultraschalluntersuchungen unmittelbar vor der Pelviskopie, d. h. nach der hCG-Applikation, haben wir in letzter Zeit verzichtet, da eine negative Beeinflussung der Eizellen durch den Ultraschall nicht ausgeschlossen werden kann. Bei fehlender Korrelation zwischen Hormonwerten, Zervixscore und Ultraschallbefund sollte eine nur der Follikelpunktion und Eizellgewinnung dienende Pelviskopie nicht durchgeführt werden.

13.5 Eizellgewinnung durch Follikelpunktion per pelviscopiam

Nur eine exakte zeitliche Planung der Follikelpunktion in Korrelation zur Oozytenreifung ermöglicht die Aspiration einer befruchteten sogenannten „optimalen" Eizelle (Metaphase II). Die Pelviskopie erfolgt stets auf die geplante Stunde genau in Intubationsnarkose.

Nach Anlegen des *Pneumoperitoneums* mit CO_2-Gas ist bei fast allen Patientinnen, die uns das erste Mal aufsuchen, eine Adhäsio-, Ovario- oder Salpingolyse und eventuell Fimbrioplastik oder Salpingostomie – falls Tuben zu eröffnen sind – nötig.

Die Hämostase bei der Adhäsiolyse erreichen wir durch Endokoagulation [17] mittels Krokodilklemme bzw. dem Punktkoagulator oder mit der Roederschen Schlingenligatur [18] bzw. der Endoligatur oder -naht.

Als *Gas* verwenden wir stets Kohlendioxidgas. Ein Gemisch von 90% Stickstoff, 5% Sauerstoff und 5% Kohlendioxid, welches wir bei der In-vitro-Fertilisation zur Begasung verwenden [20], erscheint uns als Insufflationsmedium zu gefährlich. Mit Hilfe eines zweiten und dritten Einstiches können atraumatische Faßzangen

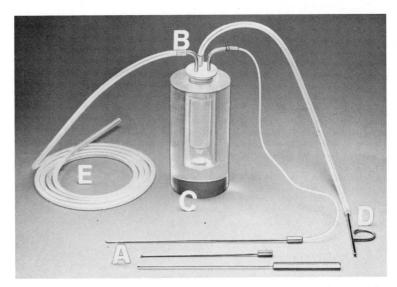

Abb. 13-4. Follikelpunktions-System der Universitäts-Frauenklinik Kiel.

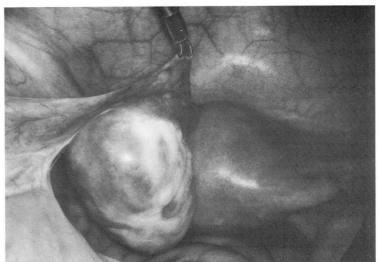

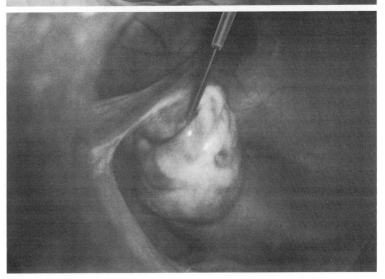

Abb. 13-5. Rechtes Ovar mit zwei Follikeln vor und nach Punktion.

und Scheren eingeführt werden, die es möglich machen, die Ovarien in fast allen Fällen darzustellen.

Zur *Follikelpunktion* dient uns, nach früherer Verwendung einer Zwei-Kanal-Punktionsnadel, jetzt eine teflonbeschichtete Punktionsnadel, deren Innendurchmesser der Größe der Eizelle mit den umgebenden Cumuluszellen entspricht. Die Punktionskanüle ist 23 cm lang, hat einen inneren Durchmesser von 1,8 mm und wird mit einem Teflonschlauch ausgekleidet, der der Nadel letztlich einen Innendurchmesser von 1 mm läßt.

Der 50 cm lange Teflonschlauch führt durch die Nadel direkt in das Aspirationsgefäß (Abb. 13-4). Wie aus Abb. 13-5 zu ersehen ist, perforiert man den Follikel nicht an seiner späteren Spontanperforationsstelle (Stigma), sondern tangential und aspiriert die meist gelbliche Follikelflüssigkeit mit einem digital intermittierend gesteuerten Unterdruck von 8–100 mm Hg (= 2640–3300 Pa). Das Aspirationsröhrchen steht in einem auf 37°C erwärmten Wasserbad und wird aus dem Operationssaal durch ein Fenster in das daneben installierte extrakorporale Befruchtungslabor gereicht. Hier erfolgt unter dem Stereomikroskop die Suche nach einer Eizelle. Wird keine Eizelle gefunden, so wird durch die noch im Follikel belassene Nadel der Follikel mit Kulturmedium gespült, dem Heparin zugesetzt ist. Ist der Follikel zum Zeitpunkt der Punktion bereits rupturiert, saugt man die in den Douglasschen Raum getropfte Follikelflüssigkeit ab und fahndet – oft mit überraschendem Erfolg – nach einer Eizelle.

Die Erfahrungen der letzten Jahre haben gezeigt, daß die Eizellgewinnungsrate wesentlich höher ist, wenn

a) sich die Patientinnen zu einer zweiten Pelviskopie vorstellen,
b) keine großen intraoperativen Eingriffe zur Freilegung der Eierstöcke mehr notwendig sind,
c) der richtige Zeitpunkt für die Follikelpunktion eingehalten und
d) die Punktion von einem geübten Operateur durchgeführt wird [4, 8, 9, 12, 16, 21].

13.6 In-vitro-Fertilisation und Embryo-Transfer

Wie 13.1 schon erwähnt, entwickelte sich die Technik aus physiologischen Studien an Labortieren [27] und der Erkenntnis über Prinzipien der Eizellreifung und Befruchtung aus Studien der Forscher Moor und Warnes [15] sowie Masui und Clarke [10] und Edwards [2]. Einige Schritte sind zur Erreichung einer In-vitro-Fertilisation menschlicher Gameten besonders zu berücksichtigen.

Vorbereitung der Spermatozoen

Vier Wochen vor der geplanten In-vitro-Fertilisation wird eine Ejakulatprobe des Ehemannes untersucht. Ist eine antibakterielle Behandlung nötig, so läßt sich diese in den vier Wochen vor der Follikelpunktion durchführen. Sind weitere Behandlungen von Störungen des Spermiogrammes nötig, so führen diese zum Verschieben des Termins der In-vitro-Fertilisation. Dem Ehemann wird eine Karenz von 5 Tagen vor der anstehenden Insemination der Eizelle empfohlen. Das Sperma wird vier Stunden nach Punktion des Follikels ($1^{1}/_{2}$–2 Stunden vor Insemination) durch Masturbation gewonnen, nach seiner Verflüssigung mit Kulturmedium versetzt, 10 Minuten bei 1000 rmp zentrifugiert, das Sediment erneut in Kulturmedium suspendiert und noch einmal zentrifugiert. Dann erfolgt zur Kapazitation eine Inkubation von 15 Minuten bei 37°C. Die motilen Spermatozoen wandern dabei in das überstehende Kulturmedium ein und können zur Insemination verwandt werden. 10–20 µl solchermaßen gewaschene und kapazitierte Spermatozoen werden mit 1 ml Kulturmedium (zu 7,5% mit mütterlichem Serum) versetzt, das die Oozyte enthält, pipettiert, was etwa einer Konzentration von 1–2 $\times 10^5$ motilen Spermatozoen pro ml entspricht.

Insemination

Bezüglich des Zeitpunktes der Insemination bestehen noch Unklarheiten. Wir führen sie 6 Stunden nach der Eizellgewinnung durch, da bei der Follikelpunktion, d. h. Eizellgewinnung, die Eizel-

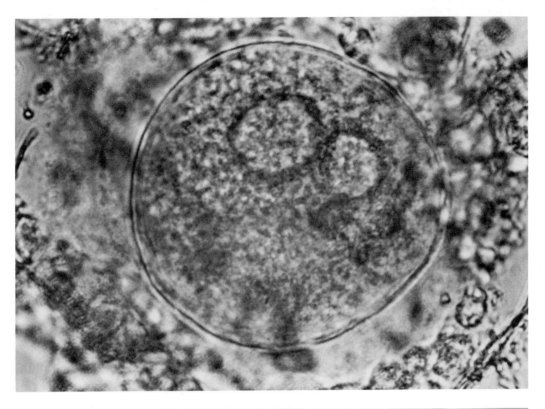

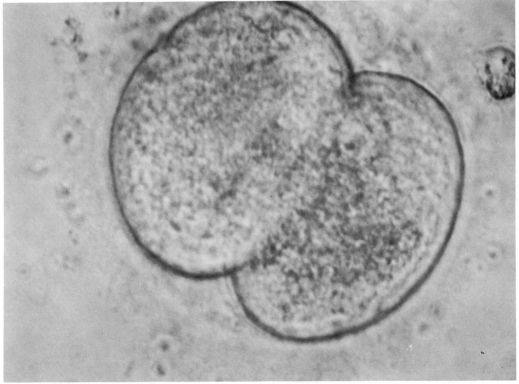

Abb. 13-6. Menschliche Eizelle nach Befruchtung (Pronukleinbildung, 2-Zell-Stadium).

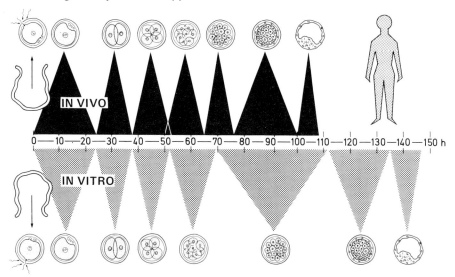

Abb. 13-7. Desynchronisation zwischen In-vivo- und In-vitro-Reifung menschlicher Embryonen.

len ihre Reifung noch nicht beendet haben. Eine In-vitro-Reifung von 5–6½ Stunden nach Aspiration scheint derzeit optimal [23]. Im wesentlichen kommt es auf die Vollendung der zytoplasmatischen Reifung an, die den Spermatozoen die Penetration ermöglicht.

Embryo-Kultur

Als erstes Anzeichen der erfolgten Befruchtung erkennt man Pronuklei in befruchteten Oozyten (Abb. 13-6) 12–23 Stunden nach der Insemination. Aufgrund der Ergebnisse verschiedener Arbeitsgruppen in England und Australien empfiehlt es sich, sowohl für die Befruchtung als auch für die weitere Kultur das gleiche Kulturmedium unter Zusatz von Patientenserum anzuwenden. Die Kultur der Embryonen unter Ölprotektion erübrigt sich. Zum gegenwärtigen Zeitpunkt wird hauptsächlich das Medium HAM's-F-10 angewandt [4, 7, 23, 24]. Nach Hoppe und Pitz [6] empfiehlt sich bei Mäuse-in-vitro-Kulturen der Zusatz von Calcium-Laktat. Diese Substanz wird auch dem Kulturmedium für menschliche Embryonen zugesetzt. Die Beurteilung einer erfolgreichen Befruchtung richten wir nach dem Auftreten von Pronuklei und der Entwicklung von vier gleichgroßen regelmäßigen Blastomeren ohne zelluläre Fragmente nach 48 Stunden. Ein Embryo-Transfer sollte in einem Zwei-, Vier- oder Achtzellstadium durchgeführt werden, um eine allzu

große Desynchronisierung zwischen Eireife- und Endometriumentwicklungsstadium zu vermeiden (Abb. 13-7) [22]. Wir sind uns dabei bewußt, daß das menschliche Ei zu diesem Zeitpunkt noch nicht implantiert. Das Experiment zeigt aber, daß das Ei offenbar im Cavum uteri flottierend – ähnlich der Eiruhe beim Reh, Beuteltier etc. – optimaler weiterreift, als in unseren derzeitigen In-vitro-Kulturen.

13.7 Gegenwärtiger Stand der Technik an der Universitäts-Frauenklinik Kiel (eigene Ergebnisse)

Im Rahmen der Bauchspiegelung mit Chromosalpingoskopie zur Abklärung des Grundes für nicht erfüllten Kinderwunsch, entsprechend den 13.2 angegebenen Kriterien, wurden bei 98 Patientinnen unter hMg-/hCG-Stimulation, Follikelpunktion neben einer Korrektur an den Tuben durchgeführt. Bei 38 Patientinnen erfolgte die Follikelpunktion im spontanen Menstruationszyklus 24–28 Stunden nach dem gemessenen LH-Anstieg ohne hormonelle Vorbereitung, bei 39 Patientinnen nach Clomifen-hCG-Stimulierung. Die Resultate bezüglich Eizellgewinnung und Teilungen sind in Tabelle 13-3 zusammengestellt. Erst Ende 1981 begannen wir bei Patientinnen,

Tabelle 13-3 Eizellauffindungs- und Befruchtungsrate (1979 bis 1981)

Zyklus	Zahl der Pat.	Zahl der punktierten Follikel Follikel/Patient		Zahl der/Pat. gewonnenen Eizellen		Eizellauffindungsrate in % (mindestens 1 Eizelle)	Zahl der inseminierten Oozyten	Befruchtete Eizellen/Pat. (Pronukleibildung)
hMG/hCG stimuliert	98	1	28	1	15		30 (v. 29 Pat.)	
		2	39	2	18			
		3	18	3	8			
		4	8	5	1			
		5	5	8	1			
		N=217 Follikel	98	N=43 Patientinnen =88 Eizellen	44			11 = 37% (v. 10 Pat.)
Spontaner Zyklus	38	1	28	1	17		17	
		N= 28 Follikel		N=17 Pat. 17 Eizellen	61			4 = 41% (v. 7 Pat.)
Clomifen (5 × 150 mg) hCG (5000 IE)	39	71		1	35		61 (v. 33 Pat.)	
				2	26	90		27 = 69%

die sich zum zweiten Mal vorstellten und die hier über die Einzelheiten der Embryo-Übertragung aufgeklärt wurden, Embryo-Transfers im Zwei- bis Vierzellstadium durchzuführen. Die bis zum 31. 03. 1982 durchgeführten 21 Transfers führten zu zwei Schwangerschaften (Tabelle 13-4).
Forschungsergebnisse auf dem Gebiet der Tiefgefrier-Konservierung menschlicher Embryonen [3, 23] mit dem Ziel, diese Embryonen in einem normalen, nicht durch die Follikelpunktion gestörten folgenden Zyklus der gleichen Patientin zu transferieren, sollten es möglicherweise einmal erlauben, von der bekannten Desynchronisation, die zwischen In-vivo- und In-vitro-Reifung menschlicher Embryonen auftritt, unabhängig zu werden.

Für Unterstützung und Mitarbeit danke ich unserem Klinikdirektor, o. Prof. Dr. med. Dr. med. vet. h. c. Kurt Semm, der Abteilung für Anästhesiologie (Direktor: Prof. Dr. Wawersik), den Mitarbeitern unseres Operationssaales (Leitung: Schwester Ursel) und den Mitarbeitern unserer reproduktionsbiologischen Abteilung: Dipl.-Biol. V. Baukloh, Dr. H.-H. Riedel, Dr. H. Giesel, Dr. S. Paul, Dr. M. Seki, Dipl.-Biol. G. Ehrig, Dr. D. Weisner, Dr. H.-R. Tinneberg sowie den med.-techn. Assistentinnen: H. Koch, M. Fahlbusch, A.

Tabelle 13-4 In-vitro-Fertilisation und Embryo-Transfer. Stimulation mit Clomifen 5 × 150 mg + 5000 IE hCG. Universitäts-Frauenklinik Kiel, Dezember 1981 bis März 1982

Patientinnen	Oozytengewinnung	Punktierte Follikel	gewonnene Oozyten	2 bis 8-Zellstadien	Embryo-Transfer
33	26 = 78,8%	80 = 3,1 Fol./Pat.	50 = 62,5% Fol. = 1,9 Oozyten/Pat.	31 = 62%/ Eizelle = 1,2 Embryonen/Pat.	21 (10 × 2 Embryonen) 2 × -hCG-Anstieg 2 × Gravidität

Ziese, U. Nickelsen und G. Grenz; für die Schreibarbeiten G. Siburg.

Literatur

[1] Biggers, J. D.: In vitro fertilization and embryo-transfer in human beings. New. England Journal of Medicine, 304 (1981) 336–342.

[2] Edwards, R. G.: Physiological aspects of human ovulation, fertilization and cleavage. Journal of Reproduction and Fertility, Suppl. 18 (1973) 87–101.

[3] Edwards, R. G., Steptoe, P. C.: The relevance of the frozen storage of human embryos in clinical practics. In the freezing of mammalian embryos. Ciba Foundation Symposium, 52 (1977) 235–243.

[4] Edwards, R. G., Steptoe, P. C., Purdy, J. M.: Establishing full-term human pregnancies using cleaving embryos grown in vitro. British Journal of Obstetrics and Gynecology, 87 (1980): 737–756.

[5] Hahn, J.: Embryo-Transfer in Animals. Human Reproduction Editors K. Semm, L. Mettler, 181–186 Excerpta Medica, Amsterdam, Oxford-Princeton 1981.

[6] Hoppe, P. C. & Pitts, S.: Fertilization in vitro and development of mouse ova. Biology of Reproduction, 8 (1973) 420–426.

[7] Lopata, A., Johnston, M. I. H., Hoult, I. J., Speirs, A. L.: Pregnancy following intrauterine implantation of an embryo obtained by in vitro fertilization of a preovulatory egg. Fertil. Steril. 33 (1980) 117–120.

[8] Lopata, A., Brown, J. B., Leeton, J. F., McTalbot, J., Wood, C.: In vitro fertilization of preovulatory oocytes and embryo transfer in intertile patients treated with clomiphene and human chorionic gonadotropin. Fertil. Steril. 30 (1978) 27–35.

[9] Lopata, Al., Johnston, W. I. H., Leeton, J. F., Muchnicki, D., Talbot, J. Mc., Wood, G.: Collection of human oocytes at laparoscopy and laparotomy. Fertil. Steril. 25 (1974) 1030–1038.

[10] Masui, Y., Clarke, H. J.: Oocyte maturation. International Reviews of Cytology, 57 (1979) 185–282.

[11] Mettler, L., Seki, M., Baukloh, V., Semm, K.: Different factor influencing with in vitro fertilization (different strains hybrids culture media, capacitation, addition of hCG). Infertility 3, 364 (1980) 217–229.

[12] Mettler, L., Seki, M., Baukloh, V., Semm, K.: Erste Ergebnisse zur extrakorporalen Befruchtung am Menschen. Geburtshilfe und Frauenheilkunde 41 (1981) 62–67.

[13] Mettler, L., Schmolk: Hyper- und Normoprolaktinämie bei Amenorrhoe und Galaktorrhoe-Ame-norrhoe-Syndrom. Med. Klinik. 74 (1979) 1273–1278.

[14] Mettler, L., Czuppon, A., Baukloh, V.: A one hour radio-immuno-assay. J. Clin. Chem. Clin. Biochem. 20 (1982) 103–105.

[15] Moor, R. M. & Warnes, G. M.: Regulation of meiosis in mammalian oocytes. British Medical Bulletin, 35 (1979) 99–103.

[16] Persson, P. H., Liedholm, P., Sundstrom, P., Wramsby, H.: Ultrasonic determination of the optimal time for harvesting human eggs. Archives of Andrology, 5 (1980) 93–94.

[17] Semm, K.: Tubal sterilization-finally with ligation by pelviscopy. Paper hold on the first Intern. Congr. of Gyn. Lap. New Orleans, USA 1973. Publ. by Phillips, I. M. and Keith, L., Gynecological Laparoscopy 337–350, Stratton, Int. Med. Book, Corp. New York 1974.

[18] Semm, K.: Pelviskopische Chirurgie in der Gynäkologie. Geburtsh. und Frauenheilk. 37 (1977) 909–920.

[19] Seki, K., Mettler, L.: Influence of spermatozoal antibodies in the reproduction of mice. Americ. Journal Reproductive Immunology 2, 4 (1982) 225–229.

[20] Steptoe, P. C., Edwards, R. G., Purdy, J. M.: Clinical aspects of pregnancies established with cleaving embryos grown in vitro. British Journal of Obstetrics and Gynecology 87 (1980) 757–768.

[21] Steptoe, P. C., Edwards, R. G.: Laparoscopic recovery of preovulatory human oocytes after priming of ovaries with gonadotrophins. Lancet, 1 (1970) 683–689.

[22] Trotnow, S., Kniewald, T., Al Hasani, S., Becker, H.: Follikelpunktion, in vitro-Fertilisation, Embryo-Transfer und eingetretene Schwangerschaften in Dyneric/hCG stimulierten Zyklen. Geburtsh. und Frauenheilk. 42 (1981) 835–836.

[23] Trounson, A. O., Moor, L. R., Wood, C., Leeton, J. F.: In vitro fertilization, culture and transfer of human embryos: effect of delayed insemination. Journal of Reproduction and Fertility, in press (1981).

[24] Trounson, A. O., Leeton, J. F., Wood, C., Webb, J., Kovacs, G.: The investigation of idiopathic infertility by in vitro fertilization. Fertil. Steril. 34 (1980) 431–438.

[25] Trounson, A. O., Leeton, J. F., Wood, C., Webb, J., Wood, J.: Successful human pregnancies by in vitro fertilization and embryo transfer in the controlled ovulatory cycle. Science, in press (1982).

[26] Trounson, A. O., Moor, L. R., Pugh, P. A., Leeton, J. F., Wood, C.: The deep-freezing of human embryos. Proceedings of III. World Congress of Human Reproduction, p. 367. ICC, Berlin 1981.

[27] Whittingham, D. G.: In vitro fertilization, embryo transfer and storage. British Medical Bulletin, 35 (1979) 105–111.

14. In-vitro-Fertilisierung. Embryo-Transfer
Teil II: Erste Ergebnisse

S. Trotnow

In Teil I wurden tierexperimentelle Vorarbeiten und die Entwicklung dieser neuen Technik während der vergangenen Jahre vorgestellt. Teil II wird dagegen technische Einzelheiten vermitteln, welche unerläßlich sind, um fortschreitende Schwangerschaften zu erzielen.

14.1 Vorbereitung der Patientinnen

Seit wir unser In-vitro-Fertilisationsprogramm zur Behandlung von Sterilitätspatientinnen im Januar 1981 gestartet haben, arbeiten wir ausschließlich mit stimulierten Zyklen [6]. Die Frauen erhalten vom 5. bis 9. Zyklustag 100 bis 150 mg Dyneric täglich. Bei der Patientengruppe, über die hier berichtet wird, wurde das Follikelwachstum ab 10. Zyklustag ausschließlich mit Ultraschall überwacht. Auf ein endokrines Monitoring mußten wir notgedrungen verzichten, da uns damals weder

tägliche Östradiol- noch LH-Bestimmungen zur Verfügung standen.

5000 IE HCG werden zur Ovulationsauslösung gegeben, wenn einer oder mehrere Follikel einen Durchmesser von 17 mm erreichen. Die Laparoskopie zur Follikelpunktion wird 32 bis 36 Stunden später angesetzt.

14.2 Laparoskopie und Follikelpunktion

Unsere Laparoskopietechnik unterscheidet sich nicht von der in Teil I beschriebenen. Auch wir legen das Pneumoperitoneum ausschließlich mit reinem CO_2 an. Ein Mischgas zu nehmen (5% O_2, 5% CO_2, 90% N_2), wie es z.B. für die Embryokultur erforderlich ist, halten wir für gefährlich, weil Gasembolien verursacht werden können. Zur Fol-

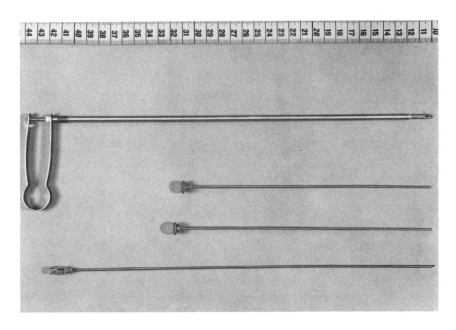

Abb. 14-1. Instrumente für die Follikelpunktion. Von oben nach unten: Ovarfaßzange; Troikarhülse; Mandrin; Punktionskanüle.

113

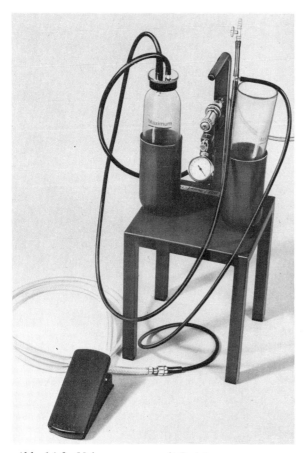

Abb. 14-2. Vakuumpumpe mit Pedal.

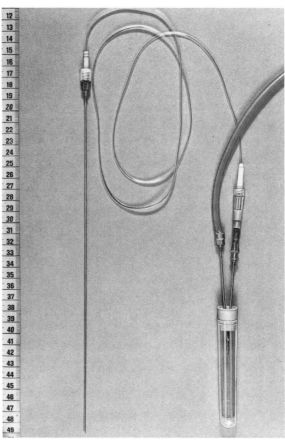

Abb. 14-3. Komplettes Follikelpunktionsbesteck. Der dicke Schlauch geht zur Vakuumpumpe.

likelpunktion arbeiten wir mit einem einfachen Laparoskop und zwei zusätzlichen Einstichen. Den zweiten Einstich, durch den die atraumatische Ovarialfaßzange eingeführt wird, legen wir median suprasymphysär. Für den dritten Einstich wählt man einen Punkt im Unterbauch rechts oder links 5–8 cm vom zweiten entfernt, um den dünnen Troikar (Außendurchmesser 1,7 mm) und die Punktionskanüle (Außendurchmesser 1,5 mm) einzuführen. Abb. 14-1 zeigt das für die Follikelpunktion benutzte Instrumentarium. Wir verwenden eine einfache Stahlkanüle mit einem Innendurchmesser von 1,4 mm und erzielen Oozytenauffindungsraten zwischen 80 und 90%. Die von einigen Arbeitsgruppen [1, 4] entwickelten komplizierten Punktionskanülen halten wir nicht für überlegen. Entscheidend ist die Erfahrung des Operateurs.

Wir aspirieren den Follikelinhalt mit einem Unterdruck von minus 1–2 mWs. Das Vakuum wird mit einer eigens dafür konstruierten Pumpe (Abb. 14-2) aufgebaut, welche nach dem Wasserstrahlpumpenprinzip arbeitet. Es wird allerdings nicht Wasser, sondern die im Operationssaal verfügbare Preßluft genutzt. Mit einem Pedal kann der Operateur die Stärke des Unterdruckes stufenlos steuern. Das Vakuum baut er bereits auf, bevor er mit der Kanülenspitze möglichst tangential in den Follikel eindringt. Abb. 14-3 zeigt das gebrauchsfertige Punktionsbesteck einschließlich Oozytenfalle (Reagenzglas, Falcon Typ 2001). Ist der Follikelinhalt aspiriert, wird das Reagenzglas mit einer Kunststoffkappe luftdicht verschlossen, bevor es möglichst rasch (leider müssen wir ein Stockwerk bewältigen) in das Embryokulturlabor transportiert wird. Wird die Eizelle im aspirierten Material nicht auf Anhieb gefunden, dann spülen wir den Follikel mehrere Male. Dazu verwenden wir unser Standard-Kulturmedium.

14.3 Kulturmedien und verwendete Instrumente

Medien

Sowohl als Inseminations- als auch als Kulturmedium verwenden wir HAM's F 10. Das industriell gefertigte Pulver (Serva Heidelberg) wird, wie von Lopata [3] beschrieben, 4fach konzentriert, in destilliertem Wasser gelöst. Wir bereiten das destillierte Wasser mit einer Quarz-Destille aus bereits entmineralisiertem Wasser. Die 4fach konzentrierte Stammlösung wird maximal 1 Woche im Kühlschrank aufbewahrt.

Am Tag vor jedem Versuch werden Inseminations- und Kulturmedium durch entsprechende Verdünnung mit destilliertem Wasser hergestellt. Das gebrauchsfertige Medium wird auf eine Osmolalität von 280 mOsmol eingestellt. Erst danach wird der pH-Wert mit HCl oder NaOH angepaßt.

Kulturmedium, pH: 7,35
Inseminationsmedium, pH: 7,50

Dem Inseminationsmedium wird 10%, dem Kulturmedium 15% hitzeinaktiviertes fetales Serum zugefügt. Wir bereiten unser fetales Serum aus Nabelschnurblut, welches wir im Kreißsaal gewinnen.

Kulturbedingungen

Wir inkubieren in einem thermostatisierten Wassermantelinkubator bei 37°C. Das Kulturgut befindet sich dabei in einem Exsikkator, durch welchen ein Mischgas (5% CO_2, 5% O_2, 90% N_2) kontinuierlich fließt. Um die Luftfeuchtigkeit im System in den Bereich der Sättigung zu heben, füllt man in den Exsikkator einige cm hoch Aqua dest. und läßt das Mischgas kontinuierlich durchperlen.

Instrumente

Abb. 14-4 gibt die von uns verwendeten Hilfsmittel wieder.

A) *Petrischale* 60 × 15 mm
B) *Centre-well Petrischale*
48 Stunden nach der Insemination setzen wir die Embryonen vom Reagenzglas in diese Petrischale um, um sie ggf. auch nach einer weiteren Kultur-

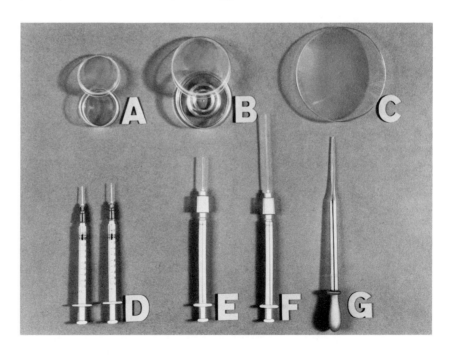

Abb. 14-4. Instrumente zur Manipulation der Gameten.
Obere Reihe: A) Kleine Petrischale; B) Unterteilte Petrischale mit zentralem Napf und äußerem Ring; C) Uhrglas.
Untere Reihe: D) 2 Tuberkulinspritzen mit Kanüle; E, F) Glaskapillare über Kunststoffstück mit einer Tuberkulinspritze verbunden; G) Pasteur-Pipette. – Durchmesser von B = 55 mm

dauer von einigen Stunden leichter in den Transferkatheter aufziehen zu können.

C) *Uhrglas*

Wir benutzen dieses Hilfsmittel sowohl zur Oozytensuche, als auch zum Umsetzen der Embryonen. Die Wölbung des Glases sorgt dafür, daß Eizellen oder Embryonen durch die Schwerkraft zum Zentrum rollen und damit leichter aufzufinden sind.

D) *Tuberkulinspritze mit Kanüle*

Mit diesem Instrumentenpaar werden, wenn erforderlich, die Zellen der Corona radiata von der Zona pellucida mechanisch entfernt, um die Embryonen befunden zu können.

E, F) *Glaskapillare*

Wir manipulieren die Gameten nicht mit der Pasteur-Pipette (G), sondern mit Glaskapillaren, welche über ein Kunststoffpaßstück mit einer Einwegtuberkulinspritze verbunden sind. Den langen Typ benutzen wir zum optisch kontrollierten Umsetzen der Embryonen vom Uhrglas in das Kulturröhrchen. Setzen wir von einem zum anderen flachen Gefäß (Uhrglas oder Petrischale) um, wird die kurze Kapillare verwendet.

G) *Pasteur-Pipette*

Dieses Instrument ist zur Manipulation der Gameten weniger geeignet. Wir benutzen es lediglich, um die Kulturröhrchen nach der Entleerung mit Medium nachzuspülen, wenn z. B. der Embryo an der Wand haften blieb.

Wir inkubieren Eizellen und Embryonen in einem Volumen von 1 ml in kleinen Reagenzgläsern (Falcon, Typ 2058). Die Röhrchen decken wir mit einer locker aufgesetzten Kunststoffkappe ab, die den ständigen Gasaustausch zwischen Inhalt und umgebender Atmosphäre zuläßt.

14.4 Suchen der Oozyten

Der im Operationssaal aspirierte Follikelinhalt bzw. die Spülflüssigkeit der Follikel wird unverzüglich in das Laboratorium gebracht. Das Reagenzglas wird kräftig geschüttelt und sein Inhalt mit Schwung in ein Uhrglas entleert. Bei Betrachtung gegen einen dunklen Hintergrund kann man häufig mit dem bloßen Auge die Oozyte mit der sie umgebenden Corona radiata sowie dem umgebenden Mucus mit lockeren Granulosazellen erkennen. Ein Blick durch das Stereomikroskop bestätigt die Vermutung. Schwieriger ist es, Oozyten in blutigen oder Luftblasen enthaltenden Punktaten zu finden. Hier hilft das Verdünnen mit Medium und Umpipettieren weiter. Sind „reife" Granulosazellen vorhanden, muß man besonders intensiv nach einer Eizelle suchen. Wird diese nicht im ersten Punktat gefunden, spülen wir die Follikel mehrere Male. Gelegentlich gewannen wir Eizellen im dritten oder vierten Spülversuch. Die gefundene Oozyte wird mikroskopisch befundet, zweimal in Inseminationsmedium gewaschen und in 1 ml des gleichen Mediums in ein kleines Reagenzglas gesetzt.

Die Insemination mit präinkubierten Spermien kann entweder sofort oder mit einer Verzögerung von einigen Stunden erfolgen. In unserem System stellen wir die Spermiendichte auf 10^6 Spermien/ml ein.

14.5 Präparation der Spermien

Nach Verflüssigung des Ejakulates erfolgt die mikroskopische Befundung hinsichtlich morphologischer Kriterien und eine grobe Schätzung der Zellzahl. Entsprechend der Spermiendichte werden 10 bis 20 × 10^6 Spermien mit 1–2 ml Inseminationsmedium vermischt und zentrifugiert. Der Überstand wird verworfen und der Arbeitsgang wiederholt. Ziel ist es, Spermien und Seminalplasma zu trennen. Abschließend wird der Überstand wieder verworfen und das Spermien-Pellet mit 1 ml Inseminationsmedium suspendiert. Die Spermiendichte wird in der Zellkammer ermittelt. Die Spermienpräparation wird dann für mindestens 30 Minuten im Brutschrank inkubiert, bevor sie zur Insemination benutzt wird.

14.6 Kontrolle der Embryokultur

8 bis 10 Stunden nach der Insemination werden die Oozyten vom Inseminationsmedium in das Kulturmedium umgesetzt. Zu diesem Zweck wird das die Oozyte enthaltende Reagenzglas kräftig geschüttelt und in ein Uhrglas entleert. Nach zweimaligem Umsetzen in frisches Medium wird die Oozyte in ein Reagenzglas mit 1 ml Kulturmedium gesetzt. Bei der Betrachtung mit dem Mikroskop ist der Blick zum Zellinneren gewöhnlich verschlossen, weil die Eizelle eine kompakte Hülle aus Corona radiata mit reichlich haftenden Spermien besitzt.

Die nächste Kontrolle nehmen wir 20 bis 24 Stunden nach der Insemination vor, um das Vorkernstadium befunden zu können. Auch zu diesem Zeitpunkt sind die Zellen gewöhnlich von Granulosazellen und Spermien umhüllt. Die mechanische Befreiung erfolgt mit zwei Kanülen, die auf Tuberkulinspritzen aufgesetzt sind. Häufig muß die Granulosazellhülle regelrecht aufgebrochen werden. Bei entsprechendem Training ist das ohne Verletzung der Zona pellucida möglich. In einigen Fällen findet man bereits Zellen, welche die Granulosazellen spontan abgestoßen haben. Die Befundung hinsichtlich der Zahl der Polkörperchen und Vorkerne wird erleichtert, indem die Zelle unter mikroskopischer Kontrolle durch geringes Kippen des Uhrglases gerollt wird.

Die nächste Kontrolle nehmen wir 48 Stunden nach der Insemination vor. Zu diesem Zeitpunkt haben die Embryonen gewöhnlich das Vierzell-Stadium erreicht. Den Embryo-Transfer nehmen wir 48–72 Stunden nach der Punktion vor. Zu diesem Zweck werden die Embryonen aus dem Reagenzglas in den zentralen Napf der speziellen Petrischale (s. Abb. 14-4) (Falcon Typ 3037) umgesetzt. Aus diesem Gefäß können sie leicht in den Transferkatheter aufgezogen werden.

14.7 Embryo-Transfer

Ohne Zweifel ist es schwieriger, als zunächst angenommen wird, Embryonen ohne Traumatisierung des Zervix- oder Korpus-Endometriums in das Cavum uteri zu bringen. Die verschiedenen Arbeitsgruppen [2, 3, 5] haben unterschiedliche Techniken entwickelt, um dieses Ziel zu erreichen. Diese Tatsache läßt vermuten, daß der ideale Weg noch nicht gefunden wurde.

Für den Embryo-Transfer erhalten unsere Patienten *keine Prämedikation*. Wir unterlassen auch jeden hormonellen Eingriff in die Lutealphase. Die Patientin wird wie für eine übliche gynäkologische Untersuchung auf einem elektrohydraulischen Stuhl *gelagert*. Der Stuhl wird um 20° gegen die Horizontale geneigt, um die Patientin in eine Kopftieflage zu bringen.

Die Zervix wird mit einem selbsthaltenden Spekulum eingestellt und zur besseren Führung bei 11.00 Uhr mit einer Kugelzange gefaßt. Nach vorsichtiger Reinigung der Portio mit einem trockenen Tupfer sondieren wir den Zervikalkanal mit einem Hegarstift ($\varnothing = 3$ mm), welcher eben über

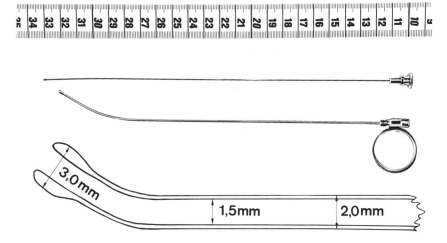

Abb. 14-5. Embryotransferkanüle.

den inneren Muttermund eingeführt wird. Eine Dilatation des Zervikalkanals ist zu vermeiden. Sodann wird die Transferkanüle (Abb. 14-5) bis eben über den inneren Muttermund eingeführt. Zwischenzeitlich wurde der Embryo mit einer Tuberkulinspritze in einen transparenten Vena-cava-Katheter (17 G) aufgezogen. Der Katheter wird durch die Transferkanüle in das Cavum uteri eingeführt. Wir vermeiden es, den Fundus uteri zu berühren, weil dadurch Blutungen ausgelöst werden können. Sodann wird die Transferkanüle um 1 bis 2 cm in den Zervikalkanal zurückgezogen und erst jetzt der Embryo durch Druck auf den Spritzenstempel in die Gebärmutter freigesetzt. Der Embryo befindet sich dabei in einer Flüssigkeitssäule von 50 µl Kulturmedium. Der Katheter wird zunächst in die Transferkanüle zurückgezogen, bevor beide Instrumente gemeinsam entfernt werden. Metallkanüle und Katheter werden unter dem Stereomikroskop mit Medium gespült, um sicher zu sein, daß kein Embryo an der Wand haften blieb.

Unsere Patienten halten 24 Stunden Bettruhe ein, bevor sie aus der stationären Behandlung entlassen werden. Danach können sie ihren alltäglichen Aktivitäten nachgehen. Die anschließende Überwachung unterscheidet sich in keiner Weise von der bei anderen Sterilitätspatientinnen.

14.8 Erste Ergebnisse

Vom 1. 1. 1981 bis 31. 3. 1982 haben wir 75 In-vitro-Fertilisationsversuche unternommen. Bei 34 Frauen teilten sich die Oozyten und entwickelten sich zu Vier- bis Achtzell-Embryonen, welche alle transferiert wurden. Bei den 34 Transferpatientinnen gewannen wir insgesamt 81 reife Oozyten von 93 großen Follikeln (Definition: $\varnothing \geq$ 20 mm). Wir gewannen also pro Patientin durchschnittlich 2,4 Oozyten von im Schnitt 2,7 großen Follikeln.

Tabelle 14-1 gibt eine Übersicht über die Anzahl

Tabelle 14-1 Fertilisierungs- und Teilungsraten bei Transfer-Patientinnen (Stand: 31. 3. 1982)

Anzahl Patientinnen	Anzahl „großer" Follikel (≥ 20 mm) (pro Pat.)	Anzahl reifer Oozyten (pro Pat.)	Anzahl nicht fertilisierter Oozyten	Anzahl fertilisierter Oozyten mit unregelmäßigen Teilungen	Anzahl transferierter Embryonen (pro Pat.)
34	93 (2,7)	81 (2,4)	15	21	45 (1,3)

Tabelle 14-2 Klinische Befunde von 6 erzielten Schwangerschaften (Stand: 31. 3. 1982)

Patientin Nr.	Anzahl „großer" Follikel (≥ 20 mm ∅)	Anzahl reifer Oozyten	Anzahl nicht fertilisierter Oozyten	Anzahl fertilisierter Oozyten, unregelmäßig geteilt	Anzahl und Teilungsstadium der Embryonen zum Zeitpunkt des Transfers				Bemerkungen
					4-Zell	6-Zell	8-Zell	Anzahl transf. Embryonen	
1	2	1					1	1	Oozyte durch Laparotomie gewonnen
2	5	5	1	2	1		1	2	
3	3	2	1		2			2	
4	2	2	1			1		1	Abort
5	2	1				1		1	Abort
6	4	3		1	2			2	

fertilisierter und nicht fertilisierter Eizellen, sowie Embryonen, die sich entweder regelmäßig oder unregelmäßig teilten.

Insgesamt wurden 45 Embryonen bei 34 Frauen transferiert. 11mal transferierten wir 2 Embryonen, die zu 3 fortschreitenden Schwangerschaften führten. Tabelle 14-2 gibt eine Übersicht über die erzielten Schwangerschaften. Zwei endeten mit Aborten in der 8. bis 10. Woche. Die übrigen verlaufen normal.*)

wegen Tubargraviditäten oder Entzündung der Eileiter.
2. Zerstörte oder blockierte Eileiter, wenn die chirurgischen Behandlungsmöglichkeiten ausgeschöpft sind.
3. Endometriose
4. Ehepaare mit ungeklärter Sterilität, bei denen alle modernen Möglichkeiten der Diagnostik und Therapie ausgeschöpft sind.

14.9 Indikation für die In-vitro-Fertilisation

Wir behandeln ausschließlich Ehepaare, bei denen konventionelle Therapiemöglichkeiten ausgeschöpft sind.
1. Zustand nach Entfernung beider Eileiter, z. B.

*) Stand 1. 12. 1982: Es wurden 3 gesunde Knaben geboren.

14.10 Minimale Voraussetzungen für die extrakorporale Befruchtung

1. Möglichst ungestörte biphasische Zyklen.
2. Mindestens ein funktionierender Eierstock, welcher laparoskopisch zugänglich ist.
3. Gebärmutter, welche frei von pathologischen Veränderungen ist.
4. Möglichst normaler andrologischer Befund des Ehemannes.

Literatur

[1] Jones, H. W. Jr, Acosta, A. A., Garcia, J.: A technique for the aspiration of oocytes from human ovarian follicles. Fertil. Steril. 37 (1982) 26–29.
[2] Kerin, J. F. P., Jeffrey, R., Warnes, G. M., Cox, L. W.: A simple technique for human embryo transfer into the uterus. Lancet 2 (1981) 726–727.
[3] Lopata, A., Johnston, I. W. H., Hoult, I. J., Speirs, A. I.: Pregnancy following intrauterine implantation of an embryo obtained by in vitro fertilization of a preovulatory egg. Fertil. Steril. 33 (1980) 117–120.
[4] Renou, P., Trounson, A. O., Wood, C., Leeton, J. F.: The collection of human oocytes for in vitro fertilization. I. An instrument for maximizing oocyte recovery rate. Fertil. Steril. 35 (1981) 409–412.
[5] Steptoe, P. C., Edwards, R. G., Purdy, J. M.: Clinical aspects of pregnancies established with cleaving embryos grown in vitro. Br. J. Obstet. Gynec. 87 (1980) 757–768.
[6] Trotnow, S., Kniewald, T., Al-Hasani, S., Becker, H.: Follikelpunktion, In-vitro-Fertilisierung, Embryotransfer und eingetretene Schwangerschaften in Dyneric/HCG-stimulierten Zyklen. Geburtsh. u. Frauenheilk. 41 (1981) 835–836.

15. Was soll der Frauenarzt über Ursachen, Diagnostik und Therapie männlicher Fertilitätsstörungen wissen?

E. Nieschlag, C. W. Freischem, E. J. Wickings

Um den Wunsch eines Paares nach einem Kinde zu erfüllen, genügt es nicht, nur die Frau zu untersuchen und zu behandeln. Denn die reproduktiven Funktionen des Ehemannes können ebenfalls gestört sein. Der *Anteil männlicher Fertilitätsstörungen* bei Paaren mit unerfülltem Kinderwunsch ist hoch. Je nach Zusammensetzung des Patientenkollektivs kann er bis zu 60% betragen [21].

Oft weisen auch beide Partner Störungen auf, was eine besondere Herausforderung für den behandelnden Arzt darstellt. Die Behandlungserfolge sind vor allem dann hoch, wenn beide Partner gleichzeitig und koordiniert therapiert werden. Daher läßt sich die mit dem Thema dieses Beitrags gestellte Frage „Was soll der Frauenarzt über Ursachen, Diagnose und Therapie männlicher Fertilitätsstörungen wissen?" klar und einfach mit „möglichst viel!" beantworten. Der Frauenarzt, der möglichst viel über die reproduktiven Funktionen des Ehemannes seiner Patientin weiß, der die Andrologie nicht ignoriert, wenn nicht sogar beherrscht, wird am ehesten erfolgreich sein.

Bevor auf Einzelheiten eingegangen wird, muß jedoch betont werden, daß unser Wissen über die Ätiologie männlicher Fertilitätsstörungen und die Möglichkeiten zu deren Behandlung im Vergleich zur Situation bei der Frau noch sehr gering ist. Wenn auch in rasanter Entwicklung begriffen, so sind unsere Kenntnisse über die Physiologie und Pathologie der männlichen reproduktiven Funktionen noch recht lückenhaft. Es gibt entsprechend wenige rationale Therapiemöglichkeiten und es fehlt an kontrollierten Studien, die die vorhandenen Therapieformen kritisch evaluieren.

15.1 Ursachen männlicher Fertilitätsstörungen

Infertilität kann durch Störungen der Hodenfunktionen oder durch Störungen im Bereich der samenableitenden Wege bedingt sein. *Hodenfunktionsstörungen* können ihren Ausgang vom Samenepithel oder von den endokrin aktiven Leydig-Zellen nehmen. Während Störungen der Leydig-Zell-Funktion praktisch immer mit einer Insuffizienz des Samenepithels einhergehen, wird eine Unterfunktion des Samenepithels nur selten von einer sich auch klinisch manifestierenden endokrinen Insuffizienz begleitet. Da eine detaillierte Besprechung aller Formen männlicher Infertilität den hier vorgesehenen Rahmen sprengen würde, sei auf die zusammenfassende Tabelle 15-1 verwiesen.

Den weitaus größten Anteil der Fertilitätsstörungen macht die sogenannte *„idiopathische Tubulusinsuffizienz"* aus, bei der die Ursachen ihrer Entstehung nicht eruierbar sind. Während in der vorantibiotischen Zeit die Verschlüsse der samenableitenden Wege für einen großen Anteil männlicher Fertilitätsstörungen verantwortlich waren, sind sie heute in den Hintergrund getreten. So machen die auf Verschluß beruhenden Azoospermien in unserem Krankengut nur noch weniger als 2% der Fälle aus.

Es ist selbstverständlich, daß die Kohabitationsfähigkeit Voraussetzung für die Zeugungsfähigkeit ist. Häufigste angenommene Ursache für eine *Impotentia coeundi* sind psychogene Faktoren [4], obwohl gegenwärtig der Trend besteht, somatische Ursachen, z. B. Durchblutungsstörungen, wieder mehr in den Vordergrund zu rücken [2]. Welchen Einfluß darüber hinaus psychosoziale

Tabelle 15-1 Ursachen männlicher Fertilitätsstörungen

Hodenfunktionsstörungen

○ Tubuläre Insuffizienz
  Idiopathische Tubulusinsuffizienz
  Anlagestörung (Sertoli-Cell-Only-Syndrom)
  Infektionen (Mumps, Varizellen, Grippe etc.)
  Autoimmun-Orchitis
  Lageanomalien der Testes
  Varikozele
  Trauma
  Exogene Noxen (Hitze, Nikotin, Pestizide, Strahlen und Medikamente)
  Androgen-Resistenz

○ Endokrine Störung
  – Primärer Hypogonadismus
    Chromosomenaberrationen (Klinefelter-Syndrom, XX-Mann, XYY-Syndrom)
    Reifenstein-Syndrom
    Imperato-MacGinley-Syndrom
    Anorchie (angeboren oder erworben)
    Infektionen
    Gefäßverletzung
    Arteriosklerose
    Diabetes mellitus
    Leydig-Zell-Tumoren
  – Sekundärer Hypogonadismus
    Hypogonadotroper Eunuchoidismus
    Kallmann-Syndrom
    Hypophysen-Insuffizienz
    Hyperprolaktinämie
    Fertile Eunuchen

Störungen im Bereich der samenableitenden Wege

  Aplasie
  Mißbildungen
  Stenose
  Epididymitis/Prostatitis/Vesikulitis
  Postinfektiöser Verschluß der Epididymis oder des Ductus deferens
  Traumen/Operationsfolgen (z. B. Herniotomie)
  Hypospadie
  Phimose
  Retrograde Ejakulation

Psychosoziale Faktoren

Impotentia coeundi

Faktoren auf die männliche Fertilität haben, beginnen wir erst allmählich zu begreifen [22].
Im Gegensatz zur Frau, bei der die Reproduktionsfähigkeit mit dem Alter abnimmt [6] und mit der Menopause ganz erlischt, bedeutet Alter *per se* beim Mann nicht Infertilität. Davon geben die, von älteren Männern mit jüngeren Frauen gezeugten Kinder, aber auch neuere Untersuchungen der Ejakulatparameter, inklusive Prüfung der Penetrationsfähigkeit von heterologen Ova Zeugnis [18]. Wenn Infertilität und Potenzverlust im höheren Alter auftreten, können sie vielmehr als Zeichen eines allgemein reduzierten Gesundheitszustandes interpretiert werden. So führen auch bei jüngeren Männern chronische Erkrankungen (Hepatopathien, Nephropathien, Diabetes mellitus), wahrscheinlich aber auch kürzere Krankheitsepisoden (insbesondere Infektionen) zu einer Minderung oder zu einem (vorübergehenden) Verlust der Fertilität. Auch wegen banalerer Erkrankungen eingenommene Medikamente können zu einer Einschränkung der Fertilität führen, ganz zu schweigen von massiven zytostatischen und immunsuppressiven Therapien (siehe Beitrag Schill, 16).

15.2 Diagnostik männlicher Fertilitätsstörungen

Die Untersuchung des Ehemannes hat das Ziel, seine Zeugungsfähigkeit zu beurteilen und bei eventuellen Abweichungen eine Basis für therapeutische Maßnahmen zu liefern. Während der Gynäkologe, zumindest im Rahmen einer Routinediagnostik, nicht in der Lage ist, Ova zur diagnostischen Beurteilung zu gewinnen, sind die männlichen Gameten einer Untersuchung leicht zugänglich.

Ejakulatparameter

Obwohl Spermatozoen seit den Entdeckungen Leeuwenhoeks vor über 300 Jahren mikroskopisch-morphologisch untersucht werden können, hat man erst in jüngster Zeit begonnen, sich Gedanken um eine Qualitätssicherung bei den andrologischen Laboruntersuchungen zu machen. Als erste Voraussetzung für eine Vereinheitlichung dieser Labormethoden und als Basis für eine Qualitätssicherung hat die Welt-Gesundheits-Organisation (WHO) Richtlinien herausgegeben [3], die als Grundlage für jede Ejakulatuntersuchung dienen sollten.

Hier wird festgelegt, wie Zahl, Beweglichkeit und Morphologie der Spermatozoen bestimmt werden. Auf Einzelheiten, wie die Benutzung von Pipetten und Glasgefäßen, wird eingegangen. Es wird empfohlen, daß vor der Untersuchung eines Ejakulates eine Karenzzeit von 48 Stunden bis 7 Tagen eingehalten wird und daß das Ejakulat möglichst am Ort der Untersuchung gewonnen werden soll, damit Transportwege vermieden und damit verbundene Einflüsse ausgeschlossen werden können. Wegen der hohen intra-individuellen Schwankungsbreite der Ejakulatparameter sollte sich eine Diagnose auf mindestens zwei bis drei Untersuchungen stützen. Es ist zu hoffen, daß sich möglichst viele Laboratorien dieser Richtlinien bedienen werden, damit die Untersuchungsergebnisse von Labor zu Labor vergleichbarer werden. Sobald die Ergebnisse der Ejakulatuntersuchung vorliegen, stellt sich die Frage, welche *Wertigkeit* diesen Parametern zukommt. Es ist zwar möglich, „Normalwerte" für die Zahl, die Motilität und die Morphologie der Spermatozoen von Männern, die gerade ein Kind gezeugt haben, zu erstellen, damit ist jedoch nicht gesagt, daß der, dessen Werte nicht in diesen Normalbereich fallen, infertil ist. Dies wird durch die Untersuchung von Patienten verdeutlicht, die zunächst unsere Sprechstunde wegen unerfüllten Kinderwunsches aufgesucht haben und im Laufe der Betreuung dann doch ein Kind gezeugt haben [7]. Die Betrachtung der Werte von 100 derartigen „sekundären" Vätern zeigt, daß keiner der gängigen Ejakulatparameter einen diskriminierenden Wert für die Frage, ob ein Mann zeugungsfähig ist oder nicht, liefert. Wohl steigen offensichtlich die Fertilitätschancen mit zunehmender Zahl, besserer Beweglichkeit und höherem Anteil normal geformter Spermatozoen an. Es bestehen jedoch keine klar diskriminierenden Grenzwerte; die Übergänge sind fließend (Abb. 15-1). Lediglich die Azoospermie liefert eine definitive Aussage, nämlich die, daß eine Fertilität ausgeschlossen ist.

Diese Überlegungen relativieren auch den Wert von auf den Ejakulatparametern basierenden Begriffen wie „Normozoospermie", „Oligozoospermie", „Teratozoospermie", „Asthenozoospermie" und aus ihnen gebildeten Mischbegriffen [20]. Diese Definitionen dürfen in keinem Fall als Diagnosen gewertet werden und dienen lediglich zur Beschreibung eines Zustandes. Wenn diese Begriffe bei der Beschreibung der Befunde des Ehemannes auftauchen, dürfen sie beim Gynäkologen auf keinen Fall die Reaktion hervorrufen, daß nun endlich etwas beim Ehemann gefunden worden sei und die weitere Behandlung der Ehefrau erst einmal eingestellt werden könnte, bis der

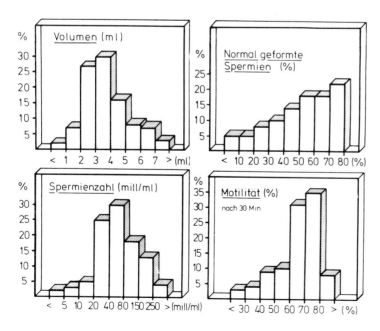

Abb. 15-1. Prozentuale Verteilung der Ejakulatparameter von 100 Vätern der Fertilitätssprechstunde [7].

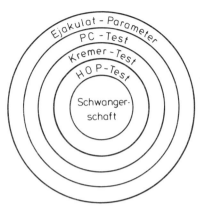

Abb. 15-2. Parameter zur Beurteilung der männlichen Fertilität.

wähnten Manual der WHO zusammengefaßt [3]. Hierzu gehört, daß der Ehemann gründlich untersucht worden sein sollte, daß der Test tatsächlich am Konzeptionsoptimum der Ehefrau durchgeführt wird (z. B. Insler-Score), daß vor dem Test eine Karenzzeit von 48 Stunden bis 7 Tagen einzuhalten ist und daß eine Beurteilung des Zervikalschleims innerhalb von 6 bis 10 Stunden nach dem Verkehr stattfinden sollte. Der Test wird dann als positiv bewertet, wenn bei einer Vergrößerung von 200x pro Gesichtsfeld mehr als 10 bewegliche Spermatozoen beobachtet werden können. Der Test muß als negativ beurteilt werden, wenn weniger unbewegliche oder keine Spermatozoen beobachtet werden.

Ehemann „normalisiert" ist. Im Gegenteil, diese Begriffe müssen den Gynäkologen zu besonders intensiven Anstrengungen im Hinblick auf eine Optimierung der Konzeptionschancen der Ehefrau anhalten (siehe unten). Die Gefahr der Mißinterpretation dieser Begriffe hat vielerorts dazu geführt, daß sie gar nicht mehr verwandt werden und nur noch die tatsächlichen Laborwerte angegeben werden. Auch das bereits erwähnte Manual der WHO kennt diese Begriffe nicht [3].

Wegen der begrenzten Aussagekraft der morphologischen Ejakulatparameter sind zusätzliche, die Funktion der Spermatozoen erfassende *Testverfahren* erforderlich. Letztes Kriterium für die Beurteilung der Funktion der Spermatozoen und ihre Interaktion mit dem weiblichen Genitaltrakt ist der Eintritt einer Schwangerschaft (Abb. 15-2). Die Diagnostik ist bemüht, die zur Erreichung dieses Zieles notwendigen Teilfunktionen durch geeignete biologische Teste zu erfassen. Es muß allerdings betont werden, daß unsere Möglichkeiten zur Erfassung der Funktion der Spermatozoen nach wie vor sehr begrenzt sind und wir erst am Anfang einer Entwicklung stehen.

Postkoitaltest

Das am längsten praktizierte Testverfahren ist der Postkoitaltest. Obwohl einfach durchzuführen, kann auch dieser Test zu Mißinterpretationen führen, wenn gewisse Standardbedingungen nicht beachtet werden. Auch diese werden in dem er-

In-vitro-Penetrationstest

In einem solchen Falle wäre der von Kremer (1968) [15] standardisierte In-vitro-Penetrationstest durchzuführen, bei dem Spermatozoen in den in einer Glaskapillare eingebrachten Zervixschleim wandern sollen. Falls die Spermatozoen auch in dieser Testsituation nicht in der Lage sind, in den Zervixschleim einzudringen und in 90 Minuten eine Strecke von etwa 5 cm zurückzulegen ohne ihre Motilität zu verlieren, wäre ein gekreuzter Kremer-Test indiziert, bei dem Samen bzw. Zervikalschleim von Probanden mit erwiesener Fertilität mit Zervikalschleim bzw. Spermatozoen der zu untersuchenden Partner in Kontakt gebracht werden. Hierdurch kann Klarheit geschaffen werden, ob der negative Ausfall des Testes den Spermatozoen oder dem Zervixschleim anzulasten ist.

Immunologische Teste

Wenn sowohl der Postkoitaltest wie der In-vitro-Penetrationstest negativ ausfallen, stellt sich die Frage, ob Spermienantikörper entweder im Ejakulat oder im Zervixschleim vorhanden sind. Solche Antikörper haben eine deutlich negative Wirkung auf die Fertilität, wenn sie in hohen Konzentrationen lokal auftreten [16]. Die Beobachtung von spontan auftretenden Spermienagglutinationen im Ejakulat gibt einen Hinweis darauf, daß die Infertilität auf einer immunologischen Ursache beruht. Zur weiteren Untersuchung hat die WHO Richtlinien angegeben [19]. Zum Nachweis agglutinierender Antikörper ist der Gelatin-Agglutinations-Test (GAT) [14] und zum Nachweis immobilisierender Antikörper die Methode von Isojima et al. (1968) [11] am verbreitetsten. Die an die Membran der Spermatozoen gebundenen Immunglobuline lassen sich mittels der Mixed Antiglobulin Reaction (MAR-Test) identifizieren [12].

Heterologer Ovum-Penetrationstest (HOP-Test)

In jüngster Zeit wurde der heterologe Ovum-Penetrations-Test (HOP-Test) [24] in der Diagnostik männlicher Fertilitätsstörungen erprobt. Hierbei werden die Spermatozoen des Patienten mit Zona-pellucida-freien Hamstereiern inkubiert und der Prozentsatz von Eiern, in die Spermatozoen eingedrungen sind, wird festgestellt. Dieser Test wurde fälschlicherweise In-vitro-Fertilisations-Test genannt. Denn mit diesem Test wird nicht die Fertilisierungsfähigkeit, sondern die Fähigkeit der Spermien zu kapazitieren und in Eier einzudringen festgestellt. Mit Hilfe dieses Testverfahrens konnte die Ursache der Infertilität mancher bis dahin unerklärt kinderlos gebliebenen Ehepaare lokalisiert werden. Der Versuch, diesen technisch aufwendigen Test in der Routinediagnostik anzuwenden, hat jedoch gezeigt, daß er in einem unausgewählten Krankengut kaum zusätzliche Informationen zu den bisher erwähnten Parametern liefert und deshalb für ausgewählte Fälle mit unerklärter Infertilität vorbehalten bleiben sollte [23].

Hormonbestimmungen

Bevor Hormonbestimmungen Eingang in die Andrologie fanden, war die Hodenbiopsie das einzige Verfahren, um eine durch Verschluß bedingte Azoospermie von einer durch schwere Tubulusschädigung bedingte zu unterscheiden. Heute ist die Biopsie in ihrer Bedeutung weit hinter die FSH-Bestimmung zurückgetreten. Erhöhte FSH-Werte im Serum besagen, daß ein schwerer Hodenschaden vorliegt und eine Azoospermie nicht durch Verschluß, sondern durch Tubulus-

schaden bedingt ist. Nur bei normalen FSH-Werten lohnt sich eine röntgenologische Darstellung der samenableitenden Wege und bei identifizierbarem Verschluß distal des mittleren Bereichs der Epididymis eventuell eine Epididymovasostomie. Aber auch bei anderen, nicht bis zur Azoospermie führenden Störungen des Samenepithels besagt ein erhöhter FSH-Wert, daß eine schwere Schädigung vorliegt, die mit den heute zur Verfügung stehenden Mitteln kaum therapierbar ist. Aus diesen Gründen ist die Bestimmung des FSH im Serum aus der andrologischen Diagnostik nicht mehr wegzudenken [17].

Darüber hinaus führen wir routinemäßig bei der Erstuntersuchung eine Bestimmung von Testosteron, LH und Prolaktin durch. Letzteres hilft, eine tumorbedingte oder funktionelle Hyperprolaktinämie zu diagnostizieren. In diesem Falle oder bei einem anders begründeten klinischen Verdacht auf Hypophyseninsuffizienz muß ein Hypophysenfunktionstest durchgeführt werden. Um niedrig-normale LH- und FSH-Werte von pathologisch niedrigen Werten zu unterscheiden, ist ein LHRH-Test indiziert. Die endokrine Reservekapazität der Testes wird mit dem hCG-Test erfaßt. Testosteron und LH geben Aufschluß über die endokrine Aktivität der Testes. Neuerdings helfen diese Parameter – allerdings nur, wenn über mehrere Stunden in kurzen Abständen analysiert – eine Androgenresistenz als mögliche Ursache einer Infertilität zu diagnostizieren [8].

Anamnese

Durch die Erwähnung der Labordiagnostik zu Beginn dieses Abschnittes darf nicht der Eindruck des häufig begangenen Fehlers entstehen, Anamnese und körperliche Untersuchung seien in der Diagnostik männlicher Fertilitätsstörungen von untergeordneter Bedeutung. Die Anamnese klärt viele Zusammenhänge auf (z. B. durchgemachte Krankheiten, Medikamente und andere exogene Noxen etc.). Eine sorgfältige Sexualanamnese bietet die Grundlage für ein beratendes Gespräch über Kohabitationstechniken und -frequenz, letztere insbesondere im Hinblick auf das Konzeptionsoptimum der Ehefrau. Viele Patienten glauben nach wie vor, daß um den Ovulationstermin herum eine möglichst hohe sexuelle Aktivität zum Ziele führe, ohne dabei zu bedenken, daß gerade bei einer verminderten Samenproduktion dies besonders ungünstig sein kann. Das Anamnesegespräch liefert auch Anhaltspunkte für eine eventuell notwendige gezielte psychologische Beratung.

Körperliche Untersuchung

Auch die körperliche Untersuchung, die allzuoft oberflächlich oder gar nicht durchgeführt wird, vermittelt wertvolle Informationen. *Lageanomalien der Testes,* eine *Hypospadie* und eine *Varikozele* sowie Veränderungen im Bereich des Nebenhodens können nur durch eine gründliche Untersuchung festgestellt werden. Insbesondere die Diagnose einer Varikozele, die durch einfache Palpation im Valsalva-Versuch etabliert werden kann, wird häufig wegen nur oberflächlicher körperlicher Untersuchung übersehen. Dabei muß bedacht werden, daß eine Varikozele bei fertilitätsgestörten Männern je nach Zusammensetzung des Krankengutes in 10 bis 38% der Fälle angetroffen werden kann und die Chancen einer Therapie als gut zu beurteilen sind [13].

15.3 Therapie männlicher Fertilitätsstörungen

Insgesamt erscheint die Therapie männlicher Fertilitätsstörungen nach wie vor unbefriedigend zu sein. Über dieser allgemeinen Feststellung darf nicht vergessen werden, daß in einigen Bereichen gute und oft eklatante Erfolge zu erzielen sind. Manchmal genügt die *Beratung über die Physiologie der Fortpflanzungsvorgänge* und über die Kohabitationsfrequenz zum Zeitpunkt der Ovulation, um eine Schwangerschaft herbeizuführen. Die operative Beseitigung einer *Phimose* oder die Insemination bei einer *Hypospadie* führt oft überraschend schnell zum Erfolg. Die operative hohe Ligatur der Vena spermatica bei *Varikozele* ist oft mit einer beachtlich hohen Erfolgsrate verbunden [13]. Bei den eigenen Patienten mit Varikozele steigt die Chance, ein Kind zu zeugen, nach dieser Operation um das Sechsfache gegenüber den nichtoperierten Patienten an. Die Restitutio kann jedoch bis zu einem Jahr nach Operation auf sich warten lassen, und Arzt und Ehepaar müssen entsprechende Geduld aufbringen. Es ist bis heute jedoch weder klar, was letztlich die Infertilität dieser Patienten noch was den Erfolg der Operation bewirkt. Wie der Herausgeber eines jüngst erschienenen Buches über die Behandlung der männlichen Fertilitätsstörungen konstatiert, wissen wir nicht, ob das Geheimnis des Operationserfolges in der Unterbindung der Vena spermatica oder in der Operation als solcher, sprich im Hautschnitt, begründet ist [1].

Diese wohl überspitzte Formulierung läßt ein allgemeines Dilemma der andrologischen Therapie deutlich werden. Während kontrollierte Studien heute allgemein als erforderlich zur Beurteilung einer Therapie angesehen werden, haben sich Andrologen gegen diese Form der Prüfung lange gesträubt. Dies hängt damit zusammen, daß man keinem Patienten den möglichen Vorteil einer Therapie vorenthalten möchte, wie es ja bei der Einbeziehung einer Plazebogruppe möglich sein könnte. Ferner setzen kontrollierte Studien voraus, daß man klar definierte Patientengruppen vergleicht. In Unkenntnis der Ätiologie der meisten Fertilitätsstörungen ist es jedoch nahezu unmöglich, homogene Gruppen zusammenzustellen. Noch komplexer wird die Situation dadurch, daß es ja nicht gilt, das Leiden *eines* Patienten zu beheben, sondern das Problem eines *Paares* zu lösen. Die Ehefrau muß also in die Beurteilung miteinbezogen werden. Abgesehen von den Schwierigkeiten bei der Beurteilung von Fertilitätschancen der Frau, wirkt sich hier erschwerend aus, daß Mann und Frau nur selten in demselben Zentrum behandelt werden und damit die Dokumentation problematisch wird. Dadurch wird die Rekrutierung homogener Therapiegruppen noch weiter erschwert. Das größte Problem bildet jedoch die Tatsache, daß es wegen fehlender pathophysiologischer Kenntnisse praktisch keine rational begründbaren Konzepte für eine medikamentöse Therapie gibt (siehe hierzu auch Abschnitt 16.4).

Die entscheidende Ausnahme von dieser generellen Feststellung bildet die *Therapie mit hCG und hMG bei hypogonadotropem Hypogonadismus,* d. h. also bei Patienten mit einer verminderten oder fehlenden LH- und FSH-Sekretion aufgrund einer Hypophyseninsuffizienz. Diese Patienten reagieren nahezu ausnahmslos auf die hCG/hMG-Therapie und hohe Erfolgsraten im Hinblick auf Schwangerschaften sind die Folge. Bei diesen Fällen werden also die fehlenden, die Spermatogenese steuernden Hormone LH und FSH ersetzt. In ähnlicher Weise führt bei Hyperprolaktinämie die Suppression des Prolaktins mit Bromocryptin zu einer Normalisierung der Fertilität. Diese Substitutions- bzw. Suppressions-Therapie leitet sich von unseren Kenntnissen über die Steuerung der Spermatogenese ab.

Die hohe Erfolgsrate dieser Behandlung hat dazu verleitet, *Hormone* auch bei Fertilitätsstörungen mit nicht eindeutig nachgewiesener endokriner Insuffizienz einzusetzen. Die zweideutigen Ergebnisse entsprechender Behandlungsversuche mit hCG/hMG, LHRH und LHRH-Agonisten, Antiöstrogenen wie Clomiphen und Tamoxifen und Androgenen wie Testosteronönanthat, Testosteronundecanoat oder Mesterolon in hohen oder niedrigen Dosen zeigen jedoch, daß durch ein Mehr an Hormonen nicht unbedingt mehr erreicht werden kann. Auch die neuerlich versuchten Behandlungen mit Kallikrein oder Pentoxifyllin entbehren einer eindeutigen pathophysiologischen Grundlage. Mit einer immunsuppressiven Therapie bei immunologischer Infertilität liegen bisher nur begrenzte Erfahrungen vor [10]. Verschiedene Therapieformen sind inzwischen auch verlassen worden (siehe Übersicht Tabelle 15-2). Wenn auch die Erfolge beim einzelnen Patienten wenig ermutigend sind, bleibt festzuhalten, daß auch aus den wenig gesicherten Therapieformen gelernt werden kann und sie, zumindest im Sinne negativer Ergebnisse, zu einem allgemeinen Fortschritt beitragen.

Angesichts der begrenzten Therapieerfolge liegt es nahe, daß Gynäkologen selbst die Initiative ergreifen und entweder parallel zu einer andrologischen Therapie oder unabhängig davon versuchen, die Konzeptionschancen eines fertilitätsgestörten Ehepaares durch *homologe Insemination* zu erhöhen. Von manchen Autoren werden gute Erfolge mit dieser Methode berichtet, insbe-

Tabelle 15-2 Medikamentöse Behandlung männlicher Fertilitätsstörungen

Rationale Therapie
- hCG/hMG bei Hypophyseninsuffizienz
- Bromocryptin bei Hyperprolaktinämie

Unsichere Therapie
- hCG/hMG bei normogonadotroper Fertilitätsstörung
- Antiöstrogene (Clomifen/Tamoxifen)
- LHRH und LHRH-Agonisten
- Niedrig dosierte Androgene (Mesterolon, Testosteronundecanoat)
- Hochdosiertes Testosteron („Rebound-Therapie")
- Kallikrein
- Pentoxifyllin
- Immunsuppression (bei immunologischer Infertilität)

Obsolete Therapie
- Schilddrüsenhormone
- Kortikosteroide (ohne immunologische Ursache)
- Vitamin A
- Vitamin E
- Arginin

sondere wenn die „bessere" Fraktion eines „split ejaculate" zur Insemination verwandt wird [5, 9]. (Auf Einzelheiten wird im Beitrag von Mickan (Kapitel 17) eingegangen).

Trotz dieser Erfolge sträuben sich einige Gynäkologen gegen diese Form der Behandlung und fassen ihre Gegenargumente mit dem einfachen Satz „Ich will meine Praxis sauber halten" zusammen. Hinter einer derartigen Aussage verbirgt sich ein tiefes Mißverständnis der Fortpflanzungsvorgänge, das leugnen will, daß beide Partner an diesem Vorgang beteiligt sind. Wie unsere und anderenorts gemachte Erfahrungen zeigen, sind die Erfolge am höchsten, wenn das Ehepaar in einem Zentrum, wenn nicht sogar von demselben Arzt behandelt wird. Die Erfahrungen und die Analyse der Schwangerschaften unserer Fertilitätssprechstunde [7] zeigen, daß es selbst bei ungünstigsten Fertilitätschancen des Ehemannes nach Optimierung des Zyklus der Ehefrau zu Konzeptionen kommt. *Die Optimierung des Zyklus der Ehefrau stellt die beste Behandlung für eine Fertilitätsstö-*

rung des Mannes dar. Deshalb sollte der Gynäkologe nicht die Waffen strecken, wenn vom Andrologen über eine eingeschränkte Zeugungsfähigkeit des Ehemannes seiner Patientin berichtet wird. Vielmehr sollte er dann keine Anstrengung scheuen, die Konzeptionschancen seiner Patientin durch Optimierung des Zyklus zu erhöhen. So kann dem Ehepaar mit bisher unerfülltem Kinderwunsch am besten geholfen werden.

Literatur

[1] Bain, J., Schill, W.-B., Schwarzstein, L. (eds.): Treatment of male infertility, Springer, Berlin–Heidelberg–New York 1982.

[2] Bancroft, J.: Erectile impotence – psyche or soma? Int. J. Androl. 5 (1982) 353–355.

[3] Belsey, M. A., Eliasson, R., Gallegos, A. J., Moghissi, K. S., Paulsen, C. A., Prasad, M. R. N.: Laboratory manual for the examination of human semen and semen-cervical mucus interaction, Press Concern, Singapore 1980.

[4] Benkert, O.: Diagnose und Therapieprinzipien bei der sexuellen Impotenz des Mannes, Intern. Welt 3 (1979) 82–87.

[5] Emperaire, J. C., Audebert, A., Hafez, E. S. E. (eds.): Homologous artificial insemination (AIH), Clinics in Andrology 1, Martinus Nijhoff Publishers, The Hague-Boston–London 1980.

[6] Federation CECOS, Schwartz, D., Mayaux, M. J.: Female fecundity as a function of age, N. Engl. J. Med. 306 (1982) 404–406.

[7] Freischem, C. W., Goldmann, D. B., Hanker, J. P., Schneider, H. P. G., Nieschlag, E.: Charakteristika der Fertilität des Mannes, Dtsch. med. Wschr. 107 (1982) 486–491.

[8] Freischem, C. W., Melms, R., Nieschlag, E.: Characterisation of fertile, infertile, and primary hypogonadal men by their diurnal serum LH, FSH and testosterone secretion pattern, Acta endocr. suppl. 246 (1982) 11.

[9] Hafez, E. S. E., Semm, K. (eds.): Instrumental insemination, Clinics in Andrology 8, Martinus Nijhoff Publishers, The Hague-Boston–London 1982.

[10] Hendry, W. F., Stedronska, J., Parslow, J., Hughes, L.: Male infertility due to antisperm antibodies: Results of intermittent high dose steroid treatment. In: Shulman, S., Dondero, F., Nicotra, M. (eds.) Immunological factors in human reproduction, p. 99–105. Academic Press 1982.

[11] Isojima, S., Li, T. S., Ashitaka, Y.: Immunologic analysis of sperm immobilizing factor found in sera of women with unexplained sterility. Am. J. Obstetr. Gynecol. 101 (1968) 677–683.

[12] Jager, S., Kremer, J., van Slochteren-Draaisma, T.: A simple method of screening for antisperm antibodies in the human male. Detection of spermatozoal surface IgG with the direct mixed antiglobulin reaction carried out on untreated fresh human semen. Int. J. Fertil. 23 (1978) 12–21.

[13] Jecht, E. W., Zeitler, E. (eds.): Varicocele and male infertility. Springer, Berlin–Heidelberg–New York 1982.

[14] Kibrick, S., Belding, D. L., Merrill, B.: Methods for the detection of antibodies against mammalian spermatozoa. II. A gelatin agglutination test. Fert. Steril. 3 (1952) 430–438.

[15] Kremer, J.: The in vitro spermatozoal penetration test in fertility investigations. Dissertation, University of Groningen 1968.

[16] Menge, A. C.: Clinical immunologic infertility: Diagnostic measures, incidence of antisperm antibodies, fertility and mechanisms. In: Dhindsa, D. S., Schumacher, D. F. B. (eds.) Immunological aspects of infertility and fertility regulation, 205–224, Elsevier-North Holland, Amsterdam 1980.

[17] Nieschlag, E.: Hormone diagnosis in male hypogonadism and infertility. Hormone Research 9 (1978) 394–403.

[18] Nieschlag, E., Lammers, U., Freischem, C. W., Langer, K., Wickings, E. J.: Reproductive functions in young fathers and grandfathers. J. Clin. Endocr. Metab. 55 (1982).

[19] Rose, N. R., Hjort, T., Rümke, P., Harper, M. J. K., Vyazov, O.: Techniques for detection of iso- and auto-antibodies to human spermatozoa. Clin. Exp. Immunol. 23 (1976) 175–199.

[20] Schirren, C.: Normwerte und Nomenklaturfragen in der Andrologie. Andrologia 4 (1972) 153–155.

[21] Skandhan, K. P., Vadodaria, H., Langalia, D., Mazumdar, B. N.: Incidence of male factor in involuntary infertility. Andrologia 14 (1982) 328–330.

[22] Stauber, M.: Psychosomatik der sterilen Ehe. Grosse-Verlag, Berlin 1979.

[23] Wickings, E. J., Freischem, C. W., Langer, K., Nieschlag, E.: Heterologous ovum penetration test and seminal parameters in fertile and infertile men. J. Androl. (in press, 1983).

[24] Yanagimachi, R., Yanagimachi, H., Rogers, B. J.: The use of zona-free animal ova as a test-system for the assessment of the fertilizing capacity of human spermatozoa. Biol. Reprod., 15 (1976) 471–476.

16. Aktuelles für den Frauenarzt zum Problem des männlichen Sterilitäts-Faktors

W.-B. Schill

Im folgenden sollen einige aktuelle Aspekte über Ursachen, Diagnostik und Therapie männlicher Fertilitätsstörungen diskutiert werden, deren Kenntnis für den Frauenarzt bei der Betreuung des kinderlosen Ehepaars von praktischer Bedeutung ist.

16.1 Medikamente

Unter den Ursachen, die zu einer Störung der männlichen Fertilität führen können, wird der fertilitätsmindernde Einfluß von Medikamenten zu wenig beachtet. Neben bekannten Substanzen wie Hormonen und Zytostatika existieren eine Vielzahl von Pharmaka, deren Einfluß auf die männliche Zeugungsfähigkeit bisher gar nicht oder nur sehr fragmentarisch untersucht ist [25].

Im Prinzip können Medikamente eine vorübergehende Herabsetzung bzw. eine permanente Aufhebung der männlichen Zeugungsfähigkeit durch folgende *Angriffspunkte* bewirken:

1. Hemmung der Spermatogenese
2. Hemmung der Spermatozoenreifung im Nebenhoden
3. Hemmung des Spermatozoentransports im Bereich der ableitenden Samenwege
4. Hemmung des Spermatozoenstoffwechsels und der Spermatozoenbeweglichkeit
5. Hemmung der Spermaverflüssigung und
6. Hemmung der Spermatozoenkapazitation.

Am besten untersucht sind Pharmaka, die eine *Spermatogenesehemmung* bewirken (Tabelle 16-1). Entweder besitzen diese Medikamente einen direkten proliferationshemmenden Effekt auf das Keimepithel oder führen zu einer Bremsung der Spermatogenese durch Hemmung der gona-

Tabelle 16-1 Spermatogenesehemmung durch Medikamente

– Hormone und deren Hemmstoffe
  (z.B. Östrogene, Gestagene, Androgene, Antiandrogene)
– Glukokortikoide
– Zytostatika
  (z.B. Alkylantien, Mitosegifte, Antimetabolite)
– Psychopharmaka
  (z.B. Metoclopramid, Diphenylhydantoin)
– Antibiotika
  (z.B. Nitrofurantoin, Co-trimoxazol, Gentamycin)

---

dotropen Partialfunktion des Hypophysenvorderlappens.

Eine selektive *Beeinträchtigung der Spermatozoenmotilität* durch Medikamente ist bereits weniger gut untersucht. Im allgemeinen können hier nur kasuistische Mitteilungen und tierexperimentelle Untersuchungen herangezogen werden, die einen Zusammenhang zwischen Medikament und Subfertilität wahrscheinlich machen. Tabelle 16-2 faßt die gegenwärtig bekannten Pharmaka zusammen, bei deren chronischer Verabreichung eine Motilitätsstörung der Samenzellen beschrieben worden ist.

Tabelle 16-2 Hemmung der Spermatozoenmotilität durch Medikamente

---

– Nitrofurantoin (Furadantin®)
– 2,6-Diamino-3-Phenazopyridin (Pyridium®)
– Tetracycline (Hostacyclin®)
– Gentamycin (Refobacin®)
– Metoclopramid (Paspertin®)
– Imipramin (Tofranil®)
– Chlorpromazin (Megaphen®)
– Nortriptylin (Nortrilen®)
– Levamisol

Eine *Beeinträchtigung des Samentransportes* ist durch alpha-adrenolytische Substanzen möglich, wobei in Abhängigkeit von der Art, Dosierung und Einnahmedauer des Medikamentes eine Ejaculatio deficiens oder eine retrograde Ejakulation resultieren. Es kommt dann zur Aspermie, die insbesondere durch das Antihypertensivum Guanethidin (Ismelin®) und Alpha-Methyldopa, aber auch durch Psychopharmaka wie Thioridazin (Melleril®), Chlorprothixen (Taractan®, Truxal®), trizyklische Antidepressiva und Chlordiazepoxid (Librium®) hervorgerufen werden kann.

Schließlich sind in den letzten Jahren einige Medikamente beschrieben worden, die bei chronischer Verabreichung zur Ausbildung einer *Teratozoospermie* führen können (Tabelle 16-3).

Als aktuelles Beispiel soll das Salazosulfapyridin herausgegriffen werden, das als Azulfidine® im Handel ist und zur Therapie der Colitis ulcerosa erfolgreich eingesetzt wird [14]. Früher meinte man, daß dieses Präparat keine systemischen Wirkungen haben dürfte, da eine Resorption über den Darm nicht bekannt war. Beobachtungen der letzten Jahre sprechen nun dafür, daß dieses Medikament gravierende Spermiogrammveränderungen

Tabelle 16-3 Medikamente, die zur Teratozoospermie führen können

– Hypnotika/Antiepileptika	
Carbromal	Adalin®
Diphenylhydantoin	Zentropil®
Carbamezepin	Tegretal®
– Antirheumatika	
Azapropazon	Prolixan® 300
– Tranquilizer	
Diazepam	Valium®
– Sulfonamide	
Salazosulfapyridin	Azulfidine®

induziert [15, 34]. Während der Therapie mit Salazosulfapyridin kommt es zu einer Reduktion der Spermatozoenzahl, einer Zunahme fehlgeformter Samenzellen bis hin zur Teratozoospermie und zu einer Einschränkung der Spermatozoenbeweglichkeit. Nach Absetzen des Präparates normalisieren sich die Spermaparameter wieder.

Der Pathomechanismus ist im einzelnen nicht geklärt; durch die Resorption von Metaboliten des Salazosulfapyridins wird allerdings ein direkter toxischer Effekt auf die Spermatogenese angenom-

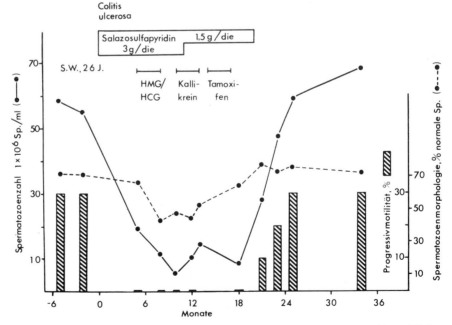

Abb. 16-1. Beeinträchtigung der männlichen Fertilität durch Medikamente. Verlaufsbeobachtung bei einem 26jährigen Patienten mit Kinderwunsch, der wegen Colitis ulcerosa mit Salazosulfapyridin 1½ Jahre lang behandelt wurde. Therapeutische Versuche während der Salazosulfapyridinbehandlung mit Humangonadotropinen (HMG/HCG), Pankreas-Kallikrein und dem Antiöstrogen Tamoxifen für jeweils drei Monate blieben erfolglos. Spermaanalysen wurden mit 4–5tägiger sexueller Karenz durchgeführt. Die Spermatozoendichte (·—·), Morphologie (·- - ·) und Progressivmotilität (schraffiert) wurden vor, während und nach Salazosulfapyridinbehandlung bestimmt (Schill, unveröffentlicht).

men. Auch eine Hemmung der Prostaglandinsynthese bzw. der Folsäuresynthese wird diskutiert.

In den letzten drei Jahren wurden sechs Männer mit Colitis ulcerosa wegen Kinderwunsch in unserer Klinik betreut, die mit *Salazosulfapyridin* behandelt wurden (Schill, unveröffentlicht). Alle sechs Patienten wiesen erhebliche pathologische Spermiogrammbefunde auf. Bei zwei Patienten wurde eine Teratozoospermie gefunden, bei den restlichen eine Oligoasthenoteratozoospermie. Ein Patient konnte über einen Zeitraum von drei Jahren verfolgt werden (Abb. 16-1). Bei zwei Voruntersuchungen war lediglich die Progressivmotilität der Spermatozoen etwas reduziert, alle übrigen Spermaparameter waren im Normbereich. Zwei Monate später wurde eine Colitis ulcerosa diagnostiziert und eine Behandlung mit Salazosulfapyridin eingeleitet. Es kam zu einer drastischen Reduktion der Spermatozoenzahl und zu einer Abnahme des Anteils normal konfigurierter Spermatozoen. Progressiv bewegliche Samenzellen konnten nicht mehr nachgewiesen werden. Nach 1½ Jahren wurde Salazosulfapyridin bei klinischer Erscheinungsfreiheit des Patienten abgesetzt. In der Folge normalisierten sich Spermatozoenzahl und Morphologie. Auch progressiv bewegliche Samenzellen konnten wieder nachgewiesen werden, wobei die Ausgangswerte erreicht wurden.

Diese Verlaufsbeobachtung demonstriert eindrucksvoll den Einfluß von Medikamenten auf das Spermiogramm. Es ist daher außerordentlich wichtig, die Medikamentenanamnese des Patienten genau zu erheben, um bei bestehendem Kinderwunsch ebenfalls die interne Therapie neu zu überdenken oder gegebenenfalls den Patienten auf ein anderes Medikament umzusetzen.

16.2 Streß

Ein anderer wichtiger ätiopathogenetischer Faktor sollte hier kurz besprochen werden: die Beeinflussung der männlichen Fertilität durch emotionale Faktoren – abgesehen von den psychogen bedingten Störungen der Sexualfunktionen [13]. Leider gibt es zum Thema Streß im weitesten Sinne bisher nur wenig fundierte Untersuchungen, da eine Objektivierung des Zusammenhangs Streß und Reproduktionsfunktion außerordentlich schwierig ist.

Eine Schlüsselarbeit stammt von Stieve [30], der eine Reihe von Sexualtätern untersuchte, die zum Tode verurteilt worden waren. Besonders aufschlußreich ist die Beschreibung eines 26jährigen Mannes, der innerhalb von drei Wochen vier Frauen vergewaltigt hatte. Dieser Mann wurde 41 Tage nach der letzten Vergewaltigung hingerichtet. Die histologische Untersuchung der Hoden ergab, daß im Lumen der Samenkanälchen lediglich Sertolizellen und Spermatogonien nachweisbar waren, während alle übrigen Stadien der Spermatogenese fehlten. Andererseits ließen sich im Nebenhoden massenhaft Spermatozoen erkennen. Die einzig mögliche Erklärung des vollständigen Abbruchs der Spermatogenese war nach Stieve die Angst und die emotionale Spannung infolge der verhängten Todesstrafe. Daß der Täter zur Zeit der Vergewaltigung zeugungsfähig gewesen sein mußte, darauf deuten die Schwangerschaften von zwei vergewaltigten Frauen und die post mortem Untersuchung von zwei anderen Frauen hin, die der Mann nach der Vergewaltigung umgebracht hatte.

Streß kann aber nicht nur die Spermatogenese hemmen, sondern beeinflußt insbesondere auch den *Spermatozoentransport* ungünstig und führt damit zu einer Herabsetzung der Spermaqualität [35].

Eine immer wieder gestellte Frage ist die nach der Beziehung zwischen *Berufsstreß* und Spermaqualität. Stauber [27] konnte in eigenen Untersuchungen hier einen Zusammenhang wahrscheinlich machen. Nach Wegfall der Streßsituation normalisieren sich die Spermaparameter. Andererseits erbrachte eine Untersuchung der Geschlechtsverteilung der Kinder von Piloten von Hochleistungs-Militärflugzeugen, insbesondere während der gesamten Schulungszeit mit erheblichem Risikostreß, keinen Hinweis auf eine von der Normalbevölkerung abweichende Fertilität dieser Berufsgruppe [9].

Der Einfluß von emotionalem Streß, aber auch von Motorenlärm und mechanischen Vibrationen wurde kürzlich als Ursache für eine reduzierte Fertilität bei Fahrern von schweren Maschinenfahrzeugen für Landwirtschaft und Industrie diskutiert, wobei zusätzlich eine Beziehung zwischen Anzahl der Berufsjahre des Fahrers und der Häufigkeit der pathologischen Spermabefunde aufgezeigt werden konnte [18].

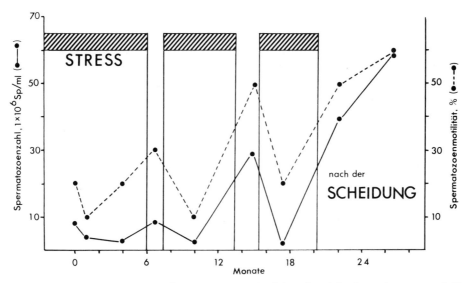

Abb. 16-2. Einfluß von emotionalem Streß (gestörte Partnerbeziehung) auf das Spermiogramm mit Hemmung der Spermatogenese und des Spermatozoentransports sowie Reduktion der Spermatozoenmotilität. Phasen der gestörten Partnerbeziehung wechseln mit Phasen der Partnertrennung (Schill, unveröffentlicht).

Nicht zuletzt ist bekannt, daß eine *Kombination von psychischem und körperlichem Streß* zu einer signifikanten Erniedrigung des peripheren Testosteronspiegels führt [1], was in der Folge eine gestörte Fertilität bedingen kann.

Weitere *psychologische Faktoren,* die zu starken emotionalen Spannungen führen können, sind Störungen der Persönlichkeitsentwicklung, eine gestörte Partnerbeziehung, sexueller Leistungsdruck, ein ambivalentes Verhalten gegenüber dem Wunsch nach Kindern und frustrane Versuche, ein Kind zu zeugen.

Ein eindrucksvolles Bild der Auswirkung einer gestörten Partnerbeziehung auf das Spermiogramm mit Hemmung der Spermatogenese und der Spermatozoenmotilität zeigt Abb. 16-2. Es handelt sich um einen Medizinstudenten, der retrospektiv, in einer Eigenbeobachtung, die verfügbaren Spermiogrammdaten analysierte, wobei Phasen der gestörten Partnerbeziehung mit Phasen der Partnertrennung abwechselten. Erst nach der Scheidung normalisierte sich das Spermiogramm vollständig.

Dieses Beispiel unterstreicht den Einfluß von emotionalem Streß auf Spermatogenese und Spermatozoenmotilität und demonstriert die Wichtigkeit intakter zwischenmenschlicher Beziehung bei Kinderwunschehepaaren.

16.3 Methoden zur Verbesserung der Spermaqualität

Splitejakulat

Wir wollen uns nun einigen aktuellen diagnostisch-therapeutischen Aspekten des männlichen Sterilitätsfaktors zuwenden. Von praktischer Bedeutung für den Frauenarzt ist die Kenntnis der Splitejakulattechnik und die Möglichkeit der Durchführung von Spermatozoen-Stimulationstests. Beide Verfahren sind von diagnostischem und therapeutischem Wert, wobei aber die Möglichkeit der qualitativen Verbesserung des Spermas für die Inseminationstherapie im Vordergrund steht.

Bekannt ist, daß die einzelnen Spermaanteile, die sich aus den Sekreten der Hoden und akzessorischen Geschlechtsdrüsen zusammensetzen, nacheinander ejakuliert werden, um sich erst dann in der Vagina zu vermischen. Das fraktionierte Sammeln des Ejakulates ermöglicht nun, die verschiedenen Spermakomponenten zu analysieren und Aufschlüsse über die sekretorischen Leistungen bzw. Störungen der akzessorischen Geschlechtsdrüsen zu erhalten, z.B. anhand von Blutbeimengungen, Entzündungszellen und durch biochemische Parameter [22].

131

Für praktische Belange genügt die Trennung des Splitejakulates in zwei Hälften. In 95% der Fälle befinden sich zwei Drittel aller Spermatozoen in der ersten Ejakulathälfte. In der ersten Splitfraktion ist die Spermatozoenmotilität meist besser als in der zweiten Fraktion und oftmals sogar günstiger als im Gesamtejakulat. Die Splitejakulation ermöglicht somit, bei Oligo- und Asthenozoospermien ein qualitativ verbessertes Ejakulat für Inseminationszwecke zu gewinnen [5].

Die Verwendung der spermatozoenreichen Fraktion des Splitejakulates hat folgende Vorteile: Größere Spermatozoendichte, bessere Spermatozoenmotilität, niedriger Prostaglandingehalt, beim Vorliegen von Viskositätsstörungen Erzielung einer geringeren Viskosität und beim Vorliegen einer Hyperspermie Reduktion des Ejakulatvolumens. Die Verwendung von Splitejakulat ist vor allem für die intrauterine Insemination angezeigt, da hier nur ein geringes Ejakulatvolumen von nicht mehr als 0,4 ml wegen des hohen Prostaglandingehalts verwendet werden darf. Aber auch für die parazervikale Insemination bietet das Splitejakulat den Vorteil, daß im Vergleich zum normalen Koitus eine Verbesserung der Spermaparameter in vitro ermöglicht wird [7]. Nur unter diesen Umständen sehen wir eine Indikation zur instrumentellen Insemination gegeben.

In diesem Zusammenhang muß auch der sogenannte Splitkoitus erwähnt werden, den manche Autoren als erfolgreiche Methode deklarieren, um auf eine Inseminationstherapie verzichten zu können [2].

In-vitro-Techniken

Andere Methoden zur Konzentrierung, Selektionierung und Stimulierung der Spermatozoen, die theoretisch in Betracht gezogen werden können, sind die folgenden [6]:

1. Filtration der Spermatozoen über Glaswolle, wobei eine passive Trennung von motilen und unbeweglichen Samenzellen durch Bindung der unbeweglichen Spermatozoen an die Glaswolle erfolgt.
2. Selektion von motilen Spermatozoen mit Hilfe von Medien, wie z.B. Albumin oder modifizierte Krebs-Ringer-Lösung, wobei eine aktive

Selektion der Samenzellen gegen die Gravitationskräfte erfolgt.
3. Konzentrierung der Spermatozoen mittels Millipore-Filter oder durch Zentrifugation.

Die meisten dieser Methoden sind aufwendig, zeitraubend oder haben sich nicht bewährt, so daß sie sich für die Praxis bisher nicht durchgesetzt haben.

Kallikreinzusatz zur Spermatozoenstimulation

Es soll nun der Spermatozoenstimulationstest besprochen werden, der eine Aktivierung des Spermatozoenstoffwechsels mit dem Ziel der Stimulierung der Spermatozoenmotilität für Inseminationszwecke überprüft. Als Pharmaka bieten sich hierfür gegenwärtig zwei Substanzen an (Abb. 16-3):

1. *Coffein,* das durch Hemmung der cAMP-inaktivierenden Phosphodiesterase einen Anstieg des intrazellulären cAMP-Spiegels bewirkt und damit zu einer Aktivierung des Spermatozoenstoffwechsels führt und
2. das Pankreasenzym *Kallikrein,* das durch Freisetzung von Kininen aus Kininogen ebenfalls zu einer Aktivierung des Spermatozoenstoffwechsels führt.

Da Coffein zu einer wahrscheinlich toxischen Stimulation der Spermatozoenmotilität führt und

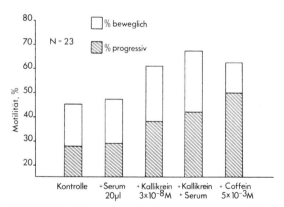

Abb. 16-3. Stimulation der Spermatozoenmotilität in vitro durch Zusatz von Pankreas-Kallikrein (5 KE/ml) und Coffein (5 mMol/Liter) zu Ejakulaten mit reduzierter Spermatozoenmotilität. Serum wurde als zusätzliche Kininogenquelle verwendet. Angaben der Global- (□) und Progressivmotilität (schraffiert) in %. Inkubationsbedingungen: 120 Minuten bei 22°C.

rasterelektronenmikroskopisch Membranschäden an den Spermatozoen nachgewiesen werden konnten, ist man bei der Verwendung von Coffein als Inseminationszusatz zurückhaltend geworden [10].

Wir selbst verfügen über größere Erfahrung mit dem Zusatz von Kallikrein zum Ejakulat. Kallikrein hat den Vorteil, daß es sich um eine physiologische Substanz handelt, die regulierend in ein physiologisches System eingreift. Tabelle 16-4

Tabelle 16-4   Kallikreinzusatz zum Sperma für die Insemination

Substanz:	Pankreaskallikrein (Depot-Padutin®) 1 Ampulle enthält 40 Kallikreineinheiten (KE) + 1,2 ml physiol. Kochsalzlösung (≙ 33 KE/ml)
Beachte:	Nur Inseminationsbestecke aus Plastikmaterial verwenden!
Insemination:	*5 KE Kallikrein pro ml Ejakulat* z.B. 1,0 ml Sperma + 0,2 ml Kallikreinlösung

gibt das praktische Vorgehen bei der instrumentellen Insemination wieder.

Vorläufige Untersuchungen erbrachten günstige Inseminationsergebnisse mit dem Zusatz von Kallikrein zum Inseminationssperma [16]. Die Schwangerschaftsquote betrug 38,5%, wobei es sich allerdings nicht um eine kontrollierte Studie handelte.

Kürzlich wurden im Rahmen einer Cross-over-Blindstudie Inseminationen über einen Zeitraum von einem Jahr durchgeführt [24]. Die Ergebnisse sind in Tabelle 16-5 zusammengefaßt. 48 Ehefrauen von Männern mit Oligoastheno- und Asthenozoospermie wurden alternierend von Zyklus zu Zyklus mit bzw. ohne Zusatz von Kallikrein inseminiert, wobei nur die spermatozoenreiche Fraktion des Splitejakulates für die Insemination verwendet wurde.

17 Schwangerschaften wurden erzielt, was einer Konzeptionsrate von 35% entspricht. Die Abortrate betrug 18%. Die Zahl der Schwangerschaften mit Kallikreinzusatz war 11, ohne Kallikreinzusatz 6. Obwohl eine Tendenz zum Kallikrein hin zu beobachten ist, war der Unterschied nicht zuletzt wegen der kleinen Zahl der Fälle statistisch nicht signifikant.

Betrachtet man die Gruppe Oligoasthenozoospermie und Asthenozoospermie getrennt, betrug die Konzeptionsrate in der Oligozoospermiegruppe 28%, in der Asthenozoospermiegruppe 43%. In der Oligozoospermiegruppe war mit und ohne Zusatz von Kallikrein kein Unterschied feststellbar. In der Gruppe Asthenozoospermie wurden dagegen mehr als doppelt so viele Schwangerschaften mit Kallikreinzusatz als ohne Zusatz erzielt. Trotz der sehr kleinen Zahl der Fälle, die zur Zeit noch eine allgemein gültige Aussage verbieten, haben wir jedoch den Eindruck, daß der Zusatz von Kallikrein zum Ejakulat bei der Asthenozoospermie eine gewisse Berechtigung haben könnte.

16.4 Medikamentöse Therapie

Auf die *Therapie des männlichen Sterilitätsfaktors* kann im Rahmen dieses Kapitels nicht eingegangen werden. Erschöpfende Darstellungen zu die-

Tabelle 16-5   „Cross over"-Blindstudie: Inseminationsergebnisse bei Verwendung von Splitejakulat

Männlicher Faktor	Anzahl der Ehepaare	Anzahl der Schwangerschaften	Schwangerschaftsquote (%)	Zusatz von Kallikrein ohne	mit
Oligoasthenozoospermie	25	7	28	3	4
Asthenozoospermie	23	10	43	3	7
Gesamtes Kollektiv	48	17	35	6	11

sem Thema finden sich bei Schill (1979, 1982) [21, 23] und Bain und Mitarbeiter (1982) [3] (vgl. Abschnitt 15.3). Im Rahmen dieses Beitrags ist nur ein kurzer Kommentar zum Problem der medikamentösen Therapie andrologischer Fertilitätsstörungen möglich. Leider ist diese nach wie vor schwierig, obwohl inzwischen einige Medikamente zur Verfügung stehen, die für bestimmte Patientenkollektive sicherlich eine therapeutische Chance darstellen. Nur bei wenigen Patienten ist eine Substitutionstherapie mit Humangonadotropinen durchführbar; bei den meisten Patienten muß dagegen rein empirisch vorgegangen werden, wobei eine Selektionierung der Patienten und eine Voraussagbarkeit des Behandlungserfolgs nicht gegeben ist. Zum Teil sind die mageren Therapieergebnisse durch einen erheblichen Nachholbedarf auf dem Gebiet der Physiologie und Pathophysiologie des männlichen Reproduktionsgeschehens bedingt.

Einigermaßen zufriedenstellende Therapieergebnisse sind bei der Behandlung ausgewählter Patientengruppen, insbesondere der idiopathischen normogonadotropen Oligozoospermie, zu erwarten. Vom wissenschaftlichen Standpunkt ist es häufig schwierig, einen echten Therapieeffekt von einem Plazeboeffekt abzugrenzen. Es wurde daher versucht, das Behandlungsergebnis verschiedener, zur Zeit gängiger Pharmaka bei ausgewählten, kleinen Patientengruppen mit idiopathischer normogonadotroper Oligozoospermie und konstant erniedrigten Spermatozoendichten unter 20 Millionen/ml gegenüberzustellen. Nach einem Behandlungszeitraum von drei Monaten ergab sich für die Spermatozoenzahl gegenüber dem Ausgangswert folgendes in Abbildung 16-4 dargestellte Verhalten. Das Pankreasenzym Kallikrein und das Antiöstrogen Tamoxifen zeigten vergleichbar gute Verbesserungen der Spermatozoenzahl. Die Humangonadotropine in kombinierter Anwendung waren weniger wirksam. Mesterolon, Pentoxifyllin und Plazebo waren praktisch nicht wirksam. Bei der Globalmotilität (Abb. 16-5) waren die Humangonadotropine wirksamer als Kallikrein und Tamoxifen, während die restlichen Verbindungen keine Wirkung zeigten.

Bei der qualitativen Motilität ließ Kallikrein als einziges Medikament eine signifikante Verbesse-

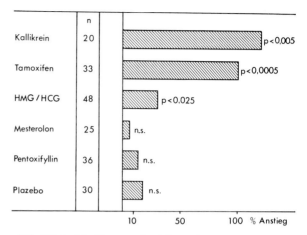

Abb. 16-4. Medikamentöse Therapie ausgewählter Patientenkollektive mit idiopathischer normogonadotroper Oligozoospermie (Spermatozoendichte <20 × 10^6/ml) mit verschiedenen Pharmaka. Folgende Medikamente wurden verabreicht: Kallikrein (Padutin® 100) 3 × 200 KE täglich, Tamoxifen (Nolvadex®) 2 × 10 mg täglich, HMG/HCG (Pergonal® 500, Pregnesin® 2500) 2 × 2500 IE HCG/Woche und 3 × 150 IE HMG/Woche, Mesterolon (Proviron®) 3 × 25 mg täglich, Pentoxifyllin (Trental® 400) 3 × 400 mg täglich und Plazebo 3 × 1 Tablette täglich. Es wurden die Spermiogrammparameter nach einer Therapiedauer von 3 Monaten mit den entsprechenden Ausgangswerten verglichen und der Anstieg bzw. Abfall in % des Ausgangswertes angegeben. Darstellung des prozentualen Anstiegs der Spermatozoenzahl [23].

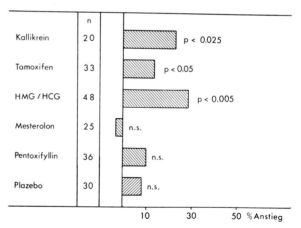

Abb. 16-5. Darstellung der Globalmotilität in den einzelnen Behandlungsgruppen der Abb. 16-4.

rung der Progressivmotilität erkennen (Abb. 16-6).

Will man die Ergebnisse als „Spermakosmetik"

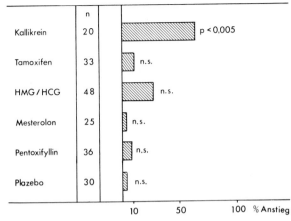

Abb. 16-6. Darstellung der Progressivmotilität in den einzelnen Behandlungsgruppen der Abb. 16-4.

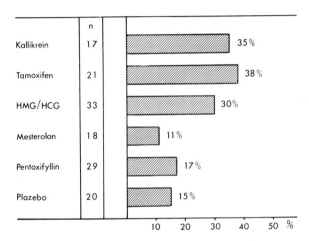

Abb. 16-7. Darstellung der Schwangerschaftsquoten innerhalb eines Zeitraumes von 1 Jahr ab Therapiebeginn in den einzelnen Behandlungsgruppen der Abb. 16-4.

disqualifizieren, so stellt in jedem Fall der Eintritt einer Schwangerschaft ein hartes Kriterium für einen Therapieerfolg dar. Es wurden daher in den einzelnen Gruppen retrospektiv durch Fragebögen die Schwangerschaftsquoten ermittelt (Abb. 16-7). Für Kallikrein, Tamoxifen und die Humangonadotropine konnten innerhalb eines Beobachtungszeitraumes von einem Jahr nach Therapiebeginn Schwangerschaftsquoten zwischen 30 und 38% ermittelt werden. Mesterolon und Pentoxifyllin unterschieden sich dagegen nicht vom Plazebo und lagen somit im Bereich der spontanen Kon-

zeptionsrate, die zwischen 10 und 20% zu suchen ist [4] und in einer von uns durchgeführten Doppelblindstudie 16% betrug [21].

16.5 Spermakonservierung

Schließlich sind aufgrund der modernen Entwicklungen noch einige Bemerkungen zum Problem der Spermakonservierung notwendig. Bekannterweise eignet sich die Spermakonservierung mit Hilfe von flüssigem Stickstoff ($-196°C$) in erster Linie für die Tiefgefrierlagerung von Spendersperma für die heterologe Insemination. Die Spermakonservierung gewinnt neuerdings auch Interesse im Rahmen der Zeugungsvorsorge, d.h. also der prophylaktischen Spermakonservierung in solchen Fällen, wo mit einem absehbaren Verlust der Zeugungsfähigkeit durch Entzündungen, Tumoren, Zytostatika, Röntgentherapie usw. zu rechnen ist [19]. Dies gilt insbesondere für Patienten mit Hodentumoren im reproduktionsfähigen Alter, wo im Einzelfall, im Intervall zwischen der Semikastration und dem nachfolgenden zweiten Eingriff (paraaortale Lymphadenektomie, Röntgenbestrahlung, Therapie mit Zytostatika), ausreichend viele Spermakonserven innerhalb von zwei bis drei Wochen für spätere Inseminationszwecke angelegt werden können. So haben wir zur Zeit Spermakonserven von 20 Hodentumorpatienten gelagert, die mit dieser Methode die letzte Möglichkeit sehen, ihre Fertilität über den operativen Eingriff hinaus zu erhalten.

Bei der Besprechung der Anwendungsmöglichkeiten der Spermakonservierung sollte auch darauf hingewiesen werden, daß in Deutschland inzwischen die Möglichkeit der kommerziellen Einlagerung von Kryosperma existiert und daß mehrere Kryogeräte und Tiefgefrierautomaten angeboten werden, die für den Einsatz in einem Fertilitätszentrum geeignet erscheinen.

Immer wieder wird vom Frauenarzt an den Andrologen die Frage gestellt, ob nicht die Möglichkeit besteht, bei hochgradiger Oligozoospermie Samen über einen längeren Zeitraum zu sammeln, um dadurch Sperma *anzureichern* und in der Folge zu inseminieren. Dazu muß man wissen, daß die Spermakonservierung auch unter größtmöglichen schonenden Bedingungen in den meisten Fällen zu einer Schädigung der Spermatozoen führt. Dies manifestiert sich in einer reduzierten Motilität und Vitalität der Samenzellen nach dem Auftauen und ist durch Membranschädigungen bedingt, die durch extra- und intrazelluläre Eiskristallbildung trotz Anwesenheit eines Kryoprotektivums entstehen. Nach dem Gesagten läßt sich leicht ableiten, daß bereits geschädigte Spermatozoen, wie sie bei hochgradiger Oligozoospermie meist vorliegen, so starke Motilitäts- und Vitalitätsverluste erfahren, daß eine Befruchtung unmöglich wird und damit das Anlegen von Spermakonserven kontraindiziert ist. In all diesen Fällen ist – wenn überhaupt – eine Insemination mit Nativsperma unter Verwendung der spermatozoenreichen Fraktion des Splitejakulates anzustreben. Die Frage, ob dieser Aufwand sinnvoll erscheint und ob mit einer Qualitätsverbesserung des Spermas durch Splitejakulattechnik zu rechnen ist, muß zunächst in vitro überprüft werden. Nur in wenigen Fällen von Oligozoospermie mit guter Primärmotilität und geringem Motilitätsverlust nach dem Konservierungsprozeß kann eine Spermakonservierung mit Sammeln zahlreicher Ejakulate überhaupt diskutiert werden. Auch hier sollte die spermatozoenreiche F-RAKTION DES Splitejakulats für die Tiefgefrierkonservierung verwendet werden. In unserem eigenen Krankengut war die Gefrierempfindlichkeit der Spermatozoen bei hochgradiger Oligozoospermie jedoch immer so ungünstig, daß vom Anlegen von Spermakonserven Abstand genommen werden mußte.

16.6 Genetisches Risiko

Abschließend soll noch die Frage diskutiert werden, ob *bei fortgeschrittenem Alter des Vaters* ein erhöhtes Mißbildungsrisiko besteht. Diese Frage ist berechtigt, zumal ja bereits seit langem ein mütterliches Alter (ab dem 35. Lebensjahr) als ein bedeutsamer ätiologischer Faktor beim Down-Syndrom bekannt ist. Kürzlich wurde nun aufgrund statistischer Untersuchungen in Dänemark bei Vätern, die älter als 55 Jahre waren, ein signi-

fikant höheres Risiko nachgewiesen, ein Kind mit Trisomie 21 zu zeugen [29]. Zu ähnlichen Ergebnissen kommt eine Studie der Deutschen Forschungsgemeinschaft, die einen sehr deutlichen Vateralter-Effekt bei der Entstehung von Chromosomenaberrationen aufzeigt [11]. Ausgewertet wurden die Ergebnisse der pränatalen Diagnostik bei 5014 Schwangerschaften. Dabei zeigt sich, daß Väter mit 41 Jahren und darüber ein deutlich erhöhtes Risiko für Trisomie-21-Kinder haben, das unabhängig vom Alter der Mutter ist. Ähnliches gilt für die numerischen Aberrationen der Geschlechtschromosomen (XXY, XXX, XYY). Auch ist von älteren Untersuchungen her bekannt, daß bei dominanten Erbleiden, wie z.B. Marfan-Syndrom, Achondroplasie und bilateralem Retinoblastom die Mutationsrate bei 45jährigen Vätern nahezu achtmal höher als bei 24jährigen liegt und allein das erhöhte väterliche Alter für genetisch bedingte dominante Erbleiden entscheidend ist [12]. Für x-chromosomale Neumutationen ist der Nachweis der väterlichen Altersabhängigkeit wesentlich schwieriger zu führen, aber auch hier zeigt sich, daß autosomal rezessive Genmutationen mit zunehmendem väterlichen Alter häufiger auftreten.

Es ergibt sich somit für die genetische Beratung von Kinderwunschehepaaren, nicht nur das mütterliche Alter zu beachten, sondern Risikozahlen zu erarbeiten, die das Alter beider Eltern berücksichtigen. Es empfiehlt sich daher, die pränatale Diagnostik mit Fruchtwasseruntersuchungen durchzuführen, wenn die in Tabelle 16-6 zusammengestellten Kriterien erfüllt sind [11]. Frucht-

Tabelle 16-6 Empfehlungen zur pränatalen Diagnostik durch Amniozentese bei erhöhtem Alter der Eltern mit Angabe von Risikozahlen für Trisomie 21 [11]

– Beide Eltern 41 Jahre und älter (Risiko über 5%)
– Ein Elternteil 41 Jahre und älter, der andere 35 bis 40 Jahre alt (Risiko über 2%)
– Eine Fruchtwasseruntersuchung sollte erwogen werden, wenn die Mutter 35 bis 40 Jahre, der Vater unter 35 Jahre alt ist (Risiko, 1,7%)
– Ist die Mutter 35 bis 40 Jahre, der Vater unter 41 Jahre alt, sollte eine pränatale Diagnostik ebenfalls erwogen werden (Risiko 1–2%)

wasseruntersuchungen sollten daher unabhängig vom mütterlichen Alter durchgeführt werden, wenn der Vater 41 Jahre oder darüber ist.

Eine andere wichtige Frage, die immer wieder mit großer Berechtigung von Arzt und Patient gestellt wird, ist die nach einem erhöhten genetischen *Risiko bei Männern mit zahlreichen abnormen Spermatozoen* im Ejakulat (Teratozoospermie, Oligoasthenoteratozoospermie). Bekannt ist, daß mit abnehmender Spermaqualität die Häufigkeit numerischer Chromosomen-Anomalien (z. B. 47, XXY-Konstitution des Klinefelter-Syndroms) zunimmt. So weisen ca. 5% aller Männer aus infertilen Ehen einen veränderten Chromosomensatz auf [26]. Auch chromosomale Polymorphismen finden sich bei schwerer Oligozoospermie gehäuft, wie z. B. ein übergroßes Y-Chromosom. Lichtmikroskopisch fehlgeformte Spermatozoen haben jedoch praktisch keine Befruchtungschance, da sie bereits in der Zervix herausgefiltert werden, im Uteruscavum durch Leukozyten phagozytiert werden oder die Eihüllen nicht penetrieren können. Andererseits können morphologisch intakte Spermatozoen mit bestimmten numerischen und strukturellen Chromosomenaberrationen befruchten und kommen z. B. als Ursachen des Klinefelter-Syndroms in Betracht [17].

Bei der *Teratozoospermie* sind die vorhandenen morphologisch unauffälligen Samenzellen wahrscheinlich zu einem großen Prozentsatz auch geschädigt und lassen somit die reduzierte Befruchtungsrate erklären [32]. DNS-Messungen dieser Spermatozoen sprechen für chromosomale Anomalien, so daß die stark herabgesetzte Fertilität solcher Patienten auf die Eliminierung nicht entwicklungsfähiger Zygoten mit chromosomalen Veränderungen zurückzuführen ist [8]. Dies drückt sich dadurch aus, daß Chromosomenanomalien in 20% bis fast 50% aller Spontanaborte für das Absterben der Fruchtanlage anzusehen sind und entspricht der bekannten Tatsache, daß bei schweren Teratozoospermien bzw. Oligoasthenoteratozoospermien das Frühabortrisiko signifikant erhöht ist.

Für einen möglichen *Zusammenhang zwischen Teratozoospermie und kindlichem Mißbildungsrisiko* gibt es jedoch keinen Anhalt [28]. Auch fanden sich bei retrospektiven Spermauntersuchun-

gen bei Männern, die mißgebildete Kinder gezeugt hatten, keine erhöhten Spermatozoen-Mißbildungsraten [33]. Eine Beziehung zwischen kongenitalen Mißbildungen und Teratozoospermie kann natürlich nicht ganz sicher ausgeschlossen werden, obwohl das Risiko als sehr gering einzuschätzen ist. Um hier ganz sicher zu gehen, könnte man bei Schwangerschaften, die aus einer Teratozoospermie hervorgehen, eine pränatale Chromosomenanalyse in Betracht ziehen. Auf keinen Fall kann man jedoch einem Mann mit Teratozoospermie abraten, ein Kind zu zeugen [31].

Literatur

[1] Aakvaag, A., Bentdal, Ø., Quigstad, K., Walstad, P., Rønningen, H., Fonnum, G.: Testosterone and testosterone binding globulin (TeBG) in young men during prolonged stress. Int. J. Andr. 1 (1978) 22–31.

[2] Amelar, R. D., Dubin, L.: A new method of promoting fertility. Obstetrics and Gynecology 45 (1975) 56–59.

[3] Bain, J., Schill, W.-B., Schwarzstein, L.: Treatment of Male Infertility, Springer, Berlin–Heidelberg–New York 1982.

[4] Broer, K. H., Winkhaus, J., Kaiser, R.: Parameters of semen analysis in relation to sterility treatment. Fertil. Steril. 23 (1977) 334.

[5] Cohen, J., Fari, A., Finegold, W. J., Propping, S., Taymor, M. L.: The split ejaculate. In: Emperaire, J. C., Audebert, A., Hafez, E. S. E. (eds.) Homologous Artificial Insemination, p. 112–119. Martinus Nijhoff Publishers, The Hague 1980.

[6] Emperaire, J. C., Audebert, A., Hafez, E. S. E.: Homologous Artificial Insemination (AJH). Martinus Nijhoff Publishers, The Hague 1980.

[7] Glezerman, M.: Artificial homologous insemination. In: Bain, J., Schill, W.-B., Schwarzstein, L. (Hrsg.): Treatment of Male Infertility, S. 295–311. Springer, Berlin–Heidelberg–New York 1982.

[8] Gropp, A.: Reproductive failure due to fetal aneuploidy in mice. Proceedings 7th World Congress. Fertil. Steril., Tokyo/Kyoto 1971, Int. Congr. Ser. 278, S. 326–330, Excerpta Medica, Amsterdam 1973.

[9] Görres, H.-P.: Die Geschlechtsverteilung bei Pilotenkindern. In: Wehrpsychologische Untersuchungen (Hrsg.: Bundesministerium der Verteidigung-P II 4), Band 11 (1976) 69–80.

[10] Harrison, R. F., Sheppard, B. L., Kaliszer, M.: Ob-

servations on the motility, ultrastructure and elemental composition of human spermatozoa incubated with coffeine. Andrologia 12 (1980) 34–42.

[11] Jörgensen, G.: Auch väterlicher Effekt bei der Trisomie 21 (Down-Syndrom). Münch. med. Wschr. 123 (1981) 1315–1317.

[12] Kaden, R., Rohloff, D., Großgebauer, K., Sperling, K.: Hormontherapie des alternden Mannes. Zur Vielschichtigkeit der Altersandrologie. Therapiewoche 25 (1975) 370–578.

[13] Kockott, G.: Sexual dysfunction in the male. In: Bain, J., Schill, W.-B., Schwarzstein, L. (Hrsg.) Treatment of Male Infertility. S. 191–208. Springer, Berlin–Heidelberg–New York 1982.

[14] Lennard-Jones, J. E., Powell-Tuck, J.: Drug treatment of inflammatory bowel disease. Clin. Gastroenterol. 8 (1979) 187–217.

[15] Levi, A. J., Fisher, A. M., Hughes, L., Hendry, W. F.: Male infertility due to sulphasalazine. Lancet 2 (1979) 276–278.

[16] Littich, M., Schill, W.-B.: Homologous insemination with the addition of pancreatic kallikrein. In: Fujii, S., Moriya, H., Suzuki, T. (eds.) Kinins-II. Systemic proteases and cellular function. S. 685–690. Plenum Press, New York–London 1979.

[17] Pawlowitzki, J. H., Bosse, H. G.: Aberrationen des Y-Chromosomes in menschlichen Spermatozoen. Andrologie 4 (1972) 115–126.

[18] Sas, M., Szöllösi, J.: Impaired spermiogenesis as a common finding among professional drivers. Arch. Androl. 3 (1979) 57–60.

[19] Schill, W.-B.: Humane Spermakonservierung und therapeutische Ausblicke. Hautarzt 23 (1972) 525–530.

[20] Schill, W.-B.: Recent progress in pharmacological therapy of male subfertility – a review. Andrologia 11 (1979) 77–107.

[21] Schill, W.-B.: Treatment of idiopathic oligozoospermia by kallikrein: results of a double-blind study. Arch. Androl. 2 (1979) 163–170.

[22] Schill, W.-B.: Biochemie des Seminalplasmas. In: Korting, G. W. (Hrsg.) Dermatologie in Praxis und Klinik. S. 52.42–52.53. Thieme, Stuttgart–New York 1981.

[23] Schill, W.-B.: Aktueller Stand der medikamentösen Therapie männlicher Fertilitätsstörungen. Hautarzt 33 (1982) 468–480.

[24] Schill, W.-B., Littich, M.: Split ejaculate insemination with and without the addition of kallikrein. Andrologia 13 (1981) 121–126.

[25] Schill, W.-B., Przybilla, B.: Arzneimittelinduzierte Störungen von Potenz und Fertilität des Mannes. In: Gross, F., Schretzenmayr, A. (Hrsg.) Therapie mit Sexualhormonen, S. 299–311, Deutscher Ärzte-Verlag, Köln–Lövenich 1981.

[26] Sperling, K.: Differentialdiagnostischer Wert zytogenetischer Befunde für die Familienplanung. Fortschr. Med. 94 (1976) 2043–2045.

[27] Stauber, M.: Psychosomatik der sterilen Ehe. In: Schirren, C. (Hrsg.) Fortschritte der Fertilitätsforschung 7. Grosse, Berlin 1979.

[28] Steinberger, E.: Semen with numerous abnormal sperm forms. J. Am. Med. Ass. 226 (1973) 1578.

[29] Stene, J., Fischer, G., Stene, E., Mikkelsen, M., Petersen, E.: Paternal age effect in Down's syndrome. Ann. Hum. Genet. Lond. 40 (1977) 299–306.

[30] Stieve, H.: Der Einfluß des Nervensystems auf Bau und Tätigkeit der Geschlechtsorgane des Menschen. Thieme, Stuttgart 1952.

[31] Stolla, R.: Teratozoospermie. Hautarzt 27 (1976) 564–565.

[32] Stolla, R., Gropp, A., Leidl, W., Hofmann, N.: Teratozoospermie aus human- und tiermedizinischer Sicht. Hautarzt 29 (1978) 518–524.

[33] Takala, M. E.: Studies on the seminal fluid of fathers of congenital malformed children (199 sperm analyses). Acta obst. et gynec. scandinav. 36 (1957) 29–41.

[34] Toth, A.: Reversible toxic effect of salicylazosulfapyridine on semen quality. Fertil. Steril. 31 (1979) 538–540.

[35] Vogt, H. J.: Andrologie. In: Eicher W. (Hrsg) Sexualmedizin in der Praxis, S. 117–201. Gustav Fischer, Stuttgart 1980.

17. Die artifizielle Insemination

H. Mickan

Die künstliche Samenübertragung beim Menschen hat sich seit dem Ende des 18. Jahrhunderts, als J. Hunter 1790 diese zum ersten Mal durchführte, trotz zahlreicher Kontroversen einen Platz in der Behandlung der Sterilität erobert. Die in der Veterinärmedizin schon lange erprobte Methode ist als solche unübertroffen und wird in der Viehzucht heute fast ausschließlich verwendet. Die Gründe dafür liegen in der Organisation und der optimalen Selektion genetischer Bedingungen.

Beim Menschen, wo es prinzipiell nur um die Fortpflanzung des betroffenen Paares geht, werden auch heute noch – regional unterschiedlich – religiöse, ethische und juristische Einwände wirksam, die einer ungehemmten Verbreitung dieser Behandlungsmethode entgegenstehen. Trotzdem hat gerade die heterologe Insemination (AID) in den letzten 10 Jahren besonders in den angelsächsischen Ländern sehr zugenommen. Ursache ist zum einen die „beklagenswerte *Rückständigkeit der andrologischen Therapie* im Vergleich zur gynäkologischen Sterilitätsbehandlung" [9], zum anderen die *Verminderung der Adoptionsmöglichkeiten* durch effiziente Kontrazeption und zunehmende Verbreitung des Schwangerschaftsabbruchs.

Daneben gibt es Paare, die aus prinzipiellen Überlegungen eine *Adoption nicht akzeptieren* oder an dem bürokratisierten Verfahren der Adoption scheitern.

Auch die Einstellung der Patienten und Ärzte zur Sexualität und speziell zur Fortpflanzung hat sich gewandelt: Durch die Handhabung der menschlichen Zeugung in vitro, wie wir es in den letzten Jahren und Monaten miterleben, werden gewisse Hemmschwellen niedriger und damit auch die Einstellung gegenüber der künstlichen Insemination zunehmend positiver: Bei einer diesbezüglichen Umfrage hat Dembinski (1981) [5] eine positive Einstellung gegenüber der heterologen Insemination bei 65% der befragten Ärzte erfahren. Gegenüber einer früheren Frageaktion (1967) war ein deutlicher Rückgang der ablehnenden Stimmen zu registrieren.

Mit der Kontrolle der menschlichen Fortpflanzung übernehmen die Beteiligten zwangsläufig und eher unfreiwillig Verantwortung für weitreichende Probleme, z. B. wenn der Arzt die Auswahl eines Samenspenders übernehmen muß. Bei der natürlichen Partnerwahl geschieht die „Selektion des genetischen Materials" im wesentlichen wohl aufgrund unbewußter Vorgänge, welche Sympathiemerkmale etc. beeinflussen. Daß der behandelnde Arzt quasi vertretungsweise hierbei die gleiche „Perfektion" erreichen kann oder sollte, erscheint mir zuviel verlangt.

Andererseits muß ein Schutz vor menschlichen Fehlern für die Patienten und vor allem für die Kinder bestehen, da sonst extreme Situationen entstehen können. So soll ein australischer Arzt als Samenspender Vater von mehr als 1000 (!) Kindern geworden sein. „Aufzeichnungen über die behandelten Patientinnen habe er nicht vorgenommen, damit erst gar keine Probleme entstünden und entsprechende Nachforschungen unmöglich seien." Ebenso sei nicht bekannt, wie viele Patientinnen alleinstehend waren [16].

(Bezüglich der rechtlichen Probleme im Zusammenhang mit der künstlichen Insemination siehe Beitrag Spann, 18.)

17.1 Indikationen

Die Indikation für eine *heterologe Inseminations-behandlung* kann bei folgenden Situationen gegeben sein:

○ Ungünstige genetische Konstellation
○ Absolute Infertilität des Ehemannes
○ Reduzierte Spermaqualität
○ Erfolglose homologe Insemination

Bei den *ungünstigen genetischen Konstellationen* handelt es sich vorwiegend um das Klinefelter-Syndrom (XXY), dominant vererbliche Krankheiten oder auch um Patientinnen mit Rhesus-Inkompatibilität. Obwohl letztere Indikation durch die Möglichkeit der Anti-D-Prophylaxe theoretisch seltener werden sollte, ist zu befürchten, daß die Prophylaxe bei den zahlreichen Schwangerschaftsabbrüchen gelegentlich vernachlässigt wird.

Die *absolute Unfruchtbarkeit des Mannes* ist sicher eine klare Indikation zur heterologen Insemination. Die zweifelsfreie Sicherung der Diagnose dürfte aber gelegentlich ebenso schwierig sein wie bei der gegenteiligen Diagnose Fertilität. Es ist bekannt, daß z. B. während der Wartefrist für eine Adoption Schwangerschaften auftraten. In einer Mitteilung von Klaus u. Quinn [14] wurde eine Häufigkeit von 8% angegeben. Unter der Annahme, daß die Vaterschaft dieser Männer gesichert ist, wird deutlich, daß die Beurteilung der Fruchtbarkeit eines Mannes aufgrund mikroskopischer Beobachtung seiner Spermatozoen eine zweifelhafte Methode ist.

Dies gilt ebenso für die Indikation der *männlichen Subfertilität*. Bei diesen Paaren hat die biologische Überprüfung häufig schon stattgefunden, z. B. nach erfolgloser homologer Insemination. Wie frühzeitig von der homologen Insemination auf eine heterologe Insemination übergegangen wird, muß sehr individuell entschieden werden. Auch die statistische Bewertung der Behandlungsergebnisse kann im Einzelfall nur gewisse Anhaltspunkte für die Entscheidung geben.

Ob *gleichzeitig* während der heterologen Insemination auch *homolog* inseminiert werden soll (z. B. durch Vermischung von Spermaproben des Ehemannes und des Samenspenders), bleibt umstritten. Von seiten der Psychotherapeuten wird zwar behauptet, daß die Vaterrolle durch die Un-

gewißheit – die dann in eine autosuggestive Gewißheit übergeht – welche Spermien die Fertilisation verursacht haben, viel besser akzeptiert werde.

Andererseits können die Erfolgschancen der Behandlung durch Beimischung pathologischer Spermabestandteile des Ehemannes sehr vermindert werden. Die Mehrzahl der Untersucher lehnt dieses Verfahren daher ab.

Die *Indikationen für homologe Inseminationen* sind mithin, wie folgt, zusammengestellt:

○ Verhinderung der intravaginalen Ejakulation (Hypospadie, retrograde Ejakulation)
○ Therapieresistente Störungen des Zervixfaktors
○ Männliche Subfertilität (Oligoasthenozoospermie)
○ ungeklärte Sterilität
○ Indikationen für Kryosperma

Hier sind Indikationen angegeben, bei denen homologe Inseminationen durchgeführt werden. Eine Hypospadie war der Anlaß für die erste Insemination, welche von John Hunter 1790 durchgeführt wurde. Auch Indikationen wie die retrograde Ejakulation, z. B. bei Diabetes mellitus oder bei Paraplegie, sind eher selten. In diesen Fällen wurde geraten, die Spermien aus dem Urin durch Zentrifugation zu gewinnen und dann zu inseminieren. Erfolge sind hier jedoch selten; besser sei die Ejakulation mit extrem gefüllter Blase [4]. Wir verfügen hierzu nicht über eigene Erfahrungen.

Häufiger stellt sich das Problem der *therapieresistenten Störungen des Zervixfaktors* (siehe hierzu auch Beitrag Insler, 9). In diesen Fällen wird gelegentlich ein immunologischer Faktor vermutet, wie z. B. das Vorliegen von Sperma-Antikörpern. Andere Ursachen sind viel eher anzutreffen: Störungen der Zervixdrüsenfunktion durch Behandlung mit Clomifen (antiöstrogene Wirkung); Zerstörung des Zervixdrüsenfeldes nach Konisation oder Störung der Sekretion durch chronische Infektion.

Die häufigste Indikation ist jedoch die männliche Subfertilität (Oligoasthenozoospermie verschiedener Ausprägung). Gerade bei dieser Indikation ergeben sich Zweifel an der Methode, wie sich anhand der Ergebnisse zeigen läßt.

Dies trifft ebenso zu für die *ungeklärte Sterilität*.

10–15% der Sterilitätspatientinnen sind steril, ohne daß ein Faktor auf seiten der Patientin oder ihres Partners gefunden wird, welcher dafür ursächlich in Frage käme. Es ist zu hoffen, daß dieser Prozentsatz weiter abnehmen wird, wenn die verfügbaren diagnostischen Möglichkeiten konsequent genutzt werden. Bevor die Diagnose einer ungeklärten Sterilität gestellt wird, sollten zumindest bei den Patientinnen alle Untersuchungen, einschließlich der Klärung des Tubenfaktors, durchgeführt sein. Häufig wird sich z. B. eine Endometriose mittels Laparoskopie feststellen lassen, auch wenn keinerlei anamnestische Hinweise dafür bestehen. Die Quote der Endometriosefrequenz bei „ungeklärter Sterilität" wird nach verschiedenen Literaturberichten bis zu 44% betragen [2].

Die besonderen Indikationen für die Verwendung von *Kryosperma* ergeben sich z. B. nach Sterilisation des Mannes oder auch aufgrund einer sehr weiten räumlichen Trennung des Ehepaares über längere Zeit (z. B. Korea-Krieg). Ebenso kann nach Bestrahlung oder Chemotherapie wegen eines Hodentumors eine solche Indikation gegeben sein. Meist sind in diesen Fällen jedoch nicht genügend Spermaproben verfügbar oder auch in der Qualität reduziert. Der Behandlungsbeginn eines Malignoms kann zudem nicht beliebig hinausgezögert werden.

Da nicht jedes Sperma für eine Kryokonservierung geeignet ist, weil es einen zu starken Qualitätsverlust durch die Gefriermethode erleidet, haben langzeit-konservierte Spermaproben bisher nur in wenigen Fällen Schwangerschaften verursachen können. Sherman [21] berichtete über drei Schwangerschaften nach 10jähriger Aufbewahrung von Spendersperma. Friedmann u. Broder [8] berichteten über eine Schwangerschaft bei 21 Patientinnen. Die Autoren kommen zu dem Schluß, daß die „Kryokonservierung keine Fertilitätsgarantie" darstellt.

17.2 Voraussetzungen der künstlichen Insemination

In Tabelle 17-1 sind die wesentlichen Voraussetzungen für eine Behandlung mit künstlicher Insemination zusammengestellt. Ganz entscheidend ist die Kooperation von Andrologen und Gynäkologen, welche das Ehepaar betreuen. Die Beurteilung des Spermiogramms, der einzelnen Parameter und eventueller Therapiemöglichkeiten sollte in gemeinsamer Diskussion erfolgen. Gleichzeitig soll die Klärung der weiblichen Fertilitätsfaktoren durchgeführt werden: Die serologische Untersuchung bezüglich Rötelnimmunstatus, Lues-Serologie und evtl. Hepatitis-Serologie, Überprüfung der Eierstocksfunktion, am besten anhand der Basaltemperaturregistrierung.

Tabelle 17-1 Voraussetzungen der künstlichen Insemination

- Gynäkologisch-andrologische Kooperation
- Serologische Untersuchung (Röteln-Antikörper, LSR, Australia-Ag)
- Ovarialfunktion (BTK, Hormonanalysen)
- Zervix-Beurteilung (Score, PCT, Invasionstest)
- Beratung des Ehepaares
- Psychologische Beurteilung des Ehepaares
- Klärung des Tubenfaktors

Tabelle 17-2 Score-System nach Insler für die Beurteilung der Zervixfunktion

Score	0	1	2	3
Mukus-Produktion	∅	wenig	mäßig	reichlich
Spinnbarkeit	∅	geringgradig, $1/4$ Scheidenlänge	deutlich, $1/2$ Scheidenlänge	ausgeprägt, Scheidenlänge
Farnkraut-Phänomen	∅	angedeutet, wenige Stellen	deutlich, zusammenhängend, beginnende Verästelung	voll ausgeprägt mit Verästelungen in allen Bereichen
Zervikalkanal	geschlossen	geschlossen	teilweise geöffnet	klaffend

Hormonanalysen, d. h. Bestimmung von Prolactin oder LH, evtl. auch Progesteron, sind im Normalfall nicht unbedingt erforderlich. Die Beurteilung der Zervixfunktion mittels Insler-Score (Tabelle 17-2) und die evtl. Überprüfung des Postkoitaltests sind dagegen sehr wichtige Maßnahmen, die auch zum Zeitpunkt der Ovulation durchgeführt werden müssen. Danach kann die Beratung des Ehepaares erfolgen. Ehepaar heißt, daß das Paar verheiratet sein sollte. Die Insemination von ledigen Frauen führen wir bewußt nicht durch.

Bei der *Beratung* sollten die alternativen Möglichkeiten der Behandlung, wie AID, AIH, Adoption oder der Verzicht auf den Kinderwunsch, mit den begleitenden rechtlichen und ethischen Problemen besprochen werden.

Im Falle einer heterologen Insemination ist die *psychologische Beurteilung* des hilfesuchenden Paares sehr wesentlich. Hier ist vor allem die Beurteilung der Motivation des Kinderwunsches u. U. nötig. Die Rettung einer gestörten Beziehung wäre für ein derartiges „Wunschkind" ein fast unlösbares Problem! Die letztendliche Entscheidung zur heterologen Insemination sollte auf jeden Fall von dem Ehepaar selbst kommen.

Daß die *psychische Belastung* bei der heterologen Insemination nicht zu gering ist, zeigt die Beobachtung, daß früher ovulatorische Zyklen nach einer derartigen Entscheidung anovulatorisch werden und häufig eine Hormonbehandlung erforderlich scheint. Ob die Häufigkeit einer gleichzeitig erforderlichen hormonellen Unterstützung ein Hinweis für psychologisch schlecht vorbereitete Behandlungsmaßnahmen ist oder eine Unschärfe der Indikation darstellt, kann diskutiert werden. Es ist von besonderer Wichtigkeit, daß die Stabilität der Partnerschaft eines für die heterologe Insemination ausgewählten Ehepaares beurteilt wird. Die Überwindung der Versagenskrise bezüglich der eigenen Fortpflanzungsfähigkeit ist ein Prozeß, den beide Partner durchlaufen müssen, ohne daß eine Hilfestellung von der Familie oder von Freunden gegeben werden kann. Gerade in diesem Zusammenhang ist die Anonymität des Spenders und dessen „Entpersonifizierung" entscheidend [3].

Die Überprüfung des Tubenfaktors bei einer unauffälligen Anamnese wird, sofern dies nicht vor-

her bereits geschehen ist, erst nach etwa vier Behandlungszyklen empfohlen, wenn bis dahin keine Schwangerschaft eingetreten ist. Der Grund dafür ist, daß 75% aller Erfolge in den ersten vier Zyklen auftreten [7].

In der folgenden Tabelle (Tabelle 17-3) sind die *Anforderungen* aufgezählt, *welche bei einer hete-*

Tabelle 17-3 Anforderungen an den Samenspender

- Eigene, gesunde Kinder
- Alter 20–30 J.
- Blutgruppe, Rh-Faktor
- Lues-Serologie
- Australia-Ag
- Andrologische Untersuchung
- Ehefrau einverstanden
- Sozialer Status ähnlich
- Anonymität
- Maximal 10 Grav.
- Chromosomenanalyse

rologen Insemination an den Samenspender gestellt werden sollten. Es ist daraus zu entnehmen, daß eine komplette Erfüllung dieser Anforderungen schwierig sein kann und (deshalb?) von manchen nicht immer konsequent gefordert wird. Zudem wird hieraus verständlich, warum die Verwendung von Kryosperma von einer sog. Samenbank auch aus vielen organisatorischen Gründen vorgezogen wird.

17.3 Technik der artifiziellen Insemination

In Abb. 17-1 sind die *gebräuchlichen Methoden* der künstlichen Insemination bei der Frau dargestellt. Es handelt sich hierbei um
a) die intrauterine Applikation sowie
b) die intrazervikale Insemination mit Verwendung der Portiokappe.

Die *intrauterine Insemination* kommt nur für wenige spezifische Indikationen in Frage, wie z. B. beim Vorliegen von immunologischen Problemen, wiederholt negativem Postkoitaltest oder auch bei der ungeklärten Sterilität. Es ist sehr wesentlich,

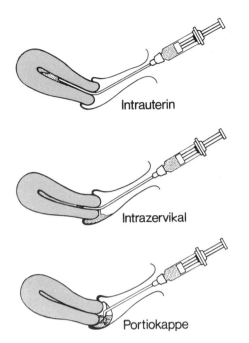

Intrauterin

Intrazervikal

Portiokappe

Abb. 17-1. Methoden der artifiziellen Insemination.

daß nur eine geringe Menge Sperma im Uterus deponiert werden darf (bis maximal 0,5 ml), da sehr leicht uterine Kontraktionen durch die im Seminalplasma vorhandenen Prostaglandine ausgelöst werden können. Hierdurch kommt es dann zur Ausstoßung des applizierten Spermadepots. Im Idealfall sollten gewaschene und in physiologischer Lösung suspendierte Spermien für die intrauterine Applikation verwendet werden. Auf diese Weise kann auch die Kontamination mit Bakterien reduziert werden, die zumindest als gewisses Infektionsrisiko anzusehen ist. Ein weiterer wichtiger Punkt bei dieser Methode ist die Vermeidung von Läsionen bei der Einführung der Kanüle. Am besten verwendet man einen Polyäthylenkatheter mit abgerundeter Spitze, der sich leicht in das Cavum uteri einführen läßt. Bei der Durchführung der intrauterinen Insemination wurden schockähnliche Reaktionen beschrieben, so daß Vorsicht bei Anwendung dieser Methode angebracht ist.

Die Verwendung der intrazervikalen *Insemination mit Portiokappe* erfordert meist eine gewisse Übung in der Applikation der Kappe. Nach intrazervikaler Injektion einer geringen Spermamenge wird die Portiokappe auf die Portio aufgesetzt und

über den Rand her mit einer gebogenen Kanüle gefüllt. Sie haftet dann von alleine und wird üblicherweise am nächsten Tag entfernt. Obwohl manche Patientinnen die Kappe selbst entfernen können, ziehen wir es vor, dies in der Klinik durchzuführen. Bei dieser Gelegenheit können die Kriterien bezüglich einer abgelaufenen Ovulation beurteilt werden oder ein Postkoitaltest anhand der Spermien im Mukus durchgeführt werden.

Der günstigste *Zeitpunkt* für die Insemination ist naturgemäß die periovulatorische Phase des Zyklus, die anhand früherer Basaltemperaturkurven sowie anhand des Zervixscore (Spinnbarkeit, Mukusmenge u. Farntest) beurteilt wird. Theoretisch ist eine Insemination ca. 6 Stunden vor der Ovulation als zeitlich optimal anzusehen. Der zeitliche Zusammenhang muß aber wohl nicht so streng eingehalten werden, wie die Konzeptionshäufigkeit bei einmaliger Insemination zeigt: Nach Untersuchungen von Weller [26] sowie Matthews [17] sind Konzeptionen auch bei einem Zeitintervall von zwei und mehr Tagen zwischen Insemination und Basaltemperaturanstieg möglich. Diese Zusammenhänge haben eine wesentliche Bedeutung für die Beratung der Patientin, die sehr leicht in eine Streßsituation kommen kann in ihrem Bestreben, den Eisprung zeitlich genau zu treffen. Ein derartiger Leistungsdruck kann auch für den betroffenen Ehemann eher ungünstig sein. Man kann gelegentlich versuchen, eine gewisse Gleichgültigkeit gegenüber dem Temperaturverlauf zu induzieren bzw. sogar die Registrierung der Basaltemperatur zu verbieten.

Die *Häufigkeit der Insemination* beträgt 1–2 Inseminationen pro Zyklus. Diese sollten 1–2 Tage vor dem vermutlichen Eisprung liegen; (so daß die zweite Insemination, die nach frühestens 36–48 Stunden durchgeführt wird, evtl. nicht mehr erforderlich ist). Bei der zweiten Insemination muß man häufig, z. B. bei reduzierter Spermaqualität, auf ein sog. Split-Ejakulat zurückgreifen, d. h. die erste Ejakulatfraktion verwenden, welche die höchste Spermienkonzentration enthält (siehe Beitrag Schill, 16).

Nach der Insemination soll die Patientin noch eine kurze Ruhepause einhalten, wobei nicht bewiesen ist, ob die Konzeptionsquote davon beeinflußt wird. Der Ehemann soll bei der Insemination anwesend sein.

Gelegentlich stellt sich die Frage, ob der Ehemann das Sperma zu Hause gewinnen soll, da die Klinikatmosphäre nicht gerade als positive Umgebung für diesen Zweck anzusehen ist. Wir sind der Meinung, daß das Sperma möglichst frisch verwendet werden sollte, d. h. am Ort der Insemination gewonnen werden muß. Auch die Selbstapplikation durch den Ehemann zu Hause (nachdem in der Klinik ein Portioadapter nach Fikentscher und Semm gelegt wurde) hat unseres Wissens keine sehr weite Verbreitung gefunden. Gelegentlich berichten Patientinnen, daß der Portioadapter sich gelöst hatte und die Manipulation zur Frustration des Ehepaares noch mehr beigetragen hat.

17.4 Zusatzmaßnahmen bei der Insemination

Nur für die intrauterine Insemination ist die Zentrifugierung und Herstellung von gewaschenen Spermatozoen u. U. eine sinnvolle Maßnahme. Vereinzelt wurde auch berichtet, daß die Filterung über Glaswolle eine Verbesserung der Spermaqualität durch Entfernen der unbeweglichen Spermien bewirke. Das Auftreten mechanischer Alterationen an den Spermien wird jedoch bei dieser Methode beschrieben [22].

Die *Zusätze* von Kallikrein oder Koffein zu der applizierten Spermaprobe wurden von andrologischer Seite gelegentlich empfohlen. Bisher hat sich damit keine Verbesserung der Erfolgsquote im Vergleich zu unbehandelten Spermaproben ergeben.

17.5 Ergebnisse der heterologen Insemination (AID)

In Tabelle 17-4 sind die Schwangerschaftsraten nach heterologer künstlicher Insemination von verschiedenen Untersuchern angegeben. Die Schwangerschaftsraten liegen hier zwischen

Tabelle 17-4 Ergebnisse der heterologen Insemination

Pat.	Grav.	%	Autor
76	36	47%	Szalmay (1979)
158	100	63%	Kuppe (1981)
125	80	64%	Slunsky (1982)
1188	529	45%	David et al. (1980)
290	144	50%	Katzorke et al. (1981)
374	104	28%	Weller (1980)
270	230	85%	Glezerman (1981)

28–85%. Eine bessere Beurteilungsmöglichkeit ergibt sich mit der Berechnung von Schwangerschaftsraten pro Behandlungszyklus. Diese Quote betrug bei Verwendung von Nativsperma 19% [20], bei der Verwendung von Kryosperma zwischen 8–16%.

Im Vergleich zur spontanen Konzeptionsrate pro Zyklus, die bei etwa 25% liegt, ergeben sich somit sehr ähnliche Werte [11].

Wenn man die kumulative Schwangerschaftsrate zu bestimmten Zeitpunkten der Behandlung darstellt, so ergeben sich nach drei Monaten Schwangerschaftsraten zwischen 30–60% sowie nach neuen Behandlungszyklen 47–82%. Bei einer derartigen Bewertungsmethode ist zu sehen, daß eine kontinuierliche Zunahme der Schwangerschaftsquote mit der Zahl der Inseminationszyklen zu beobachten ist.

Als Nebenbefund sei vermerkt, daß die Nachuntersuchungen der Familien und der durch heterologe Insemination gezeugten Kinder keine nachteiligen Entwicklungen, sei es nun der Ehepaare und ihrer Beziehung oder auch der Kindesentwicklung selbst, gezeigt haben [18].

17.6 Ergebnisse der homologen Insemination (AIH)

In Tabelle 17-5 sind die Ergebnisse der homologen Insemination dargestellt. Es ist daraus zu entnehmen, daß die Schwangerschaftsquoten generell niedrig sind, wenn eine Reduktion des Spermabefundes vorliegt. Die Untersuchungsreihe von

Tabelle 17-5 Ergebnisse der homologen Insemination

Pat.	Grav.	%	Autor
246	74	22%	Holst u. Runnebaum (1980)
44	8	20%	Kaskarelis u. Comninos (1959)
158	15	10%	Dixon et al. (1976)
–	–	21%	Steiman u. Taymor (1977)
34	2	6%	Russel (1960)
44	27	61%	Barwin (1974)
44	8	18%	Eigene Ergebnisse (1982)

Barwin (1974) [1] erscheint mit einer Erfolgsquote von 61% bei 44 Patientinnen mit intrauteriner Insemination außerordentlich günstig. Die übrigen Ergebnisse liegen dagegen zwischen 6% und 27%. Man kann wohl davon ausgehen, daß die Ergebnisse um so günstiger werden, je weiter die Indikation gestellt wird, d. h. je besser die Spermiogrammbefunde sind.

Beim Vorliegen von immunologischen Problemen fanden Joyce et al. (1981) [11] bei 78 Paaren eine Schwangerschaftsquote von durchschnittlich 38% nach 6monatiger Behandlung in Abhängigkeit von dem nachgewiesenen Antikörpertiter. Bei diesen Patientinnen wurde eine intrauterine, homologe Insemination durchgeführt.

Die *Beurteilung* der homologen Insemination als Behandlungsmethode bezüglich ihrer Effizienz bei männlicher Subfertilität bleibt aufgrund dieser Ergebnisse doch sehr fraglich. In einer Untersuchung von Holst und Runnebaum [10] traten bei 246 Patientinnen 99 Schwangerschaften ein, wobei 77 außerhalb der Inseminationszyklen eingetreten sind. Gerade bei reduziertem Spermiogramm wurden in dieser Untersuchung mehr Schwangerschaften ohne Insemination berichtet als mit Insemination.

Nach unseren eigenen Untersuchungen (Abb. 17-2) können wir einen ähnlichen Trend bestätigen. Die niedrige Konzeptionsrate bei eingeschränktem Spermiogrammbefund und die meist höhere spontane Schwangerschaftsrate bei diesen Patientinnen sind unseres Erachtens Hinweis genug für den zweifelhaften therapeutischen Wert der homologen Insemination. Fast jede statistische Untersuchung über die Ergebnisse der homologen Insemination beschreibt Schwanger-

schaften nach Insemination trotz extrem reduzierter Spermaqualität. Auch in unserer Untersuchung ist ein solcher Fall (1,5 Mio. Spermien pro Milliliter) vorhanden. Diese Einzelfälle sind geeignet, die persönliche Motivation der behandelnden Ärzte zu stützen. Die Entscheidung, auch bei extrem geringer Erfolgschance eine derartige Behandlung durchzuführen, ist im Einzelfall zu erwägen.

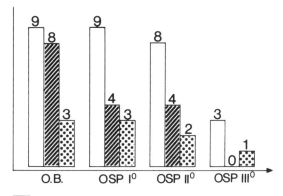

Abb. 17-2. Ergebnisse der artifiziellen homologen Insemination. Anzahl der Patienten über den Säulen angegeben. OSP I° = Oligospermie ersten Grades, OSP II° = Oligospermie zweiten Grades, OSP III° = Oligospermie dritten Grades.

Auch wenn die niedrigen Erfolgsraten der Behandlung mit homologen artifiziellen Inseminationen eine sehr schmale Indikationsbreite einräumen, bleibt doch eine eher positive Aussicht für die Verwendung von homologem Sperma: Neben dem unbestrittenen Wert der intrauterinen homologen Insemination bei immunologisch bedingter Sterilität mit Störung der Zervixpenetration könnten sich zukünftig auch verbesserte Chancen bei Verwendung der In-vitro-Fertilisation ergeben, wenn diese Methoden sich weiterhin so positiv entwickeln, wie es zur Zeit den Anschein hat.

Literatur

[1] Barwin, B. N.: Intrauterine insemination of husband's semen. J. Reprod. Fertil. 36 (1974) 101.

[2] Broekhuizen, F. F., v. Haning, R., Shapiro, S. S.: Laparoscopic findings in twenty-five failures of artificial insemination. Fertil. Steril. 34 (1980) 351.

[3] Christie, G. L.: The psychological and social management of the infertile couple. In: Pepperell, R. J., Hudson, B., Wood, C. (eds.): The Infertile Couple, 229. Churchill Livingstone 1980.

[4] Crick, J. P., Jequier, A. M.: Infertility in men with retrograde ejaculation, the action of urine on sperm motility and a simple method for achieving antegrade ejaculation. Fertil. Steril. 30 (1978) 572.

[5] Dembinski, M. F.: Wandlung der ärztlichen Einstellung zu den Problemen der andrologischen Sterilitätsbehandlung (Insemination). Bericht über die 169. Sitzung der Niederrheinisch-Westfälischen Ges. Geburtshilfe u. Frauenheilkunde 41 (1981) 368.

[6] Dixon, R. E., Buttram, V. C., Schum, C. W.: Artificial insemination using homologous semen: a review of 158 cases. Fertil. Steril. 27 (1976) 647.

[7] Edmonds, D. K., Matthews, C. D., Cox, L. W.: Tubal potency testing in a programme of artificial insemination with donor semen. Brit. J. Obst. Gynec. 88 (1981) 761.

[8] Friedman, S., Broder, S.: Homologous artificial insemination after long term semen cryopreservation. Fertil. Steril. 35 (1981) 321.

[9] Glezerman, M.: Two hundred and seventy cases of artificial donor insemination: Management and results. Fertil. Steril. 35, 2 (1981) 180.

[10] v. Holst, Th., Runnebaum, B.: Über den therapeutischen Wert der homologen Insemination. Geburtshilfe u. Frauenheilkunde 40 (1980) 804.

[11] Joyce, D., Vassilopoulos, D.: Sperm-mucus interaction and artificial insemination. In: Stull, M. G. R. (ed.); Developments in Infertility Practice; Clinics in Obstetrics and Gynecology, 587. W. B. Saunders Comp. London 1981.

[12] Kaskarelis, D., Comninos, A.: A critical evaluation of homologous artificial insemination. Int. J. Fertil. 4 (1959) 38.

[13] Katzorke, Th., Propping, D.: Ergebnisse der heterologen artifiziellen Inseminationsbehandlung. Bericht v. d. 169. Sitzung der Niederrheinisch-Westfälischen Gesellschaft, Geburtshilfe und Frauenheilkunde 41 (1981) 386.

[14] Klaus, J., Quinn, P. E.: Human artificial insemination. Some social and legal issues. Med. J. of Australia 1 (1977) 710.

[15] Kuppe, G.: Erfahrungsbericht anläßlich der 100. h.I.-Gravidität. Gyne 8 (1981).

[16] Löbsack, Th.: Das Wunschkind vom Samenspender. Ansichten über die heterologe Insemination. Sender Freies Berlin, Sendung vom 31. 10. 81. Band Nr. 27/15534.

[17] Matthews, C. D.: Artificial insemination – donor and husband. In: R. J. Pepperell, B. Hudson u. C. Wood (eds.): The infertile couple, 182. Churchill Livingstone 1980.

[18] Mochimaru, F., Sato, H., Kobayashi, T., IIZuka, R.: Physical and mental development of children born through AID. In: David, G. u. Price, W. S. (eds.): Human artificial insemination and semen preservation, 277. Plenum, New York 1980.

[19] Russel, J. K.: Artificial insemination (husband) in the management of childlessness. Lancet 1 (1960) 1223.

[20] Schoysman, D. A., Merckx, M., Segal, L., Vekemans, M., Verhoven, N.: Results of AID in 865 couples. In: David, G. u. Price, W. S. (eds.): Human artificial insemination and semen preservation, 231. Plenum, New York 1980.

[21] Sherman, J. K.: Long term cryopreservation – Motility and fertility of human spermatozoa. Cryobiology 9 (1972) 332.

[22] Sherman, J. K., Paulson, J. D., Liu, K. C.: Effect of glass wool filtration on ultrastructure of human spermatozoa. Fertil. Steril. 36 (1981) 643.

[23] Slunsky, R.: Das Kind des Anderen. Sexualmedizin 11 (1982) 20.

[24] Steiman, R. P., Taymor, M. L.: Artificial insemination homologous and its roll in the management of infertility. Fertil. Steril. 28 (1977) 146.

[25] Szalmay, G.: Die heterologe artifizielle Insemination. Geburtshilfe und Frauenheilkunde 39 (1979) 756.

[26] Weller, J.: Schwangerschafts- und Geburtsverlauf nach 104 erfolgreichen artifiziellen ondogenen Inseminationen (ADI) mit Nativ- und Kryosperma. Geburtshilfe u. Frauenheilkunde 40 (1980) 269.

18. Zur Rechtslage der artifiziellen Insemination

W. Spann

Die Durchführung einer künstlichen Insemination ist ohne Frage ärztliches Handeln, allerdings mit einer anderen, über den Heileingriff hinausgehenden Zielsetzung. Im Gegensatz zu allen anderen operativen Eingriffen, die in der Regel in Heilabsicht, zunehmend aber auch zur Verbesserung des Aussehens durchgeführt werden, ist hier einziges *Ziel* die Erzeugung eines neuen menschlichen Lebewesens, möglicherweise indirekt mit Heilabsicht begründbar. Charakteristisch und speziell für diesen Eingriff ist das Einbringen von Sperma zumindest an den Muttermund heran oder sogar in die Gebärmutter. Da bei diesem ärztlichen Vorgehen lediglich der präformierte Geburtsweg ohne Verletzung von dessen Innenauskleidung betroffen ist, könnte man zu der Auffassung kommen, daß dieses ärztliche Handeln nicht unter den Begriff des operativen Eingriffes falle. Bedenkt man jedoch, daß auch die Inhalationsnarkose, die Reposition einer Luxation oder selbst die Blutentnahme aus dem Ohrläppchen Operation im Rechtssinne ist, bin ich der Meinung, daß auch der mechanische Vorgang der künstlichen Insemination dem operativen Eingriff gleichzusetzen und somit auch aus rechtlicher Sicht als solcher zu beurteilen ist. Diese Auffassung läßt sich zusätzlich mit der Risikoträchtigkeit des Eingriffes, insbesondere für die Fälle mit Einbringen des Spermas in die Gebärmutter, begründen.

Da in unserem Lande – ebenso wie in vielen anderen – spezielle, nur für das ärztliche Handeln gültige Rechtsnormen nicht bestehen und nach meiner Meinung auch für die Zukunft nicht erforderlich sind, ist auch dieser spezielle Teil ärztlicher Tätigkeit sowohl aus straf-, aber auch aus zivilrechtlicher Sicht – nach den allgemein gültigen Rechtsnormen zu beurteilen. *Im Strafrecht* sind die für die Rechtmäßigkeit entscheidenden Kriterien: Indikation, Einwilligung und lex artis. In jedem Falle findet die Rechtmäßigkeit der Einwilligung ihre Grenzen dort, wo sie sich auf den Tod des Patienten beziehen würde und dort, wo der Eingriff gemäß § 226a StGB gegen die guten Sitten verstoßen würde. Da nach der zur Zeit in unserem Lande herrschenden Auffassung der Begriff der guten Sitten sehr extensiv ausgelegt wird, ist zumindest derzeit aus strafrechtlicher Sicht nicht zu erwarten, daß im Falle einer strafrechtlichen Würdigung einer künstlichen Insemination durch ein Gericht der Tatbestand des § 226a StGB als erfüllt angesehen würde. Auf eine weitere Auseinandersetzung mit der Frage der strafrechtlichen Beurteilung kann bei dieser klaren Rechtslage in den folgenden Ausführungen verzichtet werden.

Eine andere Frage ist die, ob der einzelne Arzt, Ärztegruppen oder gar ein großer Teil der Ärzteschaft *aus theologischer, philosophischer, aber auch ärztlich-ethischer Sicht,* ärztliche Maßnahmen im Zusammenhang mit dem Zeugungsvorgang ganz oder teilweise ablehnen. Eine solche Ablehnung allein würde an der strafrechtlichen Irrelevanz nichts ändern. Dies ist keineswegs ein Widerspruch, da das Strafrecht vielfach ein ethisches Minimum darstellt.

Was die Technik der Durchführung als solche anlangt, wird im folgenden die lex artis, d. h. kein Verstoß gegen die Regeln der ärztlichen Kunst, im Zusammenhang mit dem Eingriff als solchem als gegeben unterstellt. Verstöße gegen diese Regeln wären im übrigen nicht anders zu sehen und zu beurteilen, wie auch sonst im Zusammenhang mit ärztlicher Tätigkeit.

Erste Erkenntnis: Aus strafrechtlicher Sicht sind bei kunstgerechtem ärztlichen Handeln für keine der beiden Formen, die homologe und die heterologe Insemination Konsequenzen zu erwarten. Dies gilt nach meiner Meinung auch – zumindest aus derzeitiger Sicht – für den noch weitergehenden Eingriff, für die extrakorporale Befruchtung.

Die rechtliche Problematik liegt nach heute wohl im Schrifttum einhelliger Meinung nicht im strafrechtlichen, sondern ausschließlich im zivilrechtlichen Bereich. Einigkeit besteht auch darüber, daß die Fälle einer homologen künstlichen Insemination auch zivilrechtlich ohne Probleme sind. Auch sie können für die weiteren Überlegungen außer Betracht bleiben.

Zweite Erkenntnis: Bei homologer künstlicher Insemination sind auch zivilrechtlich keine Konsequenzen zu erwarten; sie ist somit aus rechtlicher Sicht unbedenklich.

Keineswegs so klar und eindeutig ist die Situation für die *heterologe künstliche Insemination aus zivilrechtlicher Sicht:* Ein aus einer heterologen künstlichen Insemination stammendes Kind gilt bei einer verheirateten Frau als ehelich, wenn es nach der Eheschließung oder innerhalb von 302 Tagen nach Auflösung der Ehe geboren wird. Das Kind ist nur dann nicht ehelich, wenn es offenbar unmöglich ist, daß die Frau das Kind von dem Manne empfangen hat. Keineswegs darf aus der Tatsache einer heterologen künstlichen Insemination allein der Schluß gezogen werden, daß etwa das Kind nur deshalb nicht ehelich wäre, weil es aus einer künstlichen heterologen Insemination stammt.

Ebenso gilt ein Kind einer nicht verheirateten Frau, unabhängig von der Art der Zeugung, nach dem Gesetz als nicht ehelich.

Wird im Falle ehelicher Geburt von den Ehegatten der vom Gesetzgeber vorgezeichnete Status eines ehelichen Kindes – auch bei Kenntnis oder Vermutung anderer nicht ehelicher Zeugungsvorgänge – hingenommen, so ergeben sich zumindest zunächst keine Rechtsfolgen.

Nach dem Gesetz kann jedoch der Ehemann in jedem Falle, unabhängig davon, ob eine heterologe künstliche Insemination stattgefunden hat oder nicht, die Ehelichkeit des Kindes *anfechten.* Dieses Recht der Anfechtung der Ehelichkeit eines Kindes ist ein höchst persönliches Recht des Ehemannes (§ 1595 BGB). Voraussetzung für die Anfechtung der Ehelichkeit des Kindes sind Umstände, die dafür sprechen, daß das während der Ehe geborene Kind nicht vom Ehemann stammt. Das Recht des Ehemannes die Ehelichkeit anzufechten ist befristet auf 2 Jahre. Die Frist beginnt frühestens mit der Geburt des Kindes, spätestens jedoch mit dem Zeitpunkt des Bekanntwerdens der Umstände, die für eine Nichtehelichkeit des Kindes sprechen (§ 1594 BGB). Sogar die Eltern des Ehemannes können nach dessen Tode unter bestimmten Voraussetzungen die Ehelichkeit des Kindes anfechten.

Ob der Ehemann mit seiner Einwilligung zur heterologen künstlichen Insemination sein *Recht zur Anfechtung* verliert, ist zumindest strittig. Eine gesetzliche Norm besteht hier nicht. Geht man etwa davon aus, daß auch eine konsentierte heterologe Insemination als sittenwidrig anzusehen wäre, dann stellt sich die Frage, ob nicht die Zustimmung des Ehemannes als unbeachtlich außer Betracht zu bleiben hätte [4]. Zum anderen ließe sich fragen, inwieweit die Voraussetzung der „Freiwilligkeit" der Einwilligung des Ehemannes der Lebenswirklichkeit entspricht [4]. In diesem Zusammenhang ist auch daran zu denken, daß die Anfechtung zumindest zunächst nicht im Hinblick auf eine stattgehabte heterologe künstliche Insemination gestützt wird, sondern darauf, daß im zeitlichen Zusammenhang mit der Insemination darüber hinaus auch Anhaltspunkte für andere außereheliche natürliche Zeugungsvorgänge gegeben wären. Die Erfahrung des täglichen Lebens läßt auch daran denken, daß gerade die Tatsache einer konsentierten heterologen Insemination von seiten der Frau dazu genutzt wird, einem Manne ihrer Wahl – im Gegensatz zu dem vom Arzt ausgewählten Spender – Gelegenheit zur Zeugung zu geben.

Dritte Erkenntnis: Ein während der Ehe geborenes Kind ist nach dem Gesetz zumindest zunächst ehelich, das Kind einer ledigen Mutter immer nicht ehelich. Dies ohne Rücksicht auf die Art der Zeugung. Grundsätzlich steht dem Ehemann, u. U. auch dessen Eltern, ein – allerdings befristetes – Recht zur Anfechtung der Ehelichkeit zu. Darüber hinaus steht das *Recht der Anfechtung* der Ehelichkeit nicht nur dem Ehemann zu. Auch das *Kind* hat dieses Recht – z. T. sogar zeitlich unbefristet. Ist das Kind minderjährig, so kann der gesetzliche Vertreter des Kindes die Ehelichkeit mit Genehmigung des Vormundschaftsgerichtes anfechten. Gelingt es im Rahmen einer Anfechtungsklage – was bei den heutigen Erkenntnissen der forensischen Serologie nicht problematisch sein dürfte – durch Ausschluß des Ehemanns von der Vaterschaft die Nichtehelichkeit des Kindes zu erweisen und diese durch das Gericht feststellen zu lassen, so ist der Weg frei für eine Klage auf Feststellung des biologischen Vaters.

Im Rahmen der Beweisaufnahme eines anschließenden Feststellungsprozesses kommt dem Arzt, der die heterologe künstliche Insemination durchgeführt und in aller Regel auch das zur Insemination erforderliche Sperma beschafft hat, für die Ermittlung des biologischen Vaters naturgemäß die Rolle des Kronzeugen zu. Die gerade von ärztlicher Seite immer wieder hervorgehobene *absolute Vertraulichkeit* der Unterlagen über den Spermaspender wird dem Arzt nur begrenzt weiterhelfen können. Zunächst ist davon auszugehen, daß die Verweigerung der Angaben über den tatsächlichen Vater strafrechtlich den Tatbestand des § 169 StGB „Personenstandsfälschung" erfüllt. Dies gilt nach meiner Auffassung selbst unter Berücksichtigung der im § 203 StGB normierten ärztlichen Schweigepflicht, weil dort, wo eine gesetzliche Pflicht zur Offenbarung besteht, die Offenbarung nicht unbefugt wäre. Immerhin handelt es sich bei der „Personenstandsfälschung" um eine Tat mit einem Strafrahmen bis zu 2 Jahren Freiheitsentzug.

In diesem Zusammenhang ist schließlich zu bedenken, daß das Anwerben des Spenders und die Tatsache des Spendens als solche nicht der in § 203 StGB normierten Schweigepflicht unterliegen. Anders für die Frau, bei der die heterologe Insemination durchgeführt wurde. Hier besteht kein Zweifel an der Verpflichtung zu schweigen gemäß § 203 StGB. Auch das im § 53 StPO gesetzlich normierte Schweigerecht des Arztes kann nur so lange das Schweigen des Arztes rechtfertigen, als dieser nicht von seiner Schweigepflicht

entbunden ist. Das Schweigerecht des Arztes, der im Zivilprozeß als Zeuge vernommen wird, geht somit mit der Entbindung von der Schweigepflicht durch den Geheimnisherrn, die Mutter verloren. Wird der Arzt von der Schweigepflicht entbunden, so muß er bei einer richterlichen Einvernahme gem. § 53 Abs. 2 StPO aussagen. Eine andere, bisher nicht angesprochene Frage ist die, ob dem Arzt für das Anwerben des Spenders und die Tatsache der Übernahme des Spermas überhaupt ein Schweigerecht aus § 53 StPO zusteht.

Schließlich ist in diesem Zusammenhang – ungeachtet dessen, ob ein gesetzliches Schweigerecht gegeben ist oder nicht – zu bedenken, daß im Falle der Nichtbekanntgabe des Namens des Spermaspenders von seiten des Kindes zivilrechtlich gegen den Arzt vorgegangen werden kann und möglicherweise unübersehbare Schadensersatzforderungen auf ihn zukommen können. Obwohl dieser Gefahr, zumindest nach derzeitiger Auffassung, durch eine entsprechende vertragliche Vereinbarung mit den Eltern mit dem Ziele einer Freistellung von Schadenersatzforderungen begegnet werden kann, bleiben im Einzelfall für die Zukunft doch gewisse Bedenken. Auf keinen Fall sollte derzeit auf eine *vertragliche Freistellungsvereinbarung mit den Eltern* zum Schutze des Arztes verzichtet werden.

Gibt der Arzt andererseits den Namen des Spermaspenders bekannt, so muß er nach meiner oben dargelegten Auffassung im Falle einer Aussage wegen Bruches der Schweigepflicht nicht mit einer Verurteilung rechnen, jedoch mit Schadenersatzforderungen von seiten des Spenders, wenn das Kind vermögensrechtlich seinen biologischen Vater in Anspruch nimmt. In diesem Zusammenhang ist es von Bedeutung, daß nach der seit dem 1. 1. 1970 geltenden rechtlichen Regelung (im Gegensatz zu früher) auch das nicht eheliche Kind mit seinem biologischen Vater verwandt ist und gemäß § 1924 BGB Erbanspruch hat.

Hier kann den Arzt nur eine weitestgehende Aufklärung des Spenders mit entsprechender Beweismittelsicherung schützen. Ob ein Spender mit einem Intellekt, den man als Voraussetzung für einen Spender verlangen muß, nach einer so weitgehenden Aufklärung, insbesondere darüber, daß er möglicherweise finanziell in Anspruch genommen werden kann, noch zum Spenden bereit ist, ist eine andere Frage. Die von [1] geschilderte mündliche Zustimmung eines Spenders nach mündlicher Aufklärung darüber, daß neben Untersuchungen des Spermas aus wissenschaftlichen Gründen ein Teil des Samens zu Inseminationszwecken Verwendung findet, erscheint mir keineswegs eine ausreichende Absicherung für den die Insemination durchführenden Arzt. Die von ärztlicher Seite immer wieder zu hörende Forderung nach absoluter Verschwiegenheit und Nichteinmischung des Staates in diese höchst private Angelegenheit wird möglicherweise dem höchstpersönlichen Interesse des Kindes nicht gerecht und ist darüber hinaus in bezug auf die Feststellung des Personenstandes mit geltendem Recht nicht vereinbar.

Nicht selten wird gleichzeitig mit der Forderung nach Nichteinmischung des Staates der Erlaß gesetzlicher Normen verlangt. Wer dies fordert, der möge bedenken, daß selbst, wenn der Gesetzgeber es wollte, im Hinblick auf andere rechtliche Zwänge das Gesetz niemals so ausfallen würde, wie dies der praktizierende Gynäkologe sich vorstellt. Derzeit scheint mir für die künstliche heterologe Insemination eine vorweggenommene Adoption des zu erwartenden Kindes mit einem ausdrücklichen Verzicht des Spenders auf ein Anrecht auf das Kind der sicherste Weg für alle Beteiligten zu sein.

Vierte Erkenntnis: Die künstliche heterologe Insemination ist trotz aller rechtlichen Absicherungen keineswegs ohne jedes Risiko für den Arzt, insbesondere in bezug auf die Forderung nach Schadenersatz. Beste Absicherung ist die vorweggenommene Adoption.

Was die rechtliche Situation bei der *extrakorporalen Befruchtung* anlangt, gilt, soweit es sich bei den Beteiligten um Ehepaare, bzw. um die Verwendung von ehefremdem Sperma zur Befruchtung und Implantation in den Körper der Ehefrau handelt, gleiches wie für die künstliche Insemination.

Kommt jedoch für diese Art der Fortpflanzung eine weitere Person in Form einer „Fremdmutter" mit ins Spiel, so ergeben sich auch aus rechtlicher Sicht bisher nicht angesprochene Probleme. Unter einer Fremdmutter verstehe ich eine Frau, der ein befruchtetes Ei implantiert wird, das nicht von ihr stammt. Dabei sind zwei Formen denkbar: Das fremde implantierte Ei wurde mit dem Sperma des Ehemannes befruchtet. Im anderen Falle stammen weder das Ei noch das Sperma von einem der Ehegatten. Was die rechtliche Situation in bezug auf die Abstammung des Kindes betrifft, gilt gleiches wie für die künstliche Insemination. Auch hier sind biologischer Vater und biologische Mutter die Personen, von denen das Sperma, bzw. das Ei stammt. Mit der fremden, lediglich für die Austragung herangezogenen Mutter, kommt diese als weitere Rechtsfigur ins Spiel.

Ist ein solches Handeln – abgesehen von moralischen Überlegungen – überhaupt zulässig? Aus strafrechtlicher Sicht lassen sich nach derzeitiger Auffassung keine Anhaltspunkte dafür gewinnen, daß es nicht zulässig wäre. Sperma und Ei stehen zunächst, auch nach der Loslösung vom Körper, im Eigentum des Spenders. Kommt es zur Vereinigung der beiden Zellen und zur Entwicklung eines Kindes, so handelt es sich um das Kind der beiden Personen, von denen die Keimzellen stammen, es sei denn, der Spender verzichtet auf sein Anrecht. Aus den gemachten Ausführungen geht hervor, daß der Verzicht auf das Anrecht allein den Spender keinesfalls von allen Verpflichtungen rechtswirksam freistellen kann. An die in der Praxis nicht ohne weiteres ausschließbare Möglichkeit, daß der Spender Anspruch auf das von ihm stammende Kind erhebt, wurde bisher nicht gedacht. Wird nun das befruchtete Ei in eine fremde Mutter implantiert, erhebt sich die Frage, ob diese durch den engen körperlichen Kontakt und insbesondere durch die Schaffung der Voraussetzungen für die Ausreifung des Kindes Eigentum daran erlangt. Wie kann die Herausgabe des Kindes sichergestellt werden? Welche zivilrechtlichen Möglichkeiten können die Kindsmutter dazu zwingen, den Beweis für ihren Einwand anzutreten, es handle sich um ihr eigenes Kind, das aus einer natürlichen Zeugung im zeitlichen Zusammenhang mit der Implantation stammt? Wie soll die zivilrechtliche Vertragsgestaltung zwischen den Partnern aussehen? Reicht hier die rechtliche Konstruktion einer vorweggenommenen Adoption aus, um die Gefahr einer Herausgabeverweigerung auszuräumen? Eine Fülle von Fragen!

Von Ärzten, die in den modernen Verfahren der künstlichen, auch heterologen Insemination, aber auch in der extrakorporalen Befruchtung eine Methode sehen, durch die ärztlich segensreich gewirkt werden kann, kommt sicher der Einwand, man möge doch besonders im Hinblick darauf, daß bisher in unserem Lande kein Fall gerichtsanhängig geworden ist, die Dinge nicht durch die Einführung rechtlicher Probleme unnötig komplizieren.

Dazu ist zu sagen:

1. Die Tatsache, daß bisher kein Fall rechtlich relevant geworden ist, schließt nicht aus, daß dies täglich eintreten kann.
2. Bei den Größenordnungen, die im Falle gerichtlicher Auseinandersetzungen auf dem Spiele stehen, ist es die Pflicht derer, die sich mit den Fragen aus dem Grenzbereich zwischen Jurisprudenz und Medizin beschäftigen, rechtzeitig auf die Problematik und vor allem auch auf mögliche rechtliche Konsequenzen im Einzelfalle aufmerksam zu machen.
3. Schließlich ist es jedem Arzt überlassen, die aufgezeigten Probleme in die Überlegungen für seine Entscheidung mit einzubeziehen, oder diese unberücksichtigt zu lassen.
4. Allerdings kann im Falle einer Nichtbeachtung die Tatsache des Bekanntgewesenseins bei einer gerichtlichen Entscheidung gewisse Nachteile für den Arzt mit sich bringen.

Literatur

[1] Ludwig, H.: Ärztliche Eingriffe in den Befruchtungsvorgang. Der Frauenarzt 1 (1982) 14–24.
[2] Narr, H.: Ärztliches Berufsrecht. 2. Auflage, Deutscher Ärzteverlag, Köln 1977, 1981.
[3] Spann, W.: Heterologe Insemination aus rechtlicher Sicht. DMW 7 (1981) 198–199.
[4] Zimmermann, R.: Die heterologe künstliche Insemination und das geltende Zivilrecht. Zeitschrift für das gesamte Familienrecht 10 (1981 929.

19. Adoption heute

E. Lau

19.1 Adoption, eine uralte soziale Institution

Sterilität ist nicht nur ein medizinisches, sie ist ein uraltes menschliches und gesellschaftliches Problem. Besonders in solchen Gesellschaften, in denen über Elternschaft Name und Besitz weitergegeben wurden, bedeutete Unfruchtbarkeit für die Betroffenen soziale Verachtung und Kränkung. Soziale Regelungen für eine nicht-biologisch begründete Elternschaft sind uns daher schon aus dem 3. Jahrtausend vor Christus bekannt. Bei den Griechen und Römern hatte die Institution der Adoption vor allem die Funktion, die Kontinuität der Familie zu sichern.

Das *römische Adoptionsrecht* blieb für die Entwicklung der Adoption in den kontinentaleuropäischen Rechtssystemen von besonderer Bedeutung. In den Adoptionsgesetzen der antiken römischen Gesellschaft spiegelte sich die patrilineare Orientierung dieser Gesellschaft wider. Im Vordergrund stand das Interesse desjenigen, der an Kindes Statt annahm. Während so in den römischen Konzeptionen die Begründung der väterlichen Gewalt konstituierendes Element der Adoption war und ihr deshalb vorrangige Bedeutung zukam, ging es in den davon beeinflußten Rechtssystemen zunehmend um die Schaffung eines Eltern-Kind-Verhältnisses durch die Adoptionsregelung.

19.2 Zur Geschichte der Adoption

In den deutschen Ländern wurde die Adoption erstmals mit dem Bürgerlichen Gesetzbuch von 1896 einheitlich geregelt. Reformbestrebungen im 20. Jahrhundert hatten vor allem das Ziel, die Adoption als Konstituierung einer Eltern-Kind-Beziehung zu erleichtern und die staatliche Kontrolle zum Schutz des adoptierten Kindes zu verstärken.

Will man die heutige Form unseres Adoptionsrechts und unserer Adoptionspraxis verstehen, so muß man bedenken, daß hier zwei Strukturmuster der Institution Adoption miteinander verbunden sind: das familiale und das jugendfürsorgerische Muster.

„Das *familiale Muster* kennzeichnet Adoptionen, die innerhalb einer Verwandtschaftsgruppe abgeschlossen werden: ein Vater nimmt sein nichteheliches Kind an, ein verwaistes Kind wird von Familienangehörigen adoptiert. Diese Form der Adoption wird primär von den Interessen des Annehmenden bestimmt und dient dazu, Besitz und Namen in einer Familie zu erhalten" [1].

Für das *jugendfürsorgerische Muster* der Adoption ist wesentlich, daß Annehmender und Kind nicht miteinander verwandt sind und zu den biologischen Eltern keinerlei Kontakte bestehen. Die Adoption hat hier das Ziel, dem Kind das Aufwachsen in einer Familie zu ermöglichen, wenn die biologischen Eltern dazu nicht fähig oder nicht bereit sind.

Bei diesen beiden Mustern handelt es sich um konstruierte Modelle, die in die tatsächlichen Regelungen in den verschiedenen Ländern in unterschiedlicher Kombination eingegangen sind. „In den meisten Ländern besteht heute die Tendenz, die Adoption als Mittel der sozialen Hilfe für Kinder auszugestalten" [2]. Diese Tendenz in den westlichen Industriegesellschaften, die Funktion der Adoption vor allem in der „Förderung des Kindeswohls" zu sehen, ist von großem Einfluß auf die gegenwärtig gültige Adoptionsgesetzgebung und auf die Vermittlungspraxis.

Im folgenden soll zunächst auf das im Augenblick geltende Adoptionsrecht und anschließend auf die Vermittlungspraxis eingegangen werden.

19.3 Auf dem Weg zu einem neuen Adoptionsrecht

Reformbestrebungen in bezug auf das Adoptionsrecht setzten schon bald nach dem Inkrafttreten des Bürgerlichen Gesetzbuches am 1. Januar 1900 ein. Es ging den Reformern darum, vom „Interessenprinzip" – also von der Adoption im Interesse des Adoptierenden – zum „Schutzprinzip" – also zur Adoption als einer Schutzmaßnahme für das Kind – überzugehen. Im Lauf der Jahre wurden verschiedene Änderungen vorgenommen. Nach dem Zweiten Weltkrieg führte die DDR 1956 eine Gesamtreform des Adoptionsrechts durch, während die Bundesrepublik einzelne Vorschriften änderte. So wurde 1950 das bis dahin zwingende Erfordernis der Kinderlosigkeit abgeschafft, 1961 wurde unter anderem die Altersgrenze für Annehmende von 50 auf 35 Jahre herabgesetzt. 1969 wurde die schon bestehende Praxis bestätigt, daß nichteheliche Kinder von ihren leiblichen Eltern adoptiert werden können.

Die Reformdiskussion in der Bundesrepublik erhielt neuen Auftrieb vor allem durch die Unterzeichnung des Europäischen Adoptionsübereinkommens vom 24. 4. 1967 in Straßburg. Unter der Verbesserung des Adoptionswesens verstand man eine Gesetzesänderung, die das Zustandekommen von Adoptionen erleichtern und die Zahl der Adoptionen erhöhen sollte. Es sollten Adoptionshindernisse beseitigt, die Frühadoption erleichtert und die Ersetzung der elterlichen Einwilligung auch dann ermöglicht werden, wenn die Eltern die Einwilligung nicht bösartig, sondern bloß aus Gleichgültigkeit verweigern. Daneben forderte man eine Verbesserung des Adoptionsvermittlungsrechts. In der Bundesrepublik wurde ein Entwurf zu einem „Gesetz über die Annahme als Kind" schließlich 1974 vorgelegt, ein Entwurf für ein ergänzendes „Gesetz über die Vermittlung der Annahme als Kind" kam 1975 dazu. Im Juli 1976 wurde das Adoptionsrecht beschlossen und erhielt am 1. Januar 1977 Rechtskraft [3].

19.4 Grundzüge des geltenden Adoptionsrechts

Das neue Adoptionsrecht hat die folgenden Grundzüge [4]:

1) Statt der bisherigen Teiladoption, die das Kind nicht völlig aus seiner Familie herausgelöst und nicht voll in die neue Familie eingegliedert hatte, tritt eine *Volladoption*. Das Kind wird wie ein eheliches Kind voll in den Familienverband eingegliedert und ganz aus seinem ursprünglichen Familienverband herausgelöst. Damit wird nicht nur ein neues Eltern-Kind-Verhältnis, sondern auch ein neuer Verwandtschaftszusammenhang geschaffen.

2) Die Adoption, die bis dahin durch einen Vertrag zustandekam, den das Vormundschaftsgericht nur bestätigte, wird jetzt durch *Beschluß des Vormundschaftsgerichts* ausgesprochen.

3) Die *Einwilligung der Eltern* kann – das wurde aus dem in diesem Punkt 1973 veränderten Gesetz übernommen – frühestens acht Wochen nach der Geburt des Kindes erklärt werden. Abgelehnt wurden damit Vorschläge, die Einwilligung der Eltern, besonders der nichtverheirateten Mutter, schon vor der Geburt zuzulassen, also eine sogenannte „pränatale" Einwilligung.

4) Das Gesetz unterscheidet zwischen Volladoption bei Minderjährigen und einer Adoption mit schwächeren Wirkungen *bei Volljährigen,* wobei z. B. bei Verwandtenadoptionen auch eine Volladoption Volljähriger möglich ist.

5) *Voraussetzung* für die Begründung des Annahmeverhältnisses ist nach dem neuen Gesetz das Kindeswohl. Ziel des Rechtsinstituts Adoption ist damit die volle Eingliederung in die neue Familie, wobei das Interesse des Kindes im Vordergrund steht. Um bereits in der Bezeichnung des Gesetzes diese Begründung eines echten Eltern-Kind-Verhältnisses anzudeuten, wird statt von „Annahme an Kindes Statt" von „Annahme als Kind" gesprochen.

6) Das Adoptionsverhältnis kann nur dann *rückgängig* gemacht werden, wenn es dabei um das Wohl des Kindes geht und auch dann nur in Ausnahmefällen. Im Interesse des Annehmenden ist eine Aufhebung der Adoption nicht möglich. Rechtlich ist damit die sozial gestiftete Eltern-

Kind-Beziehung der biologisch begründeten Beziehung voll gleichgestellt. Die Unterschiede zur biologisch begründeten Elternschaft zeigen sich für die Betroffenen wohl am empfindlichsten im Prozeß der Entstehung der Beziehung, also im Vermittlungsverfahren.

19.5 Grundzüge des neuen Vermittlungsrechts

Wichtiger Teil des neuen Adoptionsrechts ist ein neues Vermittlungsrecht. Zu der Zeit, als das alte Adoptionsrecht in Kraft trat, also um die Jahrhundertwende, war eine Vermittlung der Adoption durch Dritte die Ausnahme und geschah eher zufällig. Nicht selten kam es zu Mißbräuchen durch Kinderhandel. Dabei wurde für die Vermittlung eines Kindes Geld gefordert und gezahlt, entweder zahlte die nicht verheiratete Mutter oder die Adoptiveltern. Neben solchen Mißbräuchen kam es öfter zum Scheitern von Adoptionsversuchen zum Nachteil des Kindes oder auch zur Vermittlung in nicht geeignete Familien. Von verschiedenen Seiten her nahm man sich einer Verbesserung der Vermittlungspraxis an, so zunächst vor allem von seiten privater Wohlfahrtsverbände, später im Rahmen der kommunalen Nichtehelichenfürsorge auch von behördlicher Seite.

Das zunehmende Interesse der staatlichen Verwaltungsstellen für die Adoptionsvermittlung führte bei den privaten Wohlfahrtsorganisationen zu der Befürchtung, sie könnten diese Aufgabe an die öffentliche Fürsorge verlieren oder zumindest in ihren Handlungsmöglichkeiten eingeschränkt werden. Das unkoordinierte Nebeneinander verschiedener Stellen in der Adoptionsvermittlung und der Mangel an fachlicher Qualifikation bei manchen Stellen führte zu verschiedenen Initiativen in Richtung einer gesetzlichen Regelung. Schließlich kam es im Zusammenhang mit dem Gesetz zur Annahme als Kind zur Verabschiedung eines neuen Adoptionsvermittlungsrechts. Die Neuregelungen sollten vor allem bezwecken, „mehr adoptionsbedürftige Kinder besser und schneller zu vermitteln" [5].

Das Vermittlungsgesetz enthält die folgenden *wichtigen Regelungen:*

1) Kinder unter 18 Jahren dürfen nur *durch anerkannte Adoptionsvermittlungsstellen* öffentlicher oder freier Träger vermittelt werden. Diese Stellen müssen mit wenigstens einer hauptamtlichen Fachkraft besetzt sein.

2) Bei den Landesjugendämtern sind *zentrale Adoptionsstellen* zu errichten, denen ein interdisziplinär besetztes Team zur Verfügung steht. Dieses Team ist ermächtigt, in den Heimen seines Bereichs zu ermitteln.

3) Die Adoptionsvermittlungsstellen und die Heime müssen die Kinder, die für eine Adoption in Betracht kommen, *regelmäßig melden*. Damit soll ein überregionaler Ausgleich zwischen Adoptionsbewerbern und Kindern auf der Ebene der Landesjugendämter zustandekommen.

4) Die annehmenden Eltern, die Kinder und die biologischen Eltern haben ein *Recht auf Beratung* vor und nach der Adoption.

5) Bei grenzüberschreitenden Adoptionen und bei schwierigen Einzelfällen besteht ein *Recht auf erweiterte Mitwirkung* durch die Landesjugendämter.

Der Adoption geht in der Regel ein *einjähriges Pflegeverhältnis* voraus, das der Eingewöhnung des Kindes dienen soll. Die vermittelnde Stelle soll während dieser Zeit die Annehmenden beraten und die Entwicklung der Eltern-Kind-Beziehung beobachten. Das Vermittlungsgesetz sieht vor, daß das Kind erst dann zur Eingewöhnung bei den Adoptionsbewerbern in Pflege gegeben werden darf, „wenn feststeht, daß die Adoptionsbewerber für die Annahme des Kindes geeignet sind" [6]. Auf die Praxis der Vermittlung wirken sich diese gesetzlichen Vorgaben entscheidend aus, wenn auch private Vermittlungsbemühungen in schwer einzuschätzendem Umfang außerhalb des gesetzlichen Rahmens stattfinden dürften.

19.6 Zur Praxis der Vermittlung

Wie bereits mehrfach zum Ausdruck gebracht wurde, hat sich die Zielgruppe der Adoptionsbewerber mit der Entwicklung einer neuen Adoptionsgesetzgebung verändert. Dachte der Gesetzgeber des Bürgerlichen Gesetzbuches 1896 noch an „wohlhabende, edeldenkende Personen, welche in kinderloser Ehe leben" und denen er „diesen Mangel ersetzen" [7] wollte, so geht es dem Gesetzgeber der Adoptionsgesetze von 1976 um die „Hilfe für Kinder, die ohne Adoption eine lange Zeit oder die ganze Kindheit in Heimen verbringen müßten". Es geht dem Gesetzgeber darum, daß „solche Kinder ein Elternhaus finden" [8]. Für Adoptionsbewerber kann das schmerzliche Folgen haben für den Weg bis zur Verwirklichung ihres Ziels: ein Kind zu haben. Aus publizierten Berichten Betroffener [9] und aus persönlichen Gesprächen ist immer wieder zu entnehmen, daß die Bewerber um die Adoption eines Kindes unter Gefühlen der Ohnmacht und des Ausgeliefertseins leiden. Es wird berichtet von spezifischen Kontrollen wie der Veranlassung zum Einholen von medizinischen und anderen Gutachten, von Referenzen und Leumundszeugnissen bei Nachbarn, Hauswarten und anderen Personen und davon, daß dies als besonders diskriminierend empfunden wird. Es scheint verständlich, wenn Adoptionsbewerber in ihrem Bemühen um ein Adoptivkind versuchen, die gesetzlich vorgeschriebenen Hürden zu umgehen und nach direkteren Wegen zu suchen. Es ist ebenso verständlich, wenn solche Eltern Helfer suchen und auch finden und wenn sich daraus Spannungen ergeben zwischen solchen Berufsgruppen, die das Verlangen nach einem Kind eher aus der Sicht der vielleicht lange vergeblich suchenden Eltern sehen und solchen, die eher von den Interessen der Kinder ausgehen.

Wie verläuft normalerweise ein Adoptionsverfahren?

Die zukünftigen Adoptionseltern müssen zunächst mit einer Vermittlungsstelle Kontakt aufnehmen. Sie können das auch schriftlich tun, es wird ihnen aber nicht erspart bleiben, zum persönlichen Kontakt mit einem der berufsmäßigen Vermittler zu kommen. Die vermittelnden Stellen müssen sich nämlich – so fordert das Gesetz – darüber informieren, ob die zukünftigen Eltern „erziehungsfähig" sind und eine ausreichende Gewähr dafür bieten, daß eine Eltern-Kind-Beziehung entstehen kann. Weitere amtliche Kriterien sind *Vorschriften über Wohnungsgröße und Einkommen.*

Der Gesetzgeber verlangt vom Adoptionsvermittler eine bestimmte *berufliche Qualifikation.* Bereits in den Empfehlungen von 1962 hieß es: „Mit den Ermittlungen sind Personen zu beauftragen, die durch fachliche Vorbildung und Erfahrung die notwendigen fürsorgerischen und rechtlichen Kenntnisse erworben haben" [10]. In der Reformdiskussion vor 1976 wurde immer wieder beanstandet, daß diese Empfehlungen nicht eingehalten wurden. Trotz der inzwischen zwingend vorgeschriebenen speziellen Schulung des Personals der Vermittlungsstellen kann gefragt werden, ob die Form der im Vermittlungsprozeß ausgeübten Kontrolle optimal ist. Ist es vertretbar, wenn Menschen, die mit dem Wunsch nach einem Kind in ihrer Familie zur Vermittlungsstelle kommen, dort einem Prüfungsverfahren unterzogen werden, für das es letztlich keine hinreichenden Kriterien gibt? So sagt eine Vermittlerin: „Was man ... unter ‚erziehungsfähig' verstehen soll, das sagt Ihnen kein Gesetz, keine Richtlinien. Ich meine, es gibt nur ganz wenige Elternpaare, die nicht erziehungsfähig sind, es kommt darauf an, für welches Kind" [11]. Und weiter: „Wenn die Leute nicht so belastbar sind, dann gebe ich ihnen keinen schweren Fall. Das bringt uns auf der anderen Seite ein paar Schuldgefühle. Denn wir haben oft ganz optimale Eltern, und die setzen wir manchmal ein bißchen auf die Reservebank und suchen für sie unsere problematischen Kinder aus. Das ist freilich nicht unbedingt immer fair, gerade diese optimalen Eltern warten zu lassen" [12]. Entscheidungen also, die Menschenschicksale, die Familienschicksale bestimmen und die für diejenigen, die sich da entscheiden müssen, nicht zu unterschätzende Belastungen bringen. Besonders zeigt sich das da, wo es um die Frage der *Ablehnung eines Bewerbers* geht. Die Hamburger Psychologin Anneke Napp-Peters hat untersucht, welche Gruppen von Bewerbern bei den Vermittlern überproportional abgelehnt werden und kommt zu dem Ergebnis, daß vor allem Konfession, Schul- und Berufsausbildung, Beruf und Sozialschicht eine Rolle spielen [13]. So sind z. B. unter den abgelehnten Bewerbern gut 10% mehr Volksschulabsolventen als unter den akzeptierten.

Bei den abgelehnten Vätern liegt der Prozentsatz derer, die keine Ausbildung oder nur einen angelernten Beruf haben, viermal höher als bei denen, die ein Kind vermittelt bekamen. Abgelehnte Bewerber sind in den unteren Sozialschichten weit stärker vertreten als Adoptiveltern. Bei rund 13% der von Frau Napp-Peters untersuchten Stichprobe waren Konfessionslosigkeit, geringer Bildungsgrad oder niedriger sozioökonomischer Status alleiniger Grund für die Ablehnung [14]. Als besonders problematisch wird von Frau Napp-Peters herausgestellt, daß die für die Ablehnung maßgebenden Gründe nur von einem geringen Prozentsatz der von ihr untersuchten Vermittlungsstellen den Bewerbern offen mitgeteilt wurden. Viele gaben unumwunden zu, daß sie bei ungeeigneten Antragstellern eine Verzögerungstaktik anwenden und hartnäckige Fälle damit vertrösten, noch kein geeignetes Kind für sie gefunden zu haben [15]. Modelle für eine menschlichere Form der Vermittlungspraxis werden erprobt. So werden nach dem „Selbstselektionsprinzip" zunächst alle Adoptionsbewerber grundsätzlich akzeptiert. In Gruppenzusammenkünften werden sie einem pädagogischen Prozeß unterzogen. Dieser soll sie in die Lage versetzen, mehr über sich selbst, ihre Motive und Bedürfnisse zu erfahren und selbst zu entscheiden, ob sie adoptieren wollen oder nicht [16].

Angesichts der derzeitigen Nachfragesituation wird man jedoch schließlich nicht darauf verzichten können, Bewerber auch einmal ablehnen zu müssen. Diese Ablehnung müßte aber für die Bewerber nachvollziehbar sein.

19.7 Adoptionsstatistik

Daß die Frage nach der Adoption als Herstellung einer Eltern-Kind-Beziehung äußerst relevant bleibt, zeigt die Adoptionsstatistik der letzten Jahre [17]. Danach stieg die Zahl der Adoptionen Minderjähriger zwischen 1950 und 1955 zunächst stetig an. Wurden 1950 noch 4279 Adoptionen gemeldet, so waren es 1955 8433, die Zahl hatte sich also in fünf Jahren fast verdoppelt. In den Jahren nach 1955 sank die Zahl leicht ab und

blieb jeweils zwischen 7000 und 7800. In den Jahren zwischen 1974 und 1976 fand eine erneute Erhöhung statt: 1976 wurden 9551 Minderjährige adoptiert. 1977 waren es – nach der Gesetzesumstellung – erstmals über 10 000 Adoptionen, wobei in den letzten Jahren der Anstieg zunächst anhielt: 1978 wurden 11 224 Adoptionen gezählt. Ab 1979 scheint sich allerdings ein Rückgang anzubahnen: den 9905 Adoptionen im Jahr 1979 folgten 9298 Adoptionen im letzten erreichbaren Berichtsjahr 1980. Die sinkenden Geburtenzahlen scheinen hier durchzuschlagen, nachdem zunächst steigende Adoptionszahlen sinkenden Geburtenzahlen gegenüberstanden.

Stärker als die Adoptionszahlen steigen die der Bewerber, ein Rückgang ist nicht festzustellen. 1974 wurden 12 210, 1975 15 674 und 1976 17 909 überprüfte Bewerber registriert. 1980 betrug die Zahl der Bewerber – vom Statistischen Bundesamt als „vorhandene Adoptionsstellen" ausgewiesen – am 31. Dezember 20 282. Ihnen stehen am gleichen Stichtag 2819 zur Adoption vorgemerkte Minderjährige gegenüber. Auf ein zur Adoption vorgemerktes Kind kamen damit 7 Bewerberstellen im Dezember 1980. Die Situation hat sich in den letzten Jahren ständig verschärft: 1970 betrug das Verhältnis zunächst 1 : 2, 1975 kamen 5 Bewerberpaare auf ein Kind, 1976 betrug das Verhältnis 1 : 6. Der Mangel an zur Adoption vorgemerkten Kindern hat dazu geführt, daß zum einen zunehmend ältere Heimkinder vermittelt werden und zum anderen die gesetzliche Möglichkeit, die elterliche Einwilligung in die Adoption in bestimmten Fällen zu ersetzen, immer stärker genutzt wird. Von Frau Napp-Peters wird diese Entwicklung als bedenklich bezeichnet, weil sie dazu führe, daß in bestimmten Fällen die Freigabe zur Adoption als bequeme Ersatzlösung gesehen werden könnte, die man anstelle der Unterstützung der biologischen Eltern, besonders der ledigen Mutter, wähle [18].

Es hat sich leider gezeigt, daß trotz der starken Nachfrage nach zur Adoption freigegebenen Kindern die Mütter, die ihre Kinder zur Adoption freigeben, weiterhin oft die ablehnende Haltung der Öffentlichkeit erfahren müssen. „Eine Frau", so Wagnerová, „die ihre Schwangerschaft abbricht, braucht heute mit keinen gesellschaftlichen

Sanktionen zu rechnen, in ihrer Umgebung muß es auch niemand erfahren. Eine Frau dagegen, die ihr Kind austrägt und dann zur Adoption freigibt, stößt überall als Rabenmutter auf Unverständnis und Ablehnung" [19]. Es soll sogar vorkommen, daß die adoptierenden Eltern der biologischen Mutter gegenüber gewisse Vorurteile zum Ausdruck bringen, was besonders in der entstehenden Beziehung zum adoptierten Kind sich äußerst nachteilig auswirken muß. „Der Spießrutenlauf dieser Frauen" – so noch einmal Wagnerová – „beginnt meistens schon in den Entbindungsstationen der Krankenhäuser. Fast immer bekommen sie vom Krankenhauspersonal zu spüren, daß sie mit ihrer Entscheidung gegen eine Norm verstoßen haben. Nicht selten wird aber auch ein Versuch unternommen, sie von ihrer Entscheidung abzubringen. . . . Das ganze Problem wird nur von der momentanen Situation und der Tatsache der biologischen Mutterschaft her gesehen . . . ‚Eigentlich bräuchten wir unsere eigene Entbindungsstation, damit sie in Ruhe und in ihrer Entscheidung akzeptiert niederkommen können' " so zitiert Wagnerová eine Sozialarbeiterin [20].

19.8 Zur Frage der Adoption als Alternative zu anderen Erziehungsformen

Die Frage nach dem *Schicksal der adoptierten Kinder* im Vergleich mit dem anderer Kinder ist wenig untersucht worden. Es liegen uns jedoch einige Untersuchungen vor, die zum Teil das Schicksal adoptierter Kinder bis ins Erwachsenenalter verfolgten. Es zeigt sich dabei, daß die frühzeitige Unterbringung in einer Adoptionsfamilie korreliert mit einem geglückten Ergebnis der Adoption, während Kinder mit ungünstigen Erfahrungen vor der Unterbringung häufiger Anpassungsschwierigkeiten bei den Adoptiveltern hatten als andere Kinder.

Eine *kalifornische Untersuchung* von 1963 läßt darauf schließen, daß äußere Charakteristika bei den adoptierenden Eltern wie Berufszugehörigkeit, wirtschaftliche Situation, Ausbildung in kaum einem Zusammenhang standen mit dem Ergebnis der Adoption. Die schulischen Leistungen der Kinder hingen zwar deutlich mit der Ausbildung der Eltern zusammen, es ließ sich aber nicht feststellen, ob dies vielleicht auf selektiver Unterbringung beruhte [21].

In *Großbritannien* wurde eine Längsschnittuntersuchung durchgeführt. Dabei ging man von einer Großgruppe aus, die aus sämtlichen in einer Woche des Jahres 1958 geborenen Kindern bestand. Aus dieser Gruppe waren etwa 200 Kinder adoptiert worden, die man im Alter von sieben Jahren untersuchte und mit anderen Kindern verglich. Es zeigte sich, daß adoptierte Jungen etwas häufiger Anpassungsschwierigkeiten hatten als ehelich geborene Kinder, daß sie aber besser angepaßt waren als außereehelich geborene, bei ihrer leiblichen Mutter verbliebene Kinder. Adoptierte Mädchen waren besser angepaßt als die Kinder der beiden vorher genannten Vergleichsgruppen [22].

Eine *schwedische Untersuchung* greift die Frage der Auswirkung von Unfruchtbarkeit bei den adoptierenden Eltern auf das Adoptionsschicksal der Kinder auf. Aus allerdings zahlenmäßig wenig aussagekräftigen Interviews schließt der Verfasser, daß bei einem Teil der von ihm befragten Mütter die Enttäuschung darüber, keine Kinder bekommen zu haben, noch nicht überwunden war und daß sich dies in der Beziehung zu den Kindern niederschlug. „Es erscheint . . . glaubhaft, daß ungelöste psychologische Probleme im Zusammenhang mit der eigenen Fortpflanzungsunfähigkeit Bedeutung für die Beziehung der Adoptiveltern zu den Kindern hatten. Dafür spricht indirekt, daß in Fällen, in denen die Adoptiveltern auch leibliche Kinder hatten, Anpassungsprobleme bei den Adoptivkindern weit seltener vorkamen als in den übrigen Familien" [23].

Es scheint, daß Adoptiveltern „einerseits höhere Ansprüche an sich selbst als Erzieher stellen, andererseits aber in ihrer Elternrolle unsicherer sind als leibliche Eltern, was ihre Beziehung zu den Kindern ungünstig beeinflußt" [24]. Es fehlt den Adoptiveltern die durch die Schwangerschaft gegebene allmähliche Einübung in die Elternrolle, allerdings könnte diese Einübung ersetzt werden durch andere Formen der Vorbereitung auf die Adoption bzw. die Aufnahme des zukünftigen Adoptivkindes als Pflegekind in die Familie. Zur

Rollenbenachteiligung der Adoptiveltern, die sich aus der schwierigeren Vorbereitung auf die Rolle ergibt, könnten unbewußte Abwehrhaltungen kommen. Sie können gesehen werden teils als Ausdruck der Abwehr durch das Über-Ich, wenn das Kind ein uneheliches ist, teils als Ausdruck des Es, das in Konflikt gerät mit dem „Familiennarzißmus", da das adoptierte Kind nicht biologisch mit der Familie verwandt ist [25].

19.9 Schlußbetrachtung

Trotz der hier zum Ausdruck gebrachten Probleme einer durch Adoption zustandegekommenen Elternschaft dürften die positiven Aspekte überwiegen. Die Frage nach den alternativen Erziehungsumwelten für ein Kind soll damit abschließend mit den folgenden Thesen beantwortet werden, wie sie sich aus den wenigen vorliegenden Untersuchungen ableiten lassen:

1) Das Leben in einer Familie ist auf jeden Fall dem Leben in einem Heim vorzuziehen, wenn die Familiensituation nicht durch außergewöhnliche Belastungen gekennzeichnet ist, die nicht aus der Adoption an sich folgen.

2) Das Leben in einer durch Adoption hergestellten Eltern-Kind-Beziehung ist dem Leben in der biologisch gegebenen Eltern-Kind-Beziehung bzw. Mutter-Kind-Beziehung dann vorzuziehen, wenn die Mutter bzw. die Eltern erziehungsunfähig sind und keine Gewähr bieten für eine menschenwürdige Zukunft des Kindes.

3) Die Freigabe zur Adoption ist der Abtreibung vorzuziehen. Nach der amtlichen Statistik wurden 1980 87 702 Abtreibungen vorgenommen, 1981 ging die Zahl leicht zurück auf 87 535. Trotz der etwas kurzschlüssigen Konfrontation beider Daten sollen den 87 702 Abtreibungen im Jahre 1980 noch einmal die 2819 zur Adoption vorgemerkten Kinder im gleichen Jahr und die 20 282 adoptionswilligen Eltern ebenfalls zum gleichen Zeitpunkt gegenübergestellt werden [26].

4) Wegen der Bedeutsamkeit der frühen Kindheit ist die Adoption so früh wie möglich vorzunehmen. Nach dem Adoptionsgesetz von 1976 ist es allerdings unzulässig, das noch ungeborene Kind bereits zur Adoption zu geben und die Mutter an diesen Entschluß zu binden. Es erscheint als unmenschlich, der Mutter das von ihr geborene Kind nicht mehr zu zeigen oder in den Arm zu geben, weil man befürchtet, daß sie dann ihren Entschluß rückgängig machen könnte. Der Geburtsvorgang würde dann „auf die Bedeutung einer Blinddarm-Entfernung reduziert. Dieser ,Blinddarm-Effekt' zerstört die etwa schon entstandene Mutter-Kind-Beziehung aus der Zeit der Schwangerschaft oder läßt das Entstehen dieser Beziehung erst gar nicht zu. . . . Rechtlich verstößt ein solcher Eingriff gegen Art. 1 und 6 GG" [27]. Im Bereich der Adoption berühren sich grundlegende Interessen und Persönlichkeitsrechte. Es ist hier nicht damit getan, oberflächlich zugunsten der einen oder anderen Gruppe zu argumentieren. Rechtliche Bestimmungen können nur Grenzen aufweisen und nicht einmal Mißbräuche verhindern. Was allein getan werden kann, ist der Versuch, Verständnis zu wecken für die Bedürfnisse und Rechte des anderen oder der anderen: der biologischen Eltern wie der adoptionswilligen Eltern, der berufsmäßigen Vermittler wie derjenigen, die glauben, in besonderen Fällen helfend eingreifen zu müssen, vor allem aber der Kinder, deren Wohl schließlich allen am Herzen liegt.

Literatur

[1] Napp-Peters, Anneke: Adoption – Das alleinstehende Kind und seine Familien, S. 11. Neuwied/Darmstadt 1978.
[2] Napp-Peters, S. 12, 1978.
[3] Gesetz über die Annahme als Kind und zur Änderung anderer Vorschriften (Adoptionsgesetz), Gesetz über die Vermittlung der Annahme als Kind (Adoptionsvermittlungsgesetz), BGBl, Nr. 78/76, S. 1749 ff., S. 1762 ff.
[4] vgl. Adoptionsgesetz, S. 1749 ff.
[5] Roth-Stielow, Klaus: Adoptionsgesetz, Adoptionsvermittlungsgesetz, Kommentar, S. 38, Stuttgart u. a. 1976.
[6] Adoptionsvermittlungsgesetz, § 8.
[7] vgl. Bürgerliches Gesetzbuch, §§ 1741 bis 1772.
[8] BR-Drucksache 7/75 vom 10. 1. 1975, zit. nach Napp-Peters, S. 59.
[9] vgl. Dericum, Christa: Fritz und Flori, Tagebuch einer Adoption, München 1976; Wagnerová,

Alena K.: Wir adoptieren ein Kind, Freiburg 1981.

[10] Arbeitsgemeinschaft der Landesjugendämter: Richtlinien für die Adoptionsvermittlung, Mitteilungen der AGJJ, Bonn 1962.

[11] Wagnerová, S. 80, 1981.

[12] Wagnerová, S. 82, 1981.

[13] Napp-Peters, S. 309, 1978.

[14] Napp-Peters, S. 311 f., 1978.

[15] Napp-Peters, S. 308 f., 1978.

[16] vgl. Wagnerová, S. 82 f., 1981.

[17] Statistisches Bundesamt, Fachserie 13, R. S6, Jugendhilfe, Maßnahmen der Jugendhilfe, 5 Adoptionen, S. 22, vgl. Napp-Peters, S. 64, 1978.

[18] vgl. Napp-Peters, S. 174 ff., 1978.

[19] Wagnerová, S. 35, 1981.

[20] Wagnerová, S. 36, 1981.

[21] Witmer, H. L. u. a.: Independent Adoptions, New York 1963.

[22] Pringle, M. L./Kellmer et al.: Adoption – Facts and Fallacies, London1967.
Seglow, J. et al.: Growing up adopted, London 1972.

[23] Bohman, M.: Adopted Children and their Families, Stockholm 1970; deutsche Übers., S. 257 f., 1980.

[24] Bohman, M.: S. 258, 1980.

[25] vgl. Bohman, S. 47, 1980.

[26] Statistisches Bundesamt, Fachserie 12, R. 3, S. 5 Tab. 1, Schwangerschaftsabbrüche 1981.

[27] Roth-Stielow, S. 229, 1976.

Sachverzeichnis

A

Addison-Syndrom, Sterilität 70 f.
Adhäsiolyse, Tubenchirurgie, Definition 85 f.
Adoption, Adoptionsrecht, geltendes 153 ff.
– – – Vermittlungsrecht 154
– – Geschichte 152 f.
– Adoptionsstellen 154
– Statistik 156 f.
– Vermittlungspraxis 154 ff.
– vorweggenommene, Rechtslage 150
AID s. Insemination, artifizielle, hetereologe
AIH s. Insemination, artifizielle, homologe
Akromegalie 66 ff.
– Befunde 66
– Mensesanomalien 66
Amenorrhoe s. a. Zyklusstörungen
– – Galaktorrhoe-Syndrom 29
– gestagenpositive 24
– hyperprolaktinämische, sekundäre, behandelte,
  Schwangerschaft 35 ff.
– hypothalamische 63
– – Gonadotropin-releasing-Hormon-Therapie 18 ff.
– – – Schwangerschaftsrate 19 f.
– – primäre 15 ff.
– – Schweregradeinteilung 17 f.
– – sekundäre 15 ff.
– primäre 24
– sekundäre 24
– – Ursachen 29
Androgenisierung 39 ff.
Androgenisierungszeichen, Antiandrogentherapie 43 f.
Anorexia nervosa 15
Antiandrogene 43 f.
Asthenozoospermie 122
Azulfidine®, Nebenwirkung, Fertilitätsstörung, männ-
  liche 129 f.

B

Befruchtung, extrakorporale, s. In-vitro-Fertilisierung

C

Chromosomenaberrationen, Vateralter 136 f.
Cervix uteri, Dysmukorrhoe 78 f.
– Penetrationsdysmukorrhoe 78 f.

Cervix uteri
– Physiologie 74 ff.
– Speicherraum, endozervikaler 75 ff.
– Sterilitätsursache 74 ff.
– – Behandlung 79
– Zervikalkrypten 74 ff.
Clomifentest, Amenorrhoe, hypothalamische 17
– Ovarialfunktion 8
Coffein, Spermatozoenstimulierung 132 f.
Corpus-luteum-Insuffizienz s. Lutealinsuffizienz
Cushing-Syndrom 68 ff.
– Anovulation 68
– Differential-Diagnose 68 f.
– Therapie 70
– Ursachen 69

D

Dexamethason-Kurztest, Cushing-Syndrom 68
Diabetes mellitus, Schwangerschaft 72
Ductus deferens, Anatomie 96 f.

E

Ejakulatuntersuchung 121 ff.
Embryo-Kultur, In-vitro-Fertilisation 110, 117
Embryo, Tiefgefrier-Konservierung 111
Embryo-Transfer, In-vitro-Fertilisierung 117 ff.
Endometriumsdiagnostik, Gelbkörperfunktion 7
E_s Mucus 78

F

Fertilitätsstörungen, männliche 120 ff.
– – Anamnese 124 f.
– – Diagnostik 121 ff.
– – Hormonbestimmungen 124
– – Hypospadie 125
– – immunologische Teste 123 f.
– – medikamentenbedingte 128 ff.
– – Salazosulfapyridin-bedingte 129 f.
– – streßbedingte 130 f.
– – Therapie 125 ff., 134 f.
– – Ursachen 120 f.
– – Varikozele 125
Fimbriolyse, Definition 85 f.
Fimbrioplastik, Definition 85 f.

Sachverzeichnis

Follikel, dominanter 11 ff.
Follikelpunktion, In-vitro-Fertilisation 106 ff., 110, 113 ff.
Follikelreifung, Diagnostik 6 f.
Follikelreifungsstörung, Zervixfaktor 9 f.
Follikelstimulierendes Hormon, Serum, Menstruationszyklus 12 f.
Follikulometrie, Sterilität, funktionelle 52, 54
Fremdmutter, Rechtslage 150 f.

G

Gelbkörperfunktion, Diagnostik 7
– gestörte s. Lutealinsuffizienz
Gelbkörperinsuffizienz s. Lutealinsuffizienz
Gelbkörperschwäche s. Lutealinsuffizienz
Gonadotropinbehandlung, Ovarialinsuffizienz, Behandlungsschema 25 f.
– – Überreaktion, ovarielle 25 ff.
Gonadotropin-releasing-Hormon, Aktivität, hypothalamische, Kindheit 13 f.
– – – Menstruationszyklus 13
– – – Neonatalperiode 13 f.
– – – Pupertät 13 f.
– – zirkhorale 11
– Doppelstimulationstest, Polyzystische Ovarien 40
– Mangel, Ovarialinsuffizienz 14 ff.
– „Zyklomat"-Applikation 19, 33

H

Heterologer Ovum-Penetrationstest 124
Hirsutismus, idiopathischer 39
Hodenfunktionsstörungen 120
HOP-Test 124
Hyperandrogenämie, Fertilität 42
– Kortikoidtherapie 44 f.
– – Schwangerschaftsrate 44
– Ovarialinsuffizienz 39 ff.
– ovulatorische Zyklen 39 ff.
– Therapie, medikamentöse 43 ff.
– – operative 42 f.
Hyperandrogenismus, Lutealinsuffizienz 52
Hyperprolaktinämie 29 ff., 66
– Diagnostik 31
– funktionelle 33
– Hypothyreose 72
– Pathophysiologie 31 f.
– unbehandelte 32 f.
– Ursachen 30 f.
Hyperthyreose, Anovulation 72
Hypogonadismus, hypogonadotroper 64 ff.
Hypophysenadenom, endokrin aktives 66
Hypospadie, Fertilitätsstörung 125
Hypothyreose, Anovulation 72
– Hyperprolaktinämie 72
Hysterosalpingographie, Tubenverschluß 82

I

Infertilität s. Sterilität
Insemination, artifizielle 139 ff.
– – heterologe, Ergebnisse 144
– – – Indikation 140
– – – Rechtslage 148 ff.
– – – Samenspender, Voraussetzungen 142
– – – Spermakonservierung 135 f.
– – homologe, Ergebnisse 144 f.
– – – Indikation 140 f.
– – – Rechtslage 148
– – intrauterine 142 f., 144
– – intrazervikale 143
– – In-vitro-Fertilisation 108 ff.
– – Rechtslage 147 ff.
– – Splitejakulat 133
– – Technik 143 ff.
– – Voraussetzungen 141 f.
– – Zeitpunkt 143
Insler-Score-System 141
In-vitro-Fertilisations-Test 124
In-vitro-Fertilisierung 102 ff., 113 ff.
– Befruchtungsrate 111, 118 f.
– Eizellauffindungsrate 111
– Eizellgewinnung 105, 113 ff., 116
– Embryokultur 110, 117
– Follikelpunktion 106 ff., 110, 113 ff.
– Indikation 104 f., 119
– Insemination 108 ff.
– Kulturbedingungen 115
– Ovulationsauslösung 105, 113
– Ovulationstiming 105
– Pronukleinbildung 109 f.
– Spermatozoenvorbereitung 108, 116
– Voruntersuchungen 104 f.
In-vitro-Penetrationstest 123

K

Kallikrein, Spermatozoenstimulierung 132 f.
Kallman-Syndrom 15 f., 63
Keilexzision, polyzystische Ovarien 43
Kraniopharyngeom 63
Kremer-Test, gekreuzter 123
Kryosperma 135
– Qualitätsverlust 141

L

LUF-Syndrom 50, 52 f.
– Endometriose 53
– Infertilität 53
Luteal-Index 50 f.
Lutealinsuffizienz, Abort, habitueller 50
– Adoleszentin 50
– Ätiologie 48 ff.
– Diagnose 50 ff.
– Differenzierung, klinische 47

Lutealinsuffizienz
– Follikelwachstumsstörung 52, 54
– Hyperandrogenismus 52
– Klinisches Management 55 ff.
– Luteinisierendes Hormon, Kurzzeitschwankungen 49
– Pathogenese 50 ff.
– Prolaktin, Kurzzeitschwankungen 49
– prolaktinogene 56 ff.
– – Behandlungsergebnisse 57 f.
– Sterilität 7
– Syndrom 50
– Therapie, Antiöstrogene 56
– – Bromocriptin 56 ff.
– – Gonadotropine 58
– – HCG-Substitution 55
– – LH-Releasinghormon 58 f.
– – Progesteron 55
– – Schema 56
Lutealphase, inadäquate, Definition 47
– kurze 50
– – Definition 47
Luteinisierendes Hormon, Serum, Lutealinsuffizienz 49
– – – Menstruationszyklus 12 f.
– – – pulsatiles Verhalten 11, 17
Luteinisierter unrupturierter Follikel s. LUF-Syndrom

M

Menstruationszyklus, normaler, Ontogenese 48
– Regulation, endokrine 11 ff.
Mikrochirurgie, Tubenrekonstruktion 81 ff.
Mikroprolaktinom, intraselläres 32 f.
Morbus Addison, Sterilität 70 f.

N

Nebennierenrindenadenom, Therapie 70
Nebennierenrindeninsuffizienz, primäre, Sterilität 70 f.
Nelson-Syndrom 70
Normozoospermie 122 f.

O

Östradiol, Serum, Menstruationszyklus 12 f.
Oligoasthenoteratozoospermie, Frühabortrisiko 137
Oligoasthenozoospermie 140
Oligomenorrhoe 24
Oligozoospermie 122
– Therapie 134
Oozytensuche, In-vitro-Fertilisierung 116
Ovarialhypoplasie 9
Ovarialinsuffizienz, Clomifentest 8
– Follikelreifungsstörung 7 f.
– Gonadotropinbehandlung 23 ff.
– – Behandlungsschema 25
– – Effektivität 24 f.
– hyperandrogenämische 16, 39 ff.
– hyperprolaktinämische 16

Ovarialinsuffizienz, hyperprolaktinämische
– – Pathophysiologie 31 f.
– – Therapie 29 ff., 33 ff.
– – – Schwangerschaftsverlauf 35 ff.
– hypophysäre 8
– hypothalamische 8, 14 ff.
– – Diagnose 16 f.
– neuroendokrine 11 ff.
– normoprolaktinämische normogonadotrope 24
– Ursachen 7 ff.
– WHO-Klassifizierung 23 f.
Ovarien, polyzystische s. Polyzystische Ovarien
Ovariolyse, Definition 85 f.
Ovulation, Diagnostik 7
Ovulationsinduktion, Gonadotropine 23 ff.
Ovum-Penetrationstest, heterologer 124

P

PIF s. Prolaktin-Inhibiting-Faktor
Polyzystische Ovarien 9, 24
– Anovulation 40 ff.
– Clomifentherapie 45
– – Schwangerschaftsrate 45
– Fertilität 42
– Ovarialinsuffizienz, GnRH-Doppelstimulationstest 40
– – Pathogenese 40 ff.
– Therapie, operative 43
– Yensche Hypothese 41
Postkoitaltest 123
PRF 30
Progesteron, Serum, Menstruationszyklus 12 f.
– teratogene Wirkung 55
Prolaktin, Physiologie 30
– Sekretionsregulation 30
– Sekretionsstimulation, pharmakologische 30
– Serum, Bestimmung 29
Prolaktin-Inhibiting-Faktor 30
Prolaktin-Releasing-Faktor 30
Prolaktin-Stimulations-Test 29 f.
Prolaktinom 32 ff.
– „Autoablation" 36
– Behandlung 34
– – Bromocriptin 64 f.
– – operative 33, 64 f.
– – Schwangerschaftsverlauf 35 ff.
– Wachstum 33
Pronukleinbildung, In-vitro-Fertilisation 109 f.

R

Refertilisierung, Mann 95 ff.
– mikrochirurgische, Frau 91 ff.

S

Salazosulfapyridin, Nebenwirkung, Fertilitätsstörung, männliche 129 f.

Sachverzeichnis

Salpingolyse, Definition 85 f.
Salpingo-Neostomie, Definition 86
Salpingostomie, Definition 85 f.
Schilddrüsenerkrankungen, Anovulation 71 f.
Score-System 141
Spermakonservierung 135 f.
Spermatogenesehemmung, medikamentenbedingte
  128 ff.
Spermatozoen, Beurteilung 121 ff.
– Konzentrierung 131 f.
– Motilitätshemmung, medikamentenbedingte 128
– Selektionierung 132
– Stimulierung 132 f.
Spermatozoenvorbereitung, In-vitro-Fertilisation 108,
  116
Split-Ejakulat 131 f., 143
– Inseminationsergebnisse 133
Splitkoitus 132
Stein-Leventhal-Syndrom, Anovulation 40
– Therapie, operative 43
Streß, Fertilitätsstörung, männliche 130 f.
Sterilisation, Mann 95 ff.
Sterilität, Anamnese 5 f.
– Diagnostik 6 ff.
– Gonadotropinbehandlung 23 ff.
– – Patientenauswahl 23 f.
– – Schwangerschaftsrate 27
– hormonale, Antiöstrogenbehandlung 10
– – Differentialdiagnose 5 ff., 10
– Hyperandrogenismus 39 ff.
– hyperprolaktinämische, Behandlung, differenzierte
  35
– – Behandlungsproblematik 34 f.
– hypophysenbedingte 63 f.
– hypothalamusbedingte 63 ff.
– Insemination, artifizielle 139 ff.
– tubare s. a. Tubenverschluß
– – Diagnostik 81 f.
– – Operationsindikation 82
– Ursachen, endokrine 63 ff.
– zervikalfaktorbedingte 74 ff.
– Zyklusdiagnostik 6 f.

T

Teratospermie 79
Teratozoospermie 122
– Chromosomenaberrationen 137
– Frühabortrisiko 137
– medikamentenbedingte 129
Testosteron, Blutspiegel, Zyklusphasenlänge 40
Thyreotropin-Releasing-Hormon, Prolaktinstimulie-
  rung 30
TIDA 30
TRH 30
Trisomie 21, Diagnostik, pränatale, Indikation 136 f.
– Mutteralter 136

Trisomie 21
– Vateralter 136 f.
Tubenanastomosen, Durchführung 87
– Einteilung 86
Tubenchirurgie, rekonstruktive, Lasergeräte 89
– – Mikrochirurgie 81 ff.
– – – Ergebnisse 88 ff.
– – – Instrumente 83 f.
– – – Kontraindikationen 88
– – – Nahtmaterial 84
– – – Operationstechniken 85 ff.
– – – Prinzipien 82
– – – Refertilisierung 91 ff.
– – – Vorgehen 82 f.
– – Operationstechniken, Nomenklatur 85
Tubensplinting 87
Tubensterilisierung, Refertilisierung, mikrochirurgi-
  sche 91 ff.
– – – Prognose 91 ff.
Tubenverschluß s. a. Sterilität, tubare
– inkompletter ampullärer, postentzündlich 86
– kompletter ampullärer 87
– Laparoskopie, diagnostische 82
– Prognose 89 f.
Tuberoinfundibuläres Dopamin-System 30

V

Varikozele, Fertilitätsstörung 125
Vasektomie, Methoden 97 ff.
– Sterilisation, Mann 95 ff.
– – – Refertilisierung 95 ff.
Vaso-Vasostomie 92 f.
– Rekanalisierung 98 f.

Y

Yensche Hypothese 41

Z

Zervix s. a. Cervix uteri
Zervixfaktor, Follikelreifungsstörung 9 f.
Zervixfunktion, Score-System 141
Zervixscore 141
„Zyklomat"-Applikation, Gonadotropin-releasing-
  Hormon 19, 33
Zyklus, anovulatorischer 24
Zyklusdiagnostik, Sterilität 6 f.
Zyklusphasenlänge, Testosteronblutspiegel 40
Zyklusstörungen, adrenal bedingte 9
– Androgenisierung 10
– hyperprolaktinämische, Diagnostik, radiologische 31
– hypophysär bedingte 8
– hypothalamisch bedingte 8
– ovariell bedingte 9
– Schilddrüsen-bedingte 8

Anschriften der Autoren

Breckwoldt, M.   Prof. Dr., Universitäts-Frauenklinik, Hugstetter Straße 55, 7800 Freiburg

Frantzen, Ch.   Prof. Dr. med., Frauenklinik der Medizinischen Hochschule Hannover, Kranken-
haus Oststadt, Podbielskistraße 380, 3000 Hannover 51

Freischem, C. W.   Dr. med., Max-Planck-Gesellschaft, Klinische Forschungsgruppe für Reproduktionsmedizin, Steinfurter Straße 107, 4400 Münster

Geisthövel, F.   Dr. med., Universitäts-Frauenklinik, Hugstetter Straße 55, 7800 Freiburg

Glezerman, M.   Dr. med., Division of Obstetrics and Gynecology, Soroka Medical Center, Beer
Sheba/Israel

Goeser, R.   Dr. med., Universitäts-Frauenklinik, Domagkstraße 11, 4400 Münster

Hammerstein, J.   Prof. Dr. med., Frauenklinik im Klinikum Steglitz der Freien Universität Berlin,
Hindenburgdamm 30, 1000 Berlin 45

Hanker, J. P.   Privatdozent Dr. med., Universitäts-Frauenklinik, Domagkstraße 11, 4400 Münster

Hepp, H.   Prof. Dr. med., Universitäts-Frauenklinik, 6650 Homburg/Saar

Insler, V.   Prof., M. B., B. Ch., Division of Ostetrics and Gynecology, Soroka Medical Center,
Beer Sheba/Israel

Lau, E.   Dr. rer. pol., IKM, Kaulbachstraße 31, 8000 München 20

Leyendecker, G.   Prof. Dr. med., Universitäts-Frauenklinik, 5300 Bonn – Venusberg

Mettler, L.   Prof. Dr. med., Universitäts-Frauenklinik, Hegewischstraße 4, 2300 Kiel

Mickan, H.   Prof. Dr. med., I. Frauenklinik der Universität, Maistraße 11, 8000 München 2

Müller, O.-A.   Privatdozent Dr. med., Medizinische Klinik Innenstadt der Universität München,
Ziemssenstraße 1, 8000 München 2

Nieschlag, E.   Prof. Dr. med., Max-Planck-Gesellschaft, Klinische Forschungsgruppe für Reproduktionsmedizin und Abteilung für experimentelle Endokrinologie der Universitäts-
Frauenklinik, Domagkstraße 11, 4400 Münster

Rjosk, H.-K.   Privatdozent Dr. med., I. Frauenklinik der Universität München, Maistraße 11,
8000 München 2

Runnebaum, B.   Prof. Dr. med., Abteilung für gynäkologische Endokrinologie, Universitäts-Frauenklinik, Voßstraße 9, 6900 Heidelberg 1

Scheidel, P.   Privatdozent Dr. med., Universitäts-Frauenklinik, 6650 Homburg/Saar

Schill, W.-B.   Prof. Dr. med., Dermatologische Klinik und Poliklinik der Universität München,
Frauenlobstraße 9–11, 8000 München 2

Schlösser, H. W.   Dr. med., Universitäts-Frauenklinik, Moorenstraße 5, 4000 Düsseldorf 1

Schneider, H.P.G.   Prof. Dr. med., Universitäts-Frauenklinik, Domagkstraße 11, 4400 Münster

Spann, W.   Prof. Dr. med., Institut für Rechtsmedizin der Universität München, Frauenlobstraße 7a, 8000 München 2

Staehler, G.   Prof. Dr. med., Urologische Klinik und Poliklinik der Universität München, Klinikum Großhadern, Marchioninistraße 15, 8000 München 70

Anschriften der Autoren

Trotnow, S.   Prof. Dr. med., Universitäts-Frauenklinik, Universitäts-Straße 21–23, 8520 Erlangen

von Werder, K.   Prof. Dr. med., Medizinische Klinik Innenstadt der Universität München, Ziemssenstraße 1, 8000 München 2

Wickings, E. J.   Dr. rer. medic., Max-Planck-Gesellschaft, Klinische Forschungsgruppe für Reproduktionsmedizin und Abteilung für experimentelle Endokrinologie der Universitäts-Frauenklinik, Domagkstraße 11, 4400 Münster

Wildt, L.   Dr. med., Universitäts-Frauenklinik, 5300 Bonn – Venusberg

Zander, J.   Prof. Dr. med., I. Frauenklinik der Universität München, Maistraße 11, 8000 München 2

Zink, R. A.   Dr. med., Urologische Klinik und Poliklinik der Universität München, Klinikum Großhadern, Marchioninistraße 15, 8000 München 70